我在精神病院抗抑郁

我们不是想太多，
只是生病了

左灯／著

中信出版集团｜北京

图书在版编目（CIP）数据

我在精神病院抗抑郁 / 左灯著 . -- 北京：中信出版社，2019.1（2025.2 重印）
ISBN 978-7-5086-9606-5

I. ①我… II. ①左… III. ①纪实文学—中国—当代 ②抑郁症—治疗 IV. ① I25 ② R749.405

中国版本图书馆 CIP 数据核字（2018）第 230014 号

本书中文简体版由北京行距文化传媒有限公司授权中信出版集团在中国大陆地区（不包括香港、澳门、台湾）独家出版、发行。

我在精神病院抗抑郁

著　　者：左　灯
插　　画：左　灯
出版发行：中信出版集团股份有限公司
（北京市朝阳区东三环北路 27 号嘉铭中心　邮编　100020）
承 印 者：北京联兴盛业印刷股份有限公司

开　　本：880mm×1230mm　1/32　　印　　张：12.25　　字　　数：210 千字
版　　次：2019 年 1 月第 1 版　　印　　次：2025 年 2 月第 24 次印刷
书　　号：ISBN 978-7-5086-9606-5
定　　价：59.00 元

服务热线：400-600-8099
投稿邮箱：author@citicpub.com

她像一盏烛光，照亮人心……

第一次看见左灯的文章，被惊艳到了。一次忧郁而沮丧的住院经历，可以被她挥洒得那么鲜活、豁达、敞亮。通过文字，我可以触摸到她的细腻、敏锐、可爱，甚至郁闷与痛苦都可以传导出一种切肤的感受。郁金香公众号因为左灯的连载火了起来，很多人留言，探究她的故事。郁金香请她做公众号特约记者，我很喜欢她的文字，也进入过她的直播间，开始喜欢这女孩。

后来我在郁金香慈善之夜的年会上见到左灯，一个清秀、阳光，又略带腼腆的女子。她举手投足间有邻家女孩的亲切，现场的语言组织虽略带跳跃，但是听来特别真实与动人。她的抗郁故事有一种温婉的励志，彰显着一种不张扬的力量。

她为郁金香在“二更”出镜，参加“无郁中国行”的线下活动，在郁金香公众号上发表抗郁文章，她更像一盏烛光，照亮人心。

相信她的梦想是有色彩的，一个生动、善意、豁达、不屈的生命，理应有更加缤纷的未来。祝福她，左灯女孩！

郁金香阳光会创始人　爱咪

2018 年 11 月 19 日

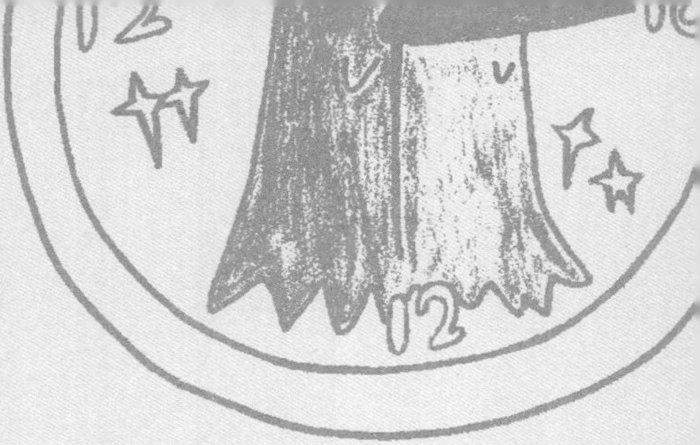

目 录

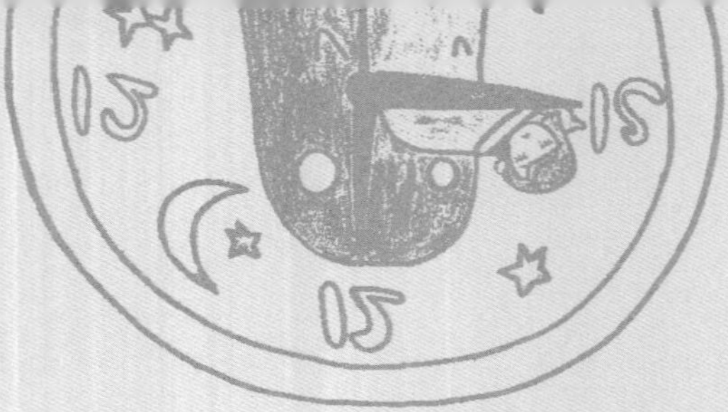

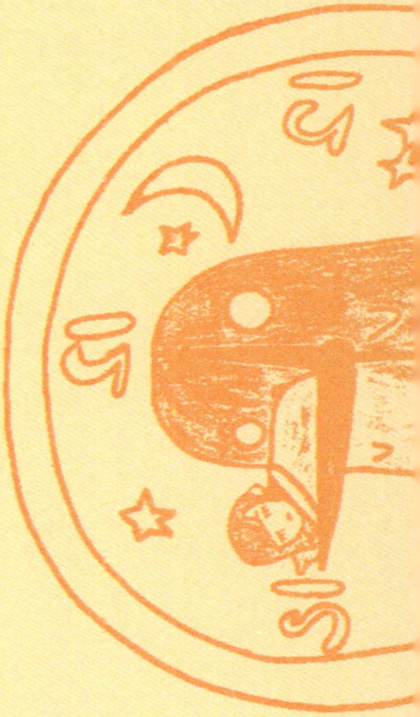

楔子

2017 年 9 月下旬，由于某些原因的触动，我的抑郁症被诱发了。

之所以说是诱发，是因为直到接受正规治疗之后，我才惊觉，抑郁已在我体内蛰伏多年，就如同飘忽阴险、伺机而动的鬼魅。

在经历了病发、怀疑、确诊、病重、自杀、送医等一系列“精彩纷呈”的事件以后，我终于被强制扭送进精神病院，可谓踏上了“人生新征程”。

01 初来乍到，请多关照！

1. 规定

初来乍到时，我特意去看了病房的窗户，终于亲自证实了“精神病院的窗户是不能开的”这个说法。

此外，还有很多在普通医院里闻所未闻的规定：

刀类、打火机、化学物品等危险类的用具不用说，悉数没收；

吃饭不允许用筷子（当我听到这条规定的时候，震惊地以为这里吃饭要统一用手扒……忘记了勺子的存在）；

塑料袋用不了；

手机充电线也会被没收，所以每次充电，你只能屁颠屁颠地跑到护士站去充；

就连我的两个纯良无公害的帆布包也被护士姐姐“监管”了。

总之，遵循的一切原则就是：防止你自行了断。但我也不是十分懂，没收充电线是个什么道理，难道会有人拿它上吊？

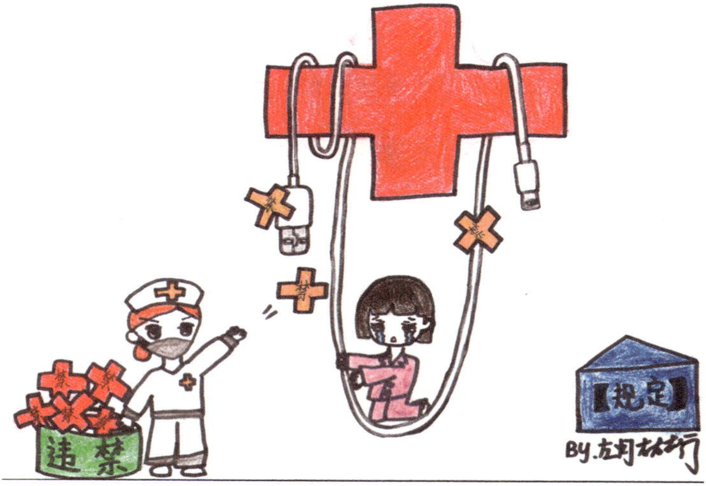

关于充电线的臆想

2. 监狱

一旦住院，就意味着你从此失去了人身自由。“病人不能出去”这个规矩，我是进来以后才知道的，这让我一瞬间就有了进监狱的真实感。

陪护和探病的时间也有严格规定。

甚至啥时候洗衣服、晒衣服、起床、睡觉都有时间表。

我爸说：“你就权当来疗养。”

但我内心想的是：“我分明就是来受罪的！”

3. 妄念

不客气地说，形形色色的精神病真是挺多的。（当然我自己也是。）

一动不动，眼睛一眨不眨地盯着你的人会让你觉得他似乎要跟你分享“清代藏宝图”这样惊人的秘密；

时刻都很紧张、很焦躁，把医生都问烦了的焦虑症，问的都是些“晚上磨牙怎么办”“流口水怎么办”这种无关紧要的问题；

不停地自说自话，时哭时笑，脱了鞋在走廊来来回回走的不知道是什么病；

一直在各个地方来回穿梭、面带微笑、满脸佛性、走路僵硬的也不知道是什么症……

——到处都是匪夷所思的举动，散乱着大家放飞自我的妄念。

你时时刻刻都觉得处在水深火热当中，又觉得一圈看下来，自己分明就是最正常的那个，还有点莫名的得意。

4. 管理

管理异常严格。

但最令人抓狂的是作息时间：

早上 6 点起床，晚上 8 点睡觉。

完全的老年人节奏。

每天的安排都由广播广而告之：

“起床啦，可以吃早饭了，请各位病友到大厅吃早饭！”

“早上活动时间，请病友出来跳操！”

“请病友出来吃药！”

…………

—— 一天的时间给你安排得满满当当的。

最让人听了想打人的是，广播毫不避讳大家的大名，每天我都能听到“× 床 ××× 出来接受治疗！”无数遍。

我觉得这严重侵害了病人的隐私，我的监护人我爸也对此颇有微词。

但我后来发现，其实在疾病面前，所有人都是赤裸的，就像赤条条被晾晒在沙滩上的咸鱼。什么羞耻啊、遮掩啊、自尊啊，是完全不存在的。反正大家都是精神病，谁也别嫌弃谁。

总之，大家的目标是一致的，那就是快点好起来。

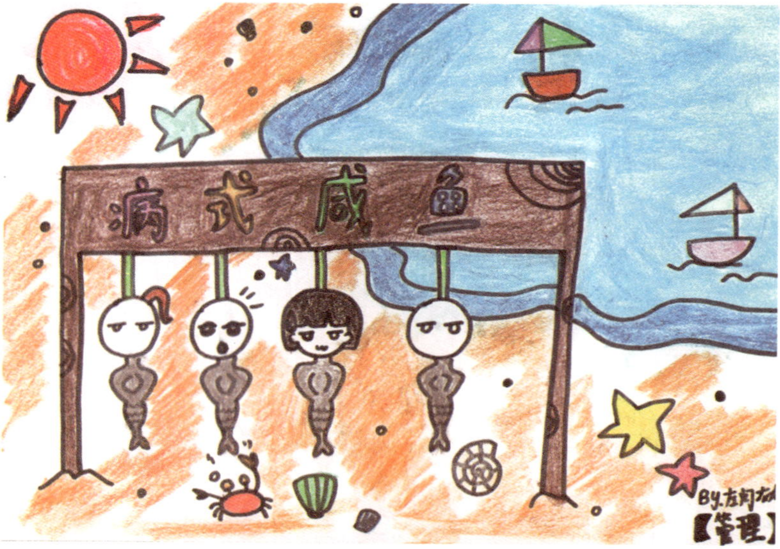

在疾病面前，所有人都是赤裸的，就像赤条条被晾晒在沙滩上的咸鱼

5. 药物

可能越来越多的抑郁症患者自杀事件，让大家对抑郁症有了一点懵懂的认识，甚至把抑郁症和死亡画上了等号。

但其实在得病之前，我和普罗大众一样，单纯地以为抑郁症只是单纯的“心情不好”。

然而事实上，抑郁症是死神的唾液，它能溶解掉你所有的精力与希望，让你在肮脏、黏稠的泥淖中沦为绝望感的囚奴。

得了抑郁症是要吃药的。

我每天都吃两种药，早晚各一次。

药片由护士统一派发，大家排队拿药，在药片旁边准备着小水杯，护士姐姐会亲眼看着你吃下去，并要求张嘴检查。

6. 插孔

我爸这个老贼精，嫌每天跑护士站充电太麻烦，躲过护士的盘查偷带进来一根充电线。结果一插，发现整个病房的插孔都是没有电的……

Excuse me？！（你在逗我吗?!）纯观赏性插孔？！

诸如此类的神奇事件每天都在发生，我也在努力一天天习惯着。

7. 串门

病院里的娱乐活动并不多，当然事实上，绝大多数的病友也对所谓的娱乐毫无兴致。

大多数时间都是这样的画面：一间病房，三个人，呆呆的，发着呆。这样寂静又可笑的画面可以一直持续到广播呼唤大家去吃饭、跳操或者接受治疗。

串门成了最重要的日常活动之一。

我们病区所有的活动范围就是一条走廊加一个大厅。所有进出的门都被锁死。所以每个人看着每个人都面熟，甚至很多人都成了并肩抗病的挚友。

我情况好些的时候，就往病院的“大通铺”跑。因为我进来的时候没有病房，就睡在十几个人一间的“大通铺”，一下午呼朋引伴，认识了好多朋友。

可能很多人觉得，精神病人难以理喻甚至有点可怕，但我后来慢慢发现，在精神上有障碍的人，往往都是不愿意伤害别人，而宁愿选择伤害自己的人，他们都是温暖而善良的好人。

8. 挣扎

早上是我的“重灾区”，常常产生一种恨不得自绝于此的冲动。当病友陆续起床活动，我一个人闷着被子一动不动，像已经被风干的木乃伊。

广播呼唤大家去吃药，这在我听来，简直是巨大的噩耗。我是尸体，失去了行动能力。

我使唤我爸帮我去护士站拿药，但护士说，必须本人来吃。我的内心和肉体像受了清朝十大酷刑般煎熬，挣扎着爬起来，挣扎着穿衣，挣扎着穿过走廊，挣扎着吃药。护士姐姐说：“张嘴。舌头底下看一下。”我挣扎着言听计从。啊，一切都是挣扎。

9. 哭泣

我躺在病床上，常常会听到远处传来的哭泣声。

有时是白天，有时是晚上。

我爸和我说，有一次凌晨，他看到一个老婆婆蹲在角落哭。（当时我很想跟他说：“说不定这个人只有你一个人能看到。”）

以前觉得，精神病院的哭泣声莫名透露着一股阴森。

现在只觉得，人生在世，真是众生皆苦。

因为我自己也哭。

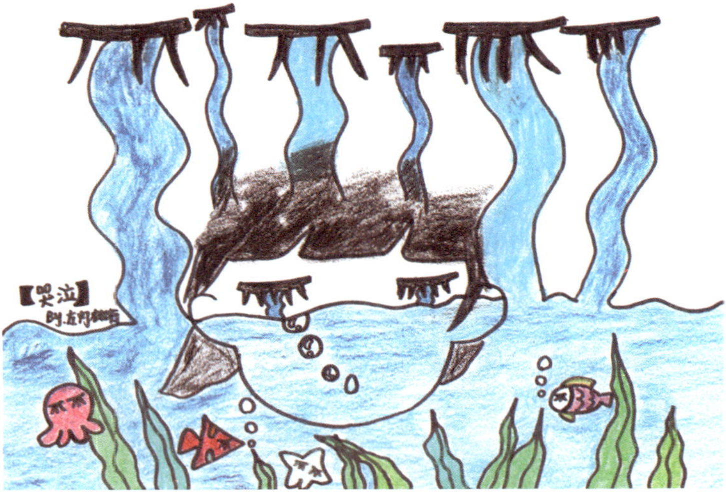

人生在世，众生皆苦

10. 爆仓

今年冬天的精神病人爆了仓。

听说几千张床铺全住满了人，到处都可以听到精神病老前辈的怨声载道："今年怎么这么多人？！""从来没看过那么多人！！"

每天声嘶力竭呼唤病人的老护工也累吐了血，天天都在疑惑："今年冬天的精神病人怎么会这么多？！"

医院也在不断扩建。我从中看到了巨大的市场，对我爸说："抑郁症的市场潜力巨大有没有？！"

他说："对啊，看得见的住在这里，有一些住不进来，更多的还在外面死撑。以后你就是专家了。"

11. 统称

岁月在这里是没有偏见的。

下至 13 岁的豆蔻少女，上至 70 岁的古稀老人，都在这里诠释着生命的奥义。

不知道是不是中老年阿姨更"压力山大"，中老年阿姨占了半壁江山。

而因为女性思虑往往更重，所以男女比例大概呈 3∶7 分布。

在这里的人们，无论职业、层次、经济基础，统称为"精神病人"。

12. 主治

我佩服那些成天在走廊来回踱步的老阿姨。

绝大多数时间，我都蜷缩在床上发呆。因此，我几乎每天都被我的主治医生骂一顿。

他说："每次进来就看到你躺着。"

我说："好。下次等你走了我再躺。"

不得不说，我的主治医生真是个讨人厌的小年轻。说话傲慢，态度轻佻，口气嘲讽，让人按捺不住想打他的冲动。

所以每次他一进来，我就毫不客气地转过身去。他的问话，我也“嗯”“嗯”“哦”“哦”地敷衍了事。

医术不高明，人还丑，无法原谅。

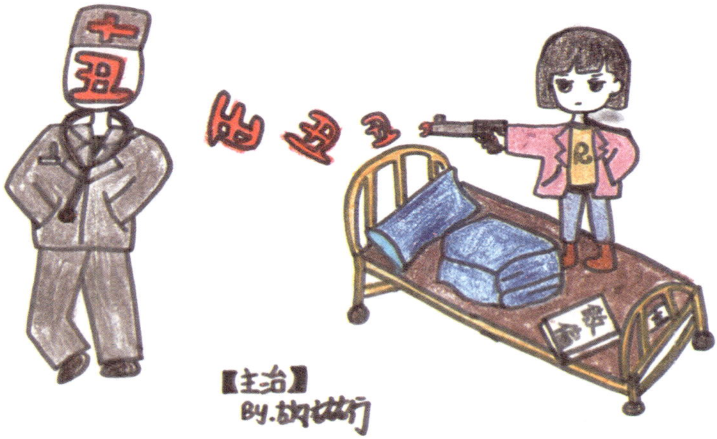

丑主治

13. 初雪

我住院以后，对初雪进行了重新定义：我今年亲眼看到的第一场雪。

连绵半月的阴雨打湿了所有人的情绪，而我的心绪也愈发潮湿。不知道是不是药物开始发挥作用的缘故，我病症“昼重夜轻”的“节律性”被打破了。

发病开始变得突如其来。所以我每次的平和都隐隐带着不安的预感。

突然加速的心跳发出预告，升腾而起的绝望感从胸口贯穿大脑。与世界的隔离感骤然降临，恶狠狠地切断你与事物的所有联系，把你打成离群索居、茕茕孑立的无助小孩，逼着你对抗着全世界汹涌而来的恶意。

我又不行了。我转身抱住我爸。他紧紧抱住我，轻抚着，呢喃着，宽解着。

突然，他的音调上扬，和我说："小左，哇，你看窗外，下雪了！"

我转身，看到粉末状的小雪纷纷扬扬、飘飘洒洒地在空中胡乱飞舞着。南方的雪永远这样，给满心欢喜等待雪花的南方人意思一下。我喃喃着："是啊，下雪了。"两行热泪就滑落下来。

我爸说："看到雪花，你想到什么呢？"

我低声道："雪花是自由的。而我不是。"

02 “突突突突突”

1. 复杂

自己得病之前，在谈及因抑郁症自杀的名人明星时，我都轻描淡写地说着：“太消极了！”“开心点不好吗？”“这世界这么多未知的美好没有体验，怎么舍得去死呢？”“真的应该想开一点啊！”

所以说：天道好轮回，苍天饶过谁。现在，我的耳际也充斥着类似所谓劝解和鼓励的话。

亲人、朋友和以前的我一样，轻轻松松地说着“开心点哟”“坚强些”“一切都会好的”云云。

我微笑点头，毕竟不能辜负别人的好意，但事实上，如果我可以遇见以前正常的自己，会对说那些话的自己说：站着说话不腰疼！你懂个屁！！！

真的，事情比我想象的复杂得多。

2. 退化

在人们的普遍认知中，抑郁症就是“不开心”。但其实，持续的情绪低落只是冰山一角。

抑郁症最可怕的，是不可控的机体机能的退化，还有不可控的思维认知的改变。

回溯过往，细细想来，病症其实很早就向我发出了“通知函”。

大概 2017 年 9 月，我开始没由来地对一切事务丧失兴趣，包括热爱的音乐、电影、书籍等。走进电影院像是上坟，音响覆盖了细细的一层灰尘，木心的诗集也长久地停留在同一页。

就是觉得没意思。莫名其妙地觉得没意思。起初以为是天气变化引发的倦怠，就没有在意。

后来，身体机能开始明显退化。

胸疼、头疼开始侵袭，严重的时候我只能自捶胸口；记忆力、思维明显减退，拿着眉笔找眉笔，一天到晚都在找手机；行动力变慢，如果别人的生活是流畅的画面，我简直就是以三分之一的速率放慢速度；打翻水杯，打翻饭碗，成了一种常态；有些时候，会莫名涌出泪水，但你完全不懂自己在哭什么；更多时候，你就是发呆，无意义地耗费着无意义的时间。

人变得非常非常疲累，一开始我晚上 10 点睡，后来晚上 8 点就睡，再后来我下班回家晚上 7 点就能入睡。即便这么长的睡眠时间，我依然觉得疲倦不堪，每天都感受着“身体被掏空”的无力，每天都觉得被人持续暴打了一顿。

说一句话都感觉耗费了一辈子的力气。能量像是被完全榨干了。以前挪用一分力气可以完美地干成一件事，现在动用自己身体的一切能量，却只能吐出两个字。

网上流传甚广的一句话可能可以对抑郁症做出解释，为真正的抑郁症正名：

抑郁症的反面不是“快乐”，而是“活力”。

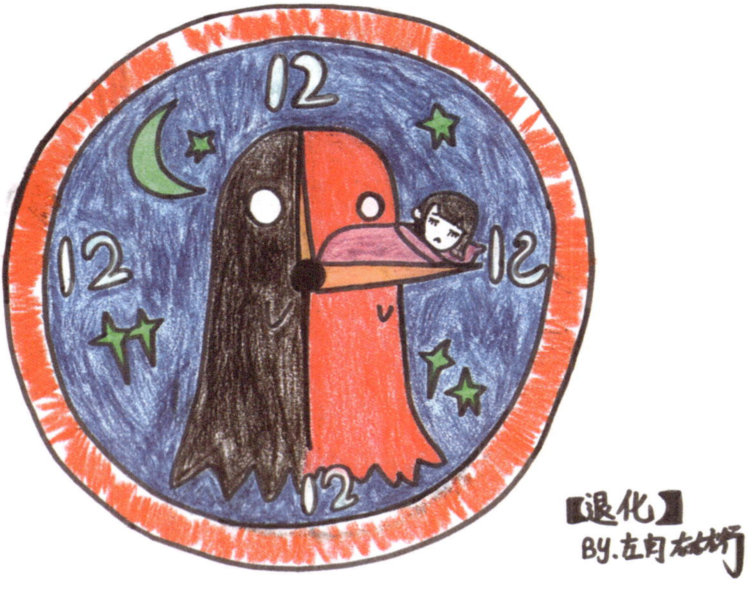

失去“活力”的我

3. 障碍

“大概是被猪精女孩附身了吧？”病发初期，在我还没意识到这是抑郁症前兆的时候，我是这样对自己解释的。

什么时候开始意识到事情不太对劲的呢？我出现了阅读障碍和表达障碍。

有一次，我面对采访对象，突然不知道自己要说什么。整个过程中，我不停地磕巴、停顿，转换表达方式，却依旧词不达意。好几次，对方也被我问得一头雾水。这种错愕让一直以来思维流畅、口吐莲花的我非常不安。

此外，虽说我写作不算行云流水、妙笔生花，但我赶稿的速度与质量还算可以称道。但那一段时间，我对着电脑，把一句话捯饬来捯饬去，把主语、谓语、宾语来回放置，也拼凑不出一句完整的话来。

我觉得这极大地伤害了我作为文字工作者的自尊。

4. 偏执

接下来，更可怕的事情来了。

我开始对一些小事近乎疯狂地偏执。

我常常因为一些微乎其微的小事绝望，然后萌生“我这一辈子一定是过不好了”的想法。

比如，我突发奇想，突然想改掉自己的名字。然后我开始查资料、搜流程、打电话、找关系，用一下午的上班时间把家里弄得鸡飞狗跳、乌烟瘴气。最后我爸愤怒地破口大骂：“你索性把姓也改掉算了！”

当即我明白：我改名字的梦想破碎了。我面对着波流涌动的甬江潮水，心里绝望地呐喊着：完！蛋！了！

随即，各种可怕的想法汹涌而来：我改不了名——那我这一生怎么办——我过不好这一生了——那我不如去死了算了。

听起来毫无逻辑是不是？可当时，我真的就是这么想的，并且恨不得下一秒就投入甬江怀抱。

5. 突然

在正式确诊之前，有一段日子，我每天都像在炼狱里走了一遭。因为我受了“突然”这个词的诅咒，咒语就像无数把强力机枪集中火力，在向着你一个人无情地扫射，无数个突然的“突突突突突”。

走在路上低头看花纹，坐在车上窗外灯光漫漶，穿越人流耳际嘈杂不堪，就这么突然一瞬间，就突然失去了所有力气，突然觉得下一秒做任何事情都没有意义，就突然想这样融化在地表，蒸发在空气中，消失在世界上。

或者就是真的饿到极致的时候，拿起筷子猛扒两口，突然就饱了；困到无法思考，好不容易恍恍惚惚仿佛睡着，突然惊醒了。太多突然，像动手毫无分寸的小孩，用弹弓给了你一记天马流星拳式的反弹。

那时候的我，真的，经常突然地，就想放弃了。

那种你无法抑制，却不得不压制的痛苦，始终在胸口叫嚣着，哭吼着。你稍稍放松警惕，就破笼而出，可以让你不管在大街上，在办公室，还是在任何地方，猛地双腿发软跌坐在地，不管不顾地放声痛哭。

而事实是，我不能。

成年人连崩溃都得体面些。

于是，每天每天，我的脸上虽然充斥着淡然的麻木，但我的胸腔里，却时刻回响着巨大的悲鸣。

6. 意义

抑郁最折磨你的，还有你不自控的对意义的诘问。

从早上睁眼开始，你就开始做一份“考卷”，所有的问题格式是清一色的“××× 的意义是什么？”：

——你睁眼的意义是什么？

——你起床的意义是什么？

——你穿衣服的意义是什么？

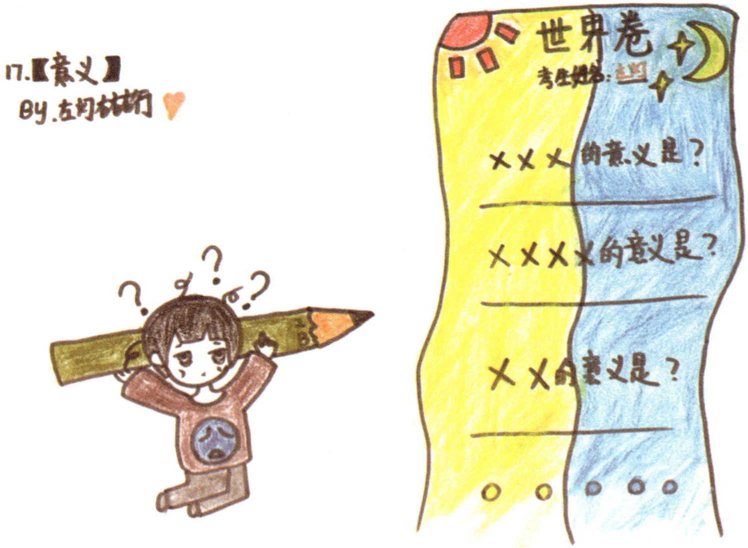

对意义的诘问

这种无意义的对意义的质问，可以一直持续到你闭眼躺在床上，跳出最后一问——你闭眼的意义是什么？

才算落幕。

在无数寻求意义的诘问下，整个世界都变得迷蒙了，像是真的，又像是梦……就是老隔着一层透明的薄纱，让你看不清楚，摸不真切。

总是莫名其妙地想倒下，却每分每秒都被某些黏稠又有力的丝线拖拉着走。

光天化日之下，欢声笑语中，你却在盘算着怎么结束这一切。

很妙，这种被全世界隔离的感觉。任凭谁，对你做什么，你体会到的都是一种隔靴搔痒般的无力感。

7. 自杀

直到现在，还有人会问我：“你当时到底怎么想的？”

而我的回答也永远都是：“我不知道，我被操控了。”

我，被，操，控，了。

从一颗一颗剥出药片，聚合在掌心，一口吃进嘴里，到最后喉头滚动吞咽下去。这样一气呵成的动作，是有人在“指挥”我。

真的。他用半死不活又亢奋阴鸷的声音蛊惑着我：“吃下去，你就自由了！你就自由了！！”像演绎着一场万劫不复的魔咒。

而我要自由。

——这就是我自杀的原因。

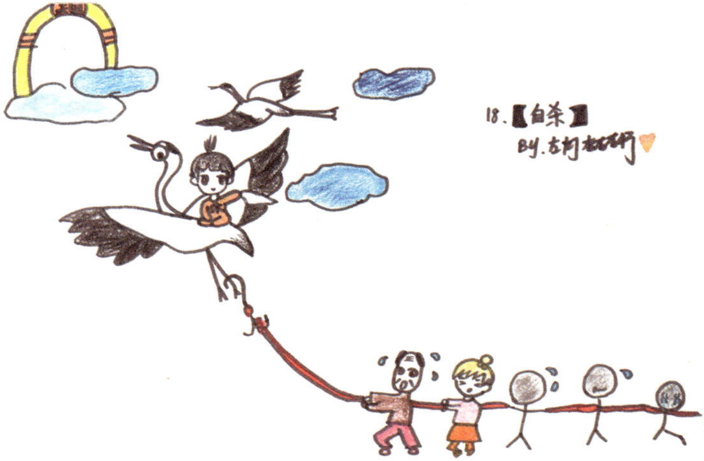

我要自由——这就是我自杀的原因

8. 洗胃

有好多人用自信满满的口气问我："洗胃难受吧？"

可能吧，一根又长又宽的（本来想说又长又粗的……）管子硬生生插进你的喉咙，硬生生让你吞下去，硬生生往你胃里灌着不知名的液体。

你涕泗横流，空洞麻木，世界停滞。胃里却像海浪拍打着岩石，翻涌澎湃。简直反人性。

但我每次的回答都是："还好。"

因为比起活着的心酸、苦涩和悲凉，洗胃可以说完全是小巫见大巫了，不是吗？

9. 节律

从确诊后到住院前的近两个月，我苦熬着工作。

那时候的我是这么过的：咬紧牙关熬过生不如死的早上，熬到痛苦不堪的中午，迎来光明美好的晚上。

虽说是光明美好，但实质上也只是一心求死的心终于被有所消磨，能像个普通人一样苟活了。

每天晚上大概 7—10 点的时间段，是我的“黄金时光”，我会觉得自己一点没病，就是个品尝着喜怒哀乐的俗人。

所以那个时候，每一个黑暗无边的白天到来时，我都告诉自己：活到晚上，至少活到晚上，活到晚上，一切都好了。

住院后，医生告诉我，这是抑郁症的典型症状，叫“昼重夜轻”。

10. 体重

后来我知道，抑郁症病发的一个明显征兆，就是体重在短时间内迅速下降。

以前，朋友说起我的身材，都是“肉肉的”“圆滚滚的”这样让一个青春少女不甚开心的形容词。

以前，作为一个“不吃香菜什么都吃党”，只要是食物，我都觉得好吃。只要能吃饱，我什么都吃。只要能吃，我什么都吃别人的两倍。好多人都被我的食量惊吓过。

正常每年这个时候，我应该有 110 来斤。但现在，我只有 90 斤。而且有要跌破 80 斤的苗头。

在病区里，我每天都可以听到无数的“你太瘦了”“你也太瘦了”“你实在太瘦了”“你真的真的太瘦了”。

我都笑着回应“我现在走在路上，都害怕自己飘起来”，心里却由衷羡慕着以前虽然体重过百，但健健康康的自己。

“你太瘦了”——我以前梦寐以求的评价，现在却是宣判着我患病的铁证。

11. 戏子

此刻，真正回溯过往，我常常会觉得自己活得宛如戏子。

我为自己量身打造的“人设”是：积极阳光的乐天派，调动气氛的“造 high 人”，温柔耐心的倾听者。心里认定：只有扮演好这样的角色，才有资格成为呼朋唤友的，受人爱戴的“人气之星”。

我并不想达到众星捧月的境界，当然我也没有这样的资格和能力。即便身边人说起我，往往用“可爱有趣”“人缘真好”“朋友很多”这样让人虚荣感爆棚的评价。但事实上，很心酸的是，我做的一切努力，只是想成为一个看起来不那么悲观厌世的普通人。

12. 怪胎

曾经有一度，我研究每个人的行为方式和偏好喜恶，只是为了让所有人都喜欢我。一路走来，也有目光如炬的人戳破我虚假的皮囊：“你假得不得了。”往往，我就会狼狈地落荒而逃。

我对每个人笑意盈盈、曲意逢迎、虚与委蛇，形成了自己的一套待人处世的方式，说来讽刺，我还一度为自己深谙此道而得意扬扬。

我想：众生皆虚伪，我只是选择了比较体面的虚伪方式。对于这种怪异的心理，我也曾经迷惑顿生，但最后，简简单单的一句“人嘛，都有阴暗面”便足以消解。

同时，我坚信，一旦有人没事找事，致力于闯进我的世界，剖析我的人格，他们会惊呼我的造作，讶异于我深不见底的黑暗，然后毅然决然地离开我。

“一旦知道了真正的我是怎样的人，他们就会离开我。”

——很可笑，对不对？

但这样的桎梏真真正正盘踞了我的思想二十余年。

我是一个怪胎，这是我对自己最中肯的评价。“为什么我这么奇怪？为什么就我一个人这么奇怪？？”

所幸，现在我明白，我的这种“心理残疾”还有个专有名词：微笑型抑郁症。

像漂流了20多年的心终于有了归属：我不是怪胎，我只是有病。

——真的，这让我欣喜不已。

13. 设计

我爱装得像无事人一样。所以病重那段时间，我脑子里反复想的，就是怎么装完人生最后一次，然后潇洒地离开这个世界。

在我的设计中，我离开的方式应该是这样的：

天朗气清的某一天，是皇历上的好日子。在一个绿草如茵的小公园里，阳光温暖和煦地抚摩着大地。

一只蓬松柔软的大狗在草坪上跑来跑去，后面不停追赶的主人嗔怪地喊着它的名字；一对小情侣坐在草坪那一头的椅子上，女生佯装生气地撒着娇，男生甜蜜地笑着，宠溺地捏了捏她的脸；出来锻炼的老奶奶缓缓踱着步，甚是不快地对他们斜着眼，露出了一副“有伤风化”的表情。

妈妈在看书，孩子雀跃地奔跑着，不知道玩着什么，然后突然摔了一跤，哇哇大哭；人工饲养的天鹅悠闲地徜徉在波光粼粼的水面上，被孩子突如其来的哭声吓得“扑棱棱”飞走了。

两个穿着时髦的姑娘手挽着手，谈笑风生，高跟鞋“啪嗒啪嗒”地从公园的小路上疾行而过，也不知谈到了什么，两人同时爆发出一阵放肆的笑声；五颜六色的风筝在天空中优哉游哉地飞呀飞呀，在地上却始终找不见它们的控线人……

我坐在小公园的长椅上，胃里过量的药片开始发挥作用。困倦慢慢从身体的中心弥漫开来，所有纷繁嘈杂的声音也慢慢飘远。我的眼睛模模糊糊的，恍恍惚惚间看到了影影绰绰的异世界，熙熙攘攘的人群和魂魄……

在如此朗朗乾坤下，在鲜活蓬勃的所有生命包围中，我感受着自己的生命一点点流逝开去，然后我慢慢地闭上眼睛，安静得仿佛睡着。

每个经过我身边的人，看我一眼，心里疑惑着：“怎么大白天地在这里睡觉？”然后就不在意地走开了。

谁又知道其实我已经死了呢？

我为自己设计的结束仪式非常得意，因为我老觉得在一群澎湃生命的围绕里，一颗毫不起眼的心脏慢慢停止了跳动，有一种壮烈又凄美，神圣又庄严的仪式感。

好像人的一生就该这样，从纷繁复杂的生活里来，最后就回到平和安详的烟火气里去。

——这是我亲手设计的自己离开的方式。

03 “配合治疗，你会好的”

1. 中药

每天晚上 5 点（咦？ 5 点是晚上？我可能已经被老年人的作息时间同化了），都是雷打不动的中药泡脚时间。

有没有用，是完全不知道的。

反正医生说中药泡脚，我们就中药泡脚。

就算医生说泡完喝下去，我相信绝大多数人也会喝下去的。

在这里，听到的最多的一句话就是：“配合治疗，你会好的。”

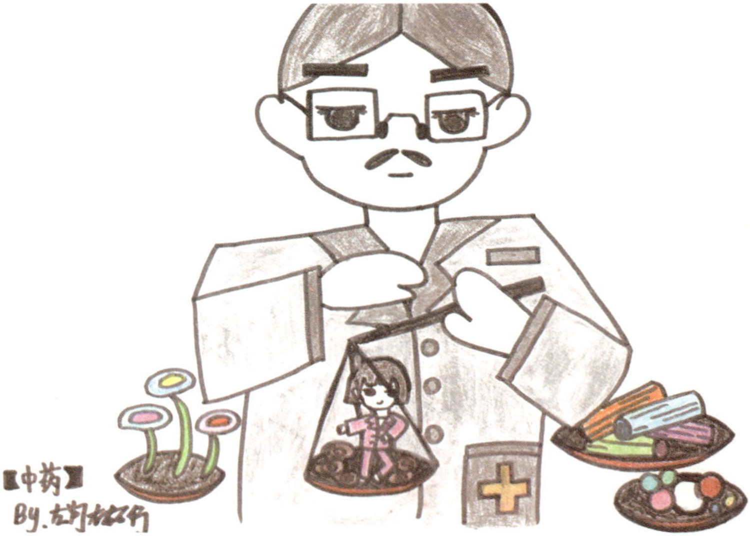

“配合治疗，你会好的”

2. 耳针

听起来很可怕，好像要在你耳朵上打孔的样子。其实只是把一张包着药丸的黏纸，贴在你耳朵的某个位置。

每一天，护士都会来检查耳针还在不在，然后按着耳针的位置按摩几分钟。我猜想，可能是通过耳朵上的某个穴位，刺激大脑分泌某些抗抑郁的元素。

这些神奇的治疗手段常常让我叹为观止：人体真是太奇妙了，各个领域既相互独立，又相互连接，最后达到动态平衡的境界。

耳朵作用于大脑，透露着一种阴阳玄学的奥妙。

3. 睡眠贴

一种贴在额头的膏药，说是有促进睡眠的疗效，但我们一致觉得并没有什么用。

有人说我们像一群被贴了符的僵尸，我觉得真是差不多，反正都是半死不活地苟延残喘着。

4. 舞动

病院里每天都会跳操。

我之所以标题取为舞动，是因为舞动听起来洋气得多。

而事实上，这里跳操的舞步……呃……

这么说吧，完全可以勾起你作为青春少女的羞耻心。

所以每当护士广播响起“请所有病友出来跳操！”时，我就只想说一句：

我想死。

5. 磁场

治疗手段的一种，具体是什么，谁也说不清。只知道大机器的大名叫：磁场刺激仪。

反正在高科技面前，大家都是文盲。更何况病人们已经完全丧失了所谓的好奇心。

具体的体验就是：有一台通电的订书机不停在你脑袋上打钉。叮叮叮叮叮，叮叮叮叮叮……

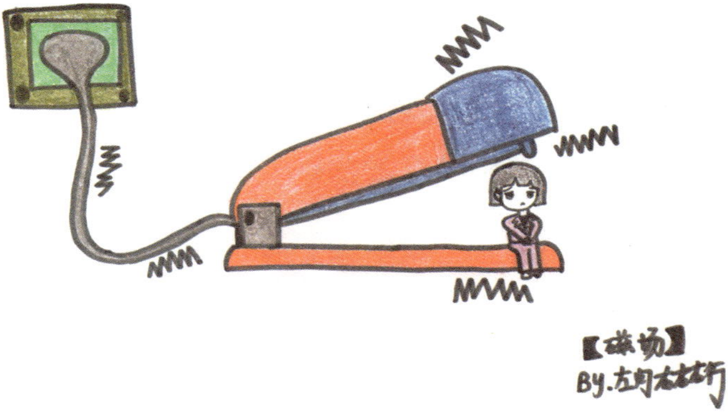

像一台通电的订书机一样的磁场刺激仪

6. 午餐

绝大多数时间，我都不想吃东西。旁边床的阿姨和我一个症状，所以每天到了饭点，就会飘扬起此起彼伏的“不想吃”“不想吃”“我真的不想吃”的声音。

然后，我爸和阿姨的老公就会斗志昂扬地当起传教士：“硬吃也得吃！”“一定要吃下去！”“好好吃饭！就能好得快！”

匮乏的词汇量和贫瘠的语言表达能力，让他们把这几句话每天来来回回地说。

为了不辜负我爸的期待，我会勉强让他拨一点给我。我也会尽量把这一点压缩到最小。

但即便这样，我还是觉得很有负担。

我想，当对吃饭这件事都兴趣索然的时候，可能就真的走到了尽头。

7. 盐

我自认是吃啥都不挑的饭桶型选手，但这里的病号饭也实在过分了些，简直没有作食物的资格，真的是一“盐”难尽。

每天每天，我都会隔空对这里的厨师长进行考问：“为什么不放盐？你为什么不放盐？？你究竟是为什么不放盐？？？”

每天的任何一道饭菜都会让你忘记这道菜本来的味道，教你体会一遍什么叫真正的“淡出水”。

可是，我是海边长大的孩子，没有盐，我会死的。

8. 转移

治疗方法上说，一旦不可控思维出现，要尝试着马上转移自己的注意力。

这可真是一场理智和思维的激烈博弈。

我尝试着继续看书，但我发现自己失去了一目十行的能力，读着读着挫败感就卷土重来。

我爸说，写一写。

那我就写一写，转移转移，然后继续活下去。

9. 换岗

今天，我妈要来换我爸的岗。

时间一分一秒过去，我妈却迟迟没有音信。

我说：“妈妈可能不要我了。”

我爸回：“那太好啦！这样我就可以独占你啦！”

10. 加量

每一次的加药量对我的心灵来说，都是个不小的冲击。

对我来说，加药意味着病情的加重。

但我爸说：“这是为了更好地调控你的大脑。”

医生说：“这是为了让你好得更快些。”

——都非常像谎言。

所以从起初的半颗，到一颗，到一颗半，到两颗。每一次我的心里都像经历一场艰苦卓绝的斗争。

某天早上我去吃药，护士撕开包装把药倒在我手心，我定睛一看——

妈呀！3 颗了！！！禁不住手一抖，药片“啪啦啦”掉落在药台上，护士“哎哎哎”地叫唤着。

我大惊失色地一边捡药一边问：“怎么是 3 颗？？怎么可能是 3 颗？？？”

如果护士说“哎呀，拿错药了”，我会感激涕零；但她说“没错呀，就是你的”。晴天霹雳。

加量不加价，唉，早死早超生。

11. 电休克

我中了一种叫“电休克”的毒。

电休克是一种治疗手段，是病院的院长引以为傲的“大法宝”。

当一切治疗手段都对患者不起作用时，院长会拍着胸脯保证道：“没事！我们可以治好你！我们有‘大法宝’！”

听接受过电休克疗法的患者说，进行电休克时，会进行全身麻醉，睡一觉醒来就结束了，医生不让患者看具体的操作过程。我们也只看到，这些病友都是躺在病床上被推回来的，每个人都一脸傻乎乎的样子。

我们都猜测，具体的操作手段可能非常“反人类”，恐怖到一般人都接受不了。你看光听名字——电休克，就非常恐怖的样子。

但每个接受完电休克的病友睡一觉醒来后，就焕发了活力，都是笑嘻嘻的，这让我非常动心。

电休克的具体原理是什么，谁都不知道。但大家都知道，它的最终效果之一，就是：忘却。

12. 忘却

我惊叹于科技的强大，每个做完电休克的人，都把不好的事情忘记了。当然相应地，他们也同时忘却了很多东西，包括日期、时间，甚至来探望过他们的人。

但比起可以忘却不愉快的经历，这些小事就完全无足轻重了。也有人说，一个月过后，所有事情都会被慢慢记起，但我还是觉得，即便这样，能拥有无忧无虑的一个月时光，一切也都很值得。

我爸说，电休克应该是作用于大脑，通过打乱大脑的记忆系统达到目的。

我的好朋友小浣熊、金子，还有我同房的一个阿姨，都接受了电休克治疗。

“我为什么进院”这个问题，小浣熊已经问了我三遍了，连自己最喜欢的明星的名字，她也一并忘记了。

我同房的阿姨每天都翻日历，她连自己是什么时候进院的都记不清了，每天的时间都让她很惊讶：“什么？今天13号了？”“什么？今天14号了？”有一次，她“丢”了钱包，急吼吼地找了一整个下午，最后发现钱包就被她自己放在了柜子里。

每次和做完电休克的病友聊天，他们很多人都会指着大脑说：“忘记了忘记了。不好的事情都忘记了，什么事情都忘记了。”

反正在病院里，一旦有人丢三落四或者记性不好，我们都说：“电休克做傻了。”

我不怕电休克的副作用，只要能忘却不好的回忆，多大的代价我都可以付出。现在，我看到馄饨，都觉得像大脑，都能点燃起我对电休克的渴望：“啊，我好想做电休克啊！”

13. 牌王

除药物调节和各种治疗手段以外，心理治疗也是治疗中的重要一环。

丑主治承担着心理建设的任务，但每次听完他装模作样的废话，我都觉得：哇，这世上还有这么多讨厌的人啊！然后更加怀疑人生。

此外，所谓的团体治疗也让我非常头痛。我参与过两次团体治疗，不是跳兔子舞就是玩各种幼稚的游戏，让我高冷的“人设”彻底崩坏。

因此，我曾决绝地拒绝参与其中，但护士一副“怒我不争”的态度跟我说：“只有病情稳定的病人，才有资格参与团体治疗，你应该感到庆幸！”我只能一边说着“与有荣焉、与有荣焉”，一边翻着白眼痛苦加入。

有一次，护士长让我们围坐一圈，写出自己的特征，然后依据特征让大家来猜想字的主人是谁。我左思右想，左思右想，最后大笔一挥，写下四个字：××（医院名）牌王！

自此，“牌王”的王冠就光荣地戴在了我的头上。

04

快祝我，生日快乐！

1. 断念

药物和治疗切断了我的所有情绪，我整天散发着一种“也无风雨也无晴”的佛性，既感受不到欢愉，也感受不到痛苦，连说话也变得缓慢又温暾，一副超级温柔的样子。

但今天，我感觉非常糟糕。

也不知道是不是突然加药量的缘故，整个人迷糊得完全分不清梦境和现实了。晚上，我在排队吃药，猛然从一种虚幻和飘忽中惊醒，开始重新审视这一切。

我、病院、离开、不屑、自尊、失去、疾病……所有无望的感受突然向我猛烈袭来，不由分说地往我身上猛砸。

这一切都是真的？我真的不是在做梦？

前一秒，我还在享受朦胧又恍惚的美妙；下一秒，我一下置身在万念俱灰的绝境了。

我看着柱子，看着插孔，看着送风口，想着到底、到底、到底要怎么样，才能离开这世界。到底、到底、到底要怎么样，才能毫无负担地摆手告别。

2. 骄傲

机体还没完全清醒，意识却莽莽撞撞冲击大脑的时候，我认识到：我又活了一天。

而后，残酷的现实又开始鞭笞着我的骄傲。

我在这里。我在病院里。我在精神病院里。

我，风华正茂，大好青春，争强好胜，不甘人后；我，就这样一个我，现在躺在这里，愣头愣脑，无所事事，游手好闲，虚度年华。

自己实在太可笑了。

每天早上，我都要眼睁睁地看着自己所有的追求和自尊被风卷残云般地摧毁一遍。

为什么会这样？到底为什么会这样？？究竟为什么会这样？？？究竟为什么会变成这样？？？

我废了。

3. 自觉

终于有一天，我不是在护士的驱赶下离开被窝了。

我想，我得试着去接受我在接受治疗的事实。既然这样，我就得按规章流程办事。

为了体现出仪式感，我还特意认认真真洗了个头。可是吹风机是护士站监管的，我屁颠屁颠跑去拿吹风机，护士告诉我，吹风机早上是不能使用的。

于是，我感觉脑袋上飘了一早上的雪。

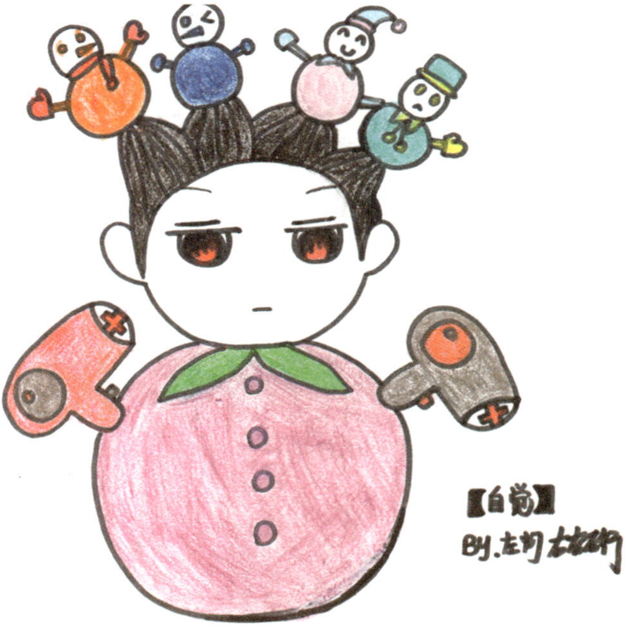

满头“飘雪”的我

4. 时间

时间在这里是流畅又凝滞的，是短暂又漫长的，是被人把玩着的，是无意义的。每一天都是每一天的复制粘贴。

偶尔会有人问：“今天几号了？”“今天是星期几？”“现在几

点了？”

另一个人就会回答：“这有区别吗？”

的确，一点也没区别。直到今天，我也不清楚我进来几天了。

无所谓。不重要。

慢慢流逝，慢慢变老，慢慢腐朽，慢慢没落到尽头。

5. 按摩

越躺越久，脚就越来越冰。我懒得起床泡脚，就在被窝里搓一搓。

我妈紧张地过来问我是不是脚不舒服。

我说：“我是苍蝇，我在搓脚。”

我妈就硬要给我按摩。

她揉捏着我的腿，我笑着说我又不是瘫痪。她又搓我的肩膀，搓我的脸，搓我的额头。

我真害怕，她会把我早上精心画的眉毛搓掉。

6. 生日

我本来想用“刻骨铭心”来形容今年的生日，没想到最后演变成了惊心动魄。

两次毫无预兆的崩溃让我在我们病区一战成名。

一开始，两个朋友千里迢迢带来了蛋糕和礼物。

很温馨，很甜蜜，很美好，对吧？

可不是吗？我们开开心心地唱歌、切蛋糕、分蛋糕，病友轮番过来祝我生日快乐。我笑着，一一向朋友们介绍我在这里认识的“弟弟”“妹妹”“阿姨”，并对他们真挚的祝福表示感谢。

我们围坐一桌，聊着，笑着，吃吃喝喝。大家脸上洋溢着可爱的笑容，像所有平凡又欢乐的生日宴一样。

我“哈哈哈、嘿嘿嘿、嘻嘻嘻”地笑着，心里却想着：“好想去死啊！”

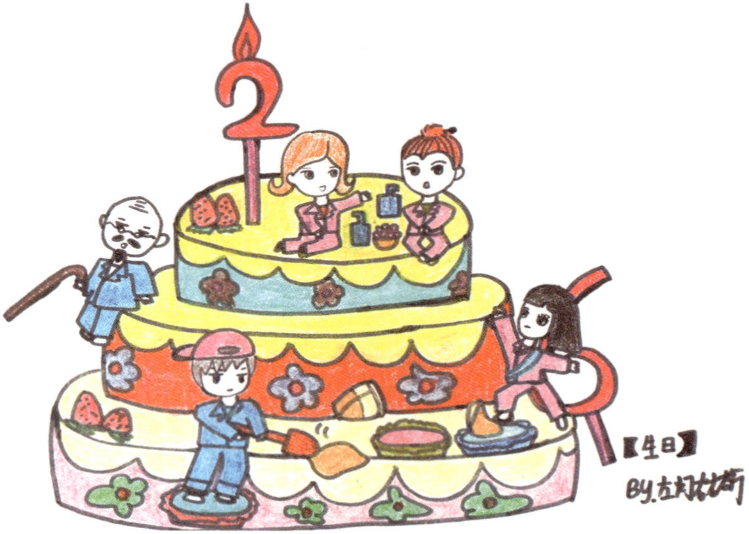

“温馨、甜蜜”的生日聚会

7. 万万

每个人的人生里，都有不计其数的“万万没想到”。

我本年份的“万万没想到”更是数不胜数：万万没想到突然得了病，万万没想到还是精神疾病，万万没想到住进了精神病院，万万没想到一下子就成了无业游民，万万没想到会遭受这样的劫难，万万没想到给家里带来这么大的负担，万万没想到自己会痛苦到想自行了断。

说着说着，《万万没想到》的主题曲就在耳畔响了起来：万万没想到，啦啦啦啦啦……

讽刺又可笑。

然而，最最万万没想到的是，让我两次发病崩溃的缘由，竟然都来自我的好朋友。

8. 崩溃一

短暂的生日宴结束后，朋友们要走了。

在病房里，我最好的朋友轻轻地跟我说："你没发现你现在已经在融入他们了吗？你跟他们走得太近了。"

我沉默。

她说："你总要重新融入社会，你给你妈妈带来多大负担啊！"

我跪倒在椅子上，语带哽咽地说道："我也想继续工作啊！我也不想给家里人带来负担啊！"

可能倏然被自己说感动了，我就真的嘤嘤哭了起来。

另一位朋友给我拿来纸巾，我好朋友看我这么扶不起也怒上心头，说道："你别管她，随她哭！"

于是，我最后一根神经"啪啦"一声断裂了。

我异常激动地对着她吼道："为什么要这样子?！"然后起身狂奔跑到大厅去找我妈，像一个受了欺负跑去给妈妈告状的孩子。

当时是饭点，大家都在大厅吃饭。我"扑通"一下扑倒在我妈怀里，不管不顾地大声尖叫，暴风哭泣。

我的嗓音条件是真好啊，我觉得我飙出了人间难得一闻的海豚音。

我妈被我这突如其来的举动吓坏了，紧抱着我紧张地问到底怎么了。

整个饭堂的人也惊呆了，纷纷过来询问状况。

我什么都管不了了，只顾着自己飙海豚音。

这就是我的名气在病区一炮打响的开端。

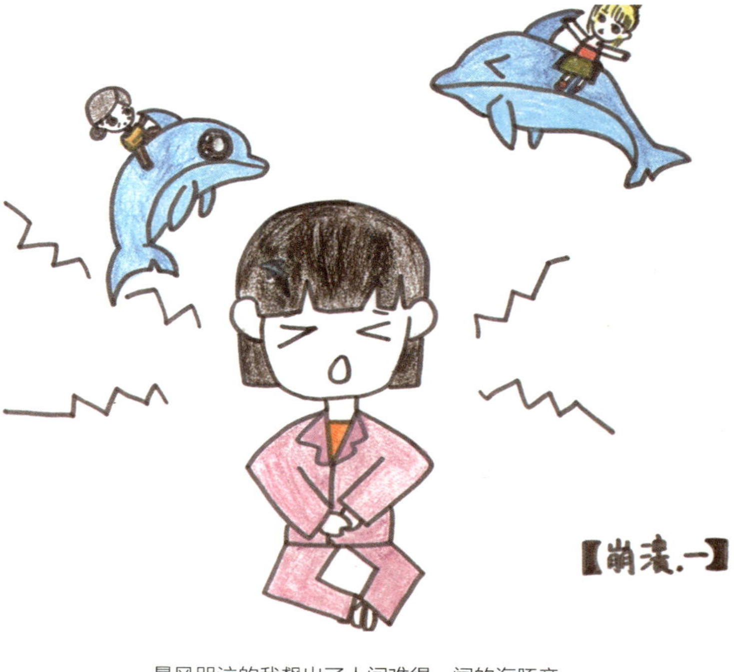

暴风哭泣的我飙出了人间难得一闻的海豚音

9. 魔咒

我妈的声音也开始颤抖，她像所有突遇困境的中年妇女一样，又无助又痛苦地嗔怨道：“小左，大家被你弄得饭都没得吃啦！”

我又一激灵觉醒过来，发现自己又给大家制造了麻烦。

我拉着我妈，边哭边说：“妈妈，你去吃！妈妈，你去吃嘛！”

我好朋友也拉着我妈说：“阿姨！这种话不能说的！这种话不能说的！”

我妈又拉着我重复着：“妈妈吃完了！妈妈吃完了！”

我们三个人像中了什么重复的魔咒，只会重复着专属自己的咒语。

我们互相拉扯着，互相回应着，互相体恤着，互相折磨着，反反复复地说着：“这种话不能说的！这种话不能说的！”“妈妈，你去吃嘛！妈妈，你去吃嘛！”“妈妈吃完了！妈妈吃完了！”……

闹剧在无限延续着。

10. 道歉

哭到理智回来一点点的时候，我听到我好朋友和我妈解释说：“是我话说多了。”

我脑子“叮”一声，当即反应过来：我不能失去她！

于是，我从我妈的怀抱中挣脱出来，紧紧抱着她说：“对不起！对不起！我不是故意的！我控制不了了！”

最后她走了，在电话里跟我说：“对不起，按你自己想做的去做吧，我永远支持你。”

11.“我们”

意识到我开始失控以后，我越发绝望。控制不住的情绪爆发，意味着我过去二十余年塑造的“冷面笑匠”的“人设”开始崩塌。

在其他人面前，我希望我自己永远是理智的、平缓的、深藏不露的、波澜不惊的。

但现在，朋友随随便便的一句玩笑，对我来说，都足以致命。

我接到了我好友来自北京的电话。

她说听了来看我的朋友的描述，觉得我身处的环境很可怕。什么“姐姐”“弟弟”什么玩意儿，希望我赶快出院回家。

在我眼里，他们是最能理解我的病友，是一起并肩作战的朋友。而在我的朋友们的眼里，除了我，他们都是神经病。

但我觉得她们还没明白过来，我也是神经病的事实。

北京的好友继续说：“‘我们’正常人不能待在里面。”

我回：“是‘你们’正常人不能待在里面。”

好友执拗地纠正：“是‘我们’正常人！”

我坚持划清界限：“是‘你们’正常人。”

12. 放弃

好友对我的“自甘堕落”非常恼火，语气生硬地在电话里质问道：“我不懂你，你是不是在逃避什么？”

我说：“那你觉得是什么？”

她说：“是现实。要工作，要面对，要承担压力，你就想往那儿一躺，来逃避这一切。”

我。语。塞。了。

事实上，为了维护工作，为了否认自己的无能，为了和抑郁抗争，为了直面这个世界，我痛不欲生地在工作岗位上坚持了近两个月。直到我自杀，我爸才强制命令我辞职。

我的好朋友却和我说："你在逃避。"

然后她继续说："你没有斗志了。"

我积蓄的情绪又一次被点燃，我强硬地和她对质："斗志？哼，你让我从哪儿提起斗志？当你早上一睁眼就开始头痛胸痛，绝望感每天鞭打你的精神，疲惫时刻侵袭着你的肉体，想死的欲望成天冲击你的大脑，你不受控地记忆力退化，思维迟缓，说话变慢，你跟我说斗志？！我从哪儿拿斗志？！你说啊，你说啊，你说啊！"

她回："是你在放弃。"

我冷笑着："是我自己想放弃的吗？"

她语调上扬着说："是啊，就是啊。是你自己想放弃的。"

是吗？可能是吧。事实上，不管是主动还是被动，反正我都想放弃了。谁又在乎是谁说放弃的，随便吧。

13. 崩溃二

我必须浓墨重彩地渲染我的第二次崩溃，以体现它无与伦比的精彩。

放弃的论调刚结束，电话两头陷入了沉默。我挂掉电话，扔掉手机。

"砰咚"一声，无辜的手机落地。我开始发作了。

一位老奶奶战战兢兢地和我妈说："开始了，开始了！"

我妈立马过来抱住我，我在我妈的怀抱里控制不住地低吼。认识的阿姨把我团团围住，病房外也围满了看热闹的“吃瓜”群众。

突然，我又开始放声尖叫，但不同于第一次，这次我没哭，而是发了疯似的以头抢地，撞墙捶墙，殴打床铺，反正哪儿硬我就往哪儿撞。

旁边的阿姨一个拉我手，一个拉我脚把我控制住，我狂吼：“放手！！！放手！！！”她们在说话，在劝解，在抚慰，但我一个字也听不进去，我也不觉得痛，所有的感知力瞬间降到冰点。

怎么形容那一刻的感觉呢？

如果说，求生是人的本能，那么那一刻我的本能就是求死。“我要死！我要死！！我要死！！！”是我的大脑对我发出的唯一信号。

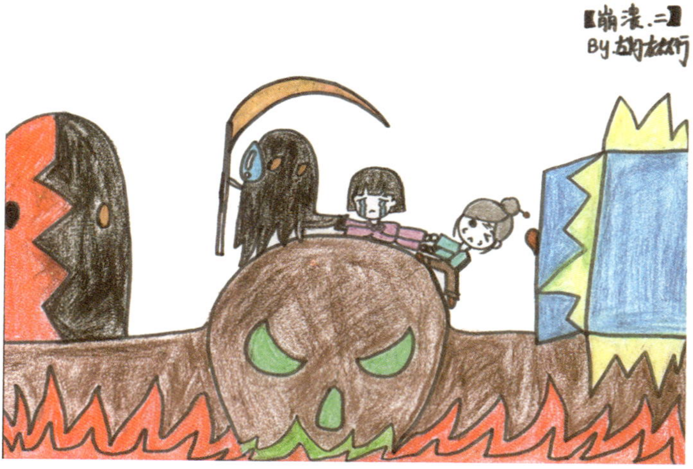

“求死”的本能

14. 羞耻

在我妈的怀抱里，我逐渐平息。

我已经懒得来形容当时的难受了。反正一百万种阐述都是为了表达痛不欲生的痛苦。

我的判断力终于一点点被建立起来，随着理智回来的，还有我那颗油然升起的羞耻心。

“太丢脸了！”我想着，觉着刚才说不定还是直接死了比较好。

阿姨们闻讯一个接一个地过来抚慰我，她们说着：“宝贝，没事儿的。”“会好的，别害怕。”“姑娘，好点儿了吗？”

我非常赧然，一直在被窝里闷闷地说着“对不起”。

恢复精神后，我对我妈说：“哎呀，我都不好意思走出去啦。”最后，我低着头走出去吃药，觉得自己欠每一个人一句“对不起”。

拿药的护士跟我说：“哎呀呀！你也太吓人啦！”

我害羞地低头笑着道歉：“对不起啦姐姐！麻烦你啦！”

她说：“麻烦倒是没有，但你可别再伤害自己了！”

我“嘿嘿”笑着点头。

但是说真的，普天下，谁会真的想伤害自己呢？或者说，谁真的愿意受到伤害呢？

15. 审视

意识到朋友对我的杀伤力，我开始重新审视我与朋友们的关系。

我清楚地认识到：他们根本无法理解。

的确如此，有时候，我自己都不理解自己。这种强烈的隔离感很奇妙。比如，你昨天吃了蛋糕，即便你今天吃了鸡腿，你也能记得昨天蛋糕的味道。但你今天状态好些，你就完全无法理解昨天为什么一心求死。

所以，每当朋友们真心诚意地说着“坚强些”“会好的”“想开点”“振作起来”时，我都在心里确认一点：这场战斗，注定要我一个人孤军奋战了。

因为世界上，没有感同身受这种事。

16. 明确

事实上，这场疾病给我带来的伤害，一方面来自它本身，另一方面切切实实地来自我真心诚意的朋友们。

每一次，他们说的每句话，都让我感到孤独得无以复加：我一个人了，我要一个人了，我永远都是一个人了。

可是怎么办呢？我的性格无法要求他们为了我去尽力理解。我没资格理所当然地让别人为了自己去做些什么。

但是我明确了一点：我得活着。

所以我做了人生最直接、最坦荡、最真诚的一次坦白。

17. 坦白

我再一次拨通了北京朋友的电话。她为了我隐忍着口气，佯装欢乐地说：“亲爱的，生日快乐！”

我严肃地回：“我想我必须和你坦白。”

她也变得淡定，说：“好。我也想知道你究竟怎么想。”

我人生第一次直接地、毫不委婉地、不带修饰地、不考虑对方感情地说了这样一段话：“我一直不说真实想法，是因为真实想法会伤到你们的心。我知道你们都是关心我，都是为我好。但是你们说的那些话，对我非但一点用都没有，反而让我更加感到孤独。在你们评判我之前，可不可以先了解一下这个病。如果把我的感觉复制粘贴一份给你们，我想你们就不会说出这么轻巧的话了。这就是我内心最真实的想法。”

朋友那里的信号开始嘈杂，她一直努力地说着什么，可能是道歉，可能是安慰，可能是争辩，我不知道，我太累了，我挂断了电话。

要不要留下来，是她的选择。

后来她跟我说：“我可以失去所有东西，但我不能想象失去你。你太看轻我了，我，会永远在你身边。”

05 好啊！亲爱的病友们！

1. 早啊！

病院里迎来了新病友。

一位高高瘦瘦、眉清目秀的男孩子，就住在我隔壁。我时常想问问他究竟有多高，有没有一米九（也正因此，后文我将称他为“190”）。

但他常常一个人站着，看着一个方向，目光放空，身边弥漫着一种生人勿近的气氛。

早上查房的时候，我照例打了一轮招呼，看到他的时候也故作自然地说：“早啊！”

他缓缓回头，几乎是睥睨着我，又缓缓把头转回去了。

把——头——转——回——去——了——

我被无视了。

2. 巧克力

自从我主动和“190”打招呼却被他无视以后，我再也提不起一点主动打招呼的勇气了。

没想到，我终于用一颗巧克力一雪前耻，占据了绝对的主动权。

捧着一捧巧克力，我兴冲冲地跑到大厅去贿赂病友：“你要不要巧克力？”——大厅里到处回荡着我谄媚的声音。

当我依次一个个派发下来以后，很尴尬地发现“190”也站着。

我只好做作又尴尬地捧起巧克力问道：“巧克力，要吗？”

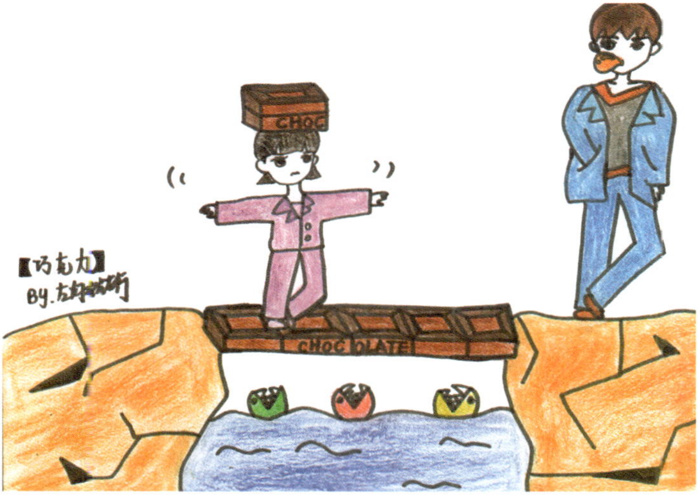

巧克力之“桥”

他缓缓低头，缓缓垂下眼睑，我们沉默地相对而立，我觉得气氛僵硬得可怕，好像随手敲一敲，就能“唰啦啦”掉下一片空气冻结而成的冰碴子。

所幸，他最终还是缓缓抬手，缓缓从我手心中拿了一颗。然后一言未发，走了。

一——言——未——发——走——了——

3. 讨论

我爸说：“你看对面那个身高一米九的男孩，应该比你大一些。”

我以难以置信的口气驳斥道：“他一看就比我小好吗？！”

我爸说：“那你下次问问他。”

我说：“好。”

末了又补充一句：“如果他愿意理我的话。”

4. 奔跑

晚上泡脚的时候，我发现手机已经关机了。

我只好蹲在洗脚盆子里往走廊望，期待出现一个熟识的人帮我把手机带到护士站去充电。

然而我望眼欲穿，每一个经过的人都眼生得很。很绝望。

突然，走廊对面的“190”探出了脑袋，我立马向他招了招手。

奇迹发生了。他竟然奔跑了过来！

对！奔跑！！奇迹就是：奔跑！！！

因为他平时的动作极慢，如果我是普通人的动作速度的三分之一，他简直就是一幅静止的图片。

这一次，他能做一个风一样奔跑的少年，我想，那一颗巧克力功不可没。

5. 去吧

我看见他的刘海随着一路小跑变换着幅度，帽衫的黑帽子也上下摆动着，整个人显得活泼又青春。

他跑到我门口停了下来，我伸手递出手机："你帮我把手机拿到护士站去充一下电，好吗？"

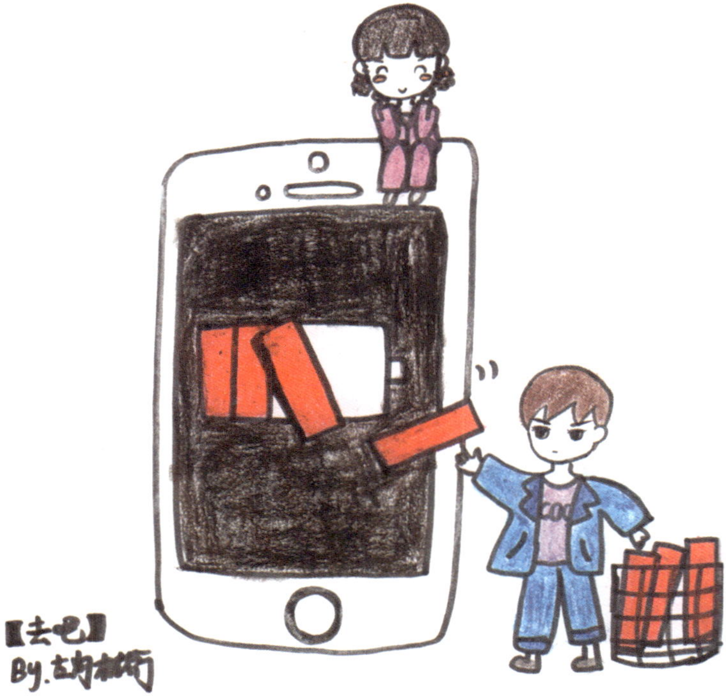

帮我充电的"190"

他点点头，拿起手机转身要走。我突然叫住他：“哎！你是几几年的？”

他错愕地答道：“9×。”

我笑着转头跟我爸证实：“你看吧！我就说他比我小吧！”

结果他依然惶恐又僵硬地立在门口看着我。

我笑着向他摆摆手：“去吧。”

他就去了。

6. 话题

以前在公司的时候，我非常害怕去洗手间的路上，迎面碰到同事。是要相视一笑，还是打声招呼？抑或不理不睬，低头疾行？

啥都不说不好吧？显得很没礼貌的样子……但硬要说的话，说什么呢？说“你也上厕所啊？”这样子？还是不说了吧，要笑的话也很尴尬的样子……

我现在想来，可能就是这样的“戏精体质”导致我患上了这种病。

现在，我在走廊来回踱步，虽然也面临着相同的苦恼，但总归稍微好些。一句通用的“吃过饭啦？”就可以打发所有迎面走来的病友。

但自从和“190”有了第一次交流以后，我重新把这个问题提上了议程。

7. 学姐

我看见“190”从走廊另一端缓缓飘荡过来，我的脑子开始急速运转，搜索着有什么不突兀的话题可以假装自然地聊一聊。

最后，我一个箭步拦在他面前，开始滔滔不绝：“我爸爸说你一定比我大，但我觉得你一定比我小，所以我就和他说我会来问问你，如果你愿意理我的话。”

他缓缓开口：“你是几几年的？”（我的内心独白：我的天！他竟然会说话！）

我又开始喋喋不休（我习惯用不停地说话来掩饰紧张）：“我是9× 年的。”

他笑着回：“学姐啊。”（我的内心独白：他竟然会笑！）

我趁热打铁：“但我看起来就像16岁对不对？”

没等他回答，我就抢答说：“你只能说‘对’噢！”

他对此毫无反应，又一次转身走了。

又——一——次——转——身——走——了——

但自此，他的称呼就定下来了：学弟。

8. 学弟

学弟对人时冷时热。

每天早上，我都会举起手臂在他眼前晃着说：“早啊，学弟！”

他状态不好的时候，就目不斜视，不予理睬。我也只能悻悻地和旁人说：“你看，今天学弟又不理我了。”

赶上他状态好的时候，他会回复“学姐好”，甚至还会非常温情地对我报以微笑。我的心情就会跟中奖了一样。

所以，每当远远看到学弟徐徐走来时，我就会悄悄跟旁边的姐妹团打赌："我们来赌，我今天跟他打招呼，他会不会理我？"

我们就天天这样自找乐子，苦中作乐。

9. 弟弟

弟弟是我们病区的"明星"，几乎无人不知，无人不晓。

如果说，我的成名史是一部精彩绝伦的精简小说，那弟弟的成名之路简直可以说是惊天地泣鬼神的瑰丽史诗。

弟弟 17 岁，在我眼里，他就是个天才，扑克、象棋、百家乐样样精通。他非常非常非常喜欢篮球，不管你懂不懂，他都会一股脑儿地和你说库里、NBA（美国男子职业篮球联赛）等你压根儿不感兴趣的话题。

他给我炫耀过他的库里手环，他的篮球游戏，还向我展示过他的画作。

我惊叹于他的绘画手法和表达方式，对他说："我从你的画里，看到了一种挣扎。"

10. 发作

我来的第一天，弟弟就发病了：袭击医生、掀翻病床、大呼小叫、疯狂抽搐，把整个大通铺闹得鸡飞狗跳。

即便护士打了好多针镇静剂，用束缚带把他五花大绑，他依旧不依不饶地高声嘶吼着，猛烈撞击着，持续了四五个小时。

所有人都惊得目瞪口呆。事后，连护士都对他说："我看到你都害怕。"

11. 见闻

在精神病人方面的所见所闻，我远远没有弟弟见多识广。

多年的患病经历和治疗生涯让他攫取和积累了众多素材。他也乐于和我们分享，我每次都听得津津有味。

他说，与他一起住院的自闭症儿童老是在垃圾桶里翻牛奶盒，然后一个一个吸剩余的牛奶；还有一个人格分裂的女人，看见男的就上去亲，有一次梦游直接跑到男的床上去了；妄想症患者妄想自己活在科幻世界里，老是操起酒瓶就在大马路上到处砸车……

这些精彩又可怜的故事往往让我们听众瞠目结舌。精密的大脑真是容不得一点儿错，稍微错位一点都能错出千奇百怪的形态来。

12. 扑克

娱乐在这里是贫乏的，掰着手指头就能数得出：象棋、军棋、五子棋、扑克。

不过也不影响什么，毕竟大多数人都对所谓的娱乐兴致缺乏。大多数时间，大家都互不影响地发着呆。如果没有医护人员的督促，我绝对相信，大家都会发着自己的呆，一起发呆到天荒地老。

但今天，发生了一件"小确幸"的事。那就是我学弟的呆脑瓜开了窍，竟然主动扒在我门口问我："玩扑克吗？"

我像个突然被皇上钦点侍寝的婢女，完全受宠若惊！

我呼朋引伴，叫上弟弟，凑了四人局。没想到后来发生的事，完全超出了我们的控制。

13. 活着

我们兴趣盎然地斗着地主，却有一位躁狂症的阿姨一直不识趣地找弟弟搭茬，向他猛灌让人腻歪的心灵鸡汤，好几次我都想严正告诉她：“阿姨，我们在很严肃地赌博。”

但这位阿姨依旧对着弟弟滔滔不绝：“你的梦想是做面点师对不对？可以的，出去以后，你开个店，做面点，这是你的梦想对不对？来，你的梦想是什么？！”

弟弟回：“活着。”

14. 发作

其实这场牌局，有太多可圈可点的地方。但相比于弟弟的又一次发作，这些就都显得微不足道了。

牌局结束，我们相约“江湖再见”。随着一声惊叫，弟弟倒地不起。

涌动的人流、嘈杂的噪声、慌乱的护士、闻讯赶来的亲人、惊慌失措的朋友等四面八方的力量，都在大厅交错奔走，以弟弟为中心共同交织成了一幅混乱的画面，气氛又一次沸腾到顶点。

对于这里的每个病人来说，生命是具体的、可触摸的、被细心守护的、被共同瞻仰的。正因为游走在生死边缘，所以对于生命的存在，我们都特别敏感。

大家齐心协力、万众一心，为了一条鲜活的生命共同努力着。

15. 梦想

我看着心电图的起伏波动，心里默念着：这是命，这是在涌动着的生命。

弟弟发作的具体场景，我不想赘述。

但看着弟弟和病魔誓死对抗的样子，我想到他回答“活着”时的眼神，坚定又果敢。

——“你的梦想是什么？”

——“活着。”

活着，普通人最基本的生存本能，却是我们拼死捍卫的梦想。

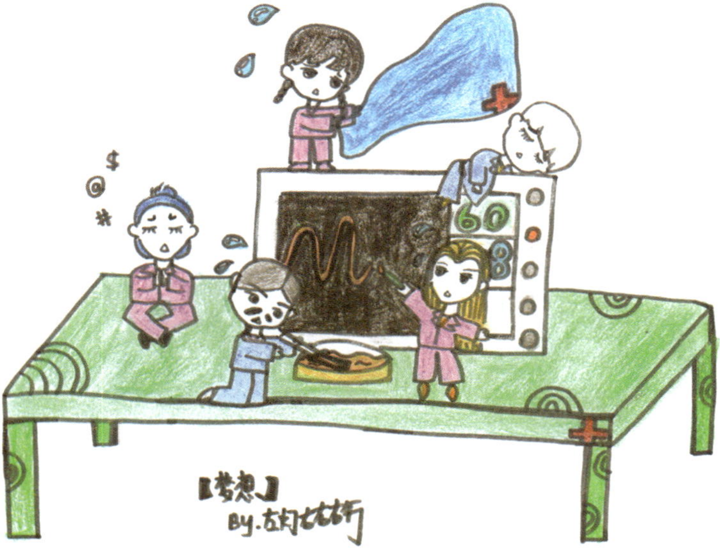

活着，是我们拼死捍卫的梦想

16. 天眼

我之前说什么来着？“学弟的呆脑瓜终于开窍了”。但我现在觉得，他开的不仅是脑瓜，他应该是终于开了天眼！

早上，我在弟弟的病床旁探病。学弟突然在背后叫了一声：“姐姐。”我乍然回头，说：“你吓了我一跳。”

他一脸坚毅地举起手环说：“这个手环送你。”

我之前说什么来着？“我像个突然被皇上钦点侍寝的婢女，完全受宠若惊！”那我现在的感觉，就像被皇上钦点侍寝后，一步登天当上了皇后！完全的人生开挂！

我一边确认着：“送我的？”一边非常确定地接了过来。

然后一边戴上一边问他：“这是哪个球星的？”

他回：“科比。”（后来知道其实是詹姆斯的。）

我心脏揪动了一下，但还是摆动着手环笑着说：“我觉得好酷噢。”

他的微笑也在脸上荡漾开来。

看到他手上还有个红色的，我本想说“我们现在就是情侣手环啦”，但又怕这样的玩笑不太合适，于是仰头对他笑道：“为什么好多人都喜欢科比呢？”

你是，他也是。

17. 手环

我非常非常非常喜欢这个手环。

因为从昨天牌局的闲聊中我知道，这个手环是正品。嗯，听起来很贵的样子。

没想到今天，这个正品就稳稳当当地戴在了我的手腕上。我看着，笑着，把玩着，沾沾自喜。我甚至还非常势利地打开淘宝，查了一下它的价格，最后发现并不是很贵，但我还是很喜欢它。

看来，我还是残存着些许温厚的人性的。

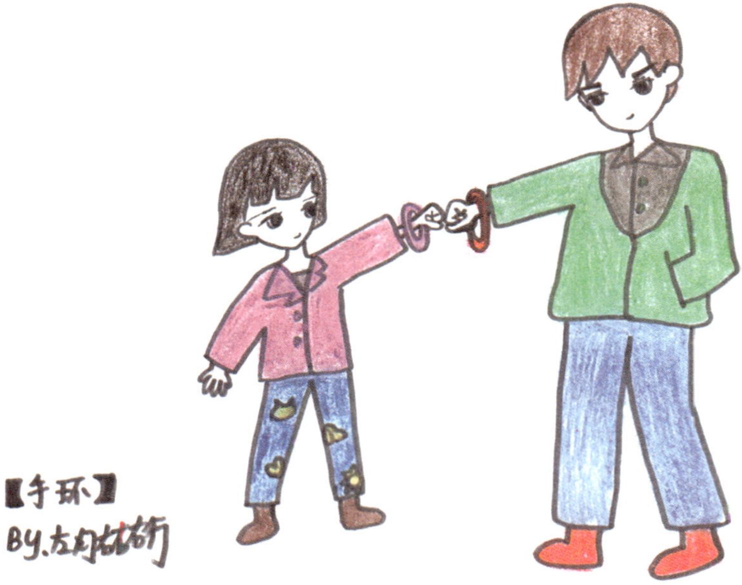

“这个手环送你”

18. “王中王”！

如果说以前的标题可以称得上“阳春白雪”，那这个标题真是十足的“下里巴人”了。

每次和学弟有关的篇章，都会莫名牵扯到一种食物。自从我用一颗“巧克力”敲开了学弟的心扉，学弟终于对我的好意有所回应了。

我在大厅坐着的时候，他非常严肃地坐到我对面，然后用交接奥运火炬的庄重态度，把一根“王中王”火腿肠郑重地拍在我面前：“送给你。”

我惊喜地道谢。

和喜欢手环一样，我同样爱屋及乌地喜欢上了一根火腿肠，甚至爱惜地把它放在了床头。

但今天早上，我看着这根躺在床头的“王中王”陷入了沉思：护士来整理床铺的时候……不会误会些什么吧？……

好吧……我默默地把珍爱的“王中王”收进了抽屉。

19. 晨晨

晨晨是我在病区收获的一名迷妹。她说我说话实在太搞笑了，所以特别喜欢和我一起玩耍。

她会当面跟我说：“我好喜欢你啊。”然后立马解释：“当然，不是那种‘喜欢’！”

我就会一脸严肃地逗她：“什么？！竟然不是那种‘喜欢’？！那我们聊什么？！再见吧！”

她还会事无巨细地跟我说：“我今天洗澡了！”

我就会一脸冷漠地回：“怎么，觉得我配不上你了？”

心理学上，如果对方喜欢你，你也会更喜欢对方，这叫作“互惠式喜欢”，所以我也很喜欢她。

我还和她分享了自己的抽烟经历，她说她也抽烟，原来我俩一开始抽烟都是为了装酷。她还一本正经地和我说：“如果我是男生，我就会向你表白。”

这句话，让我一整个晚上，心里都美滋滋的。

20. 道具

除了日常聊天，晨晨还会在微信上表达对我的喜爱。

其实，她可能不知道，对我来说，她也是特别的。所有朋友中，她是离我灵魂最近的人。

的确，我用虚伪的面具吸引了很多朋友。事实上，我只是假惺惺地讨她们的欢心。她们中的很多人，可能是真挚地把我当成“好朋友”。但说来让人赧然，我只是把她们当成我生活的道具：正常的普通人是需要朋友的，我尽力佯装成普通人，所以我需要这些道具。

在她们眼里，我是大大咧咧、开朗幽默、积极乐观，整天都笑嘻嘻的。

只有和我处在同一病区的晨晨明白，即便是这样，我依旧渴望死亡。

而她依旧接受、喜爱这样一个我。

这一点，是其他所谓的朋友，甚至好朋友，做不到的。

21. 死刑

我和病区里所有的病友、病友亲属都处得相当不错。

比我幼小的，我就亲昵地摸摸她们的头发，说一句“姐姐喜欢你呀！”；如果是同龄人，我们会无比默契地击掌，然后无比浮夸地共同高歌一曲；对于那些阿姨，我会跳跃着叫着：“Oh！阿姨！”然后扑到她们怀里，她们也会无比配合地和我来一段共舞。

当然，病区里也有看不惯我的人，特别是一个五六十岁的老阿婆。有一次，我一句玩笑话惹怒了她。

自那以后，每当我看到她，内心就控制不住地感到失落。我明白，一个人是无法做到被所有人喜爱的，但是对我来说，一个人对我的“不喜欢”几乎就可以给我判死刑。

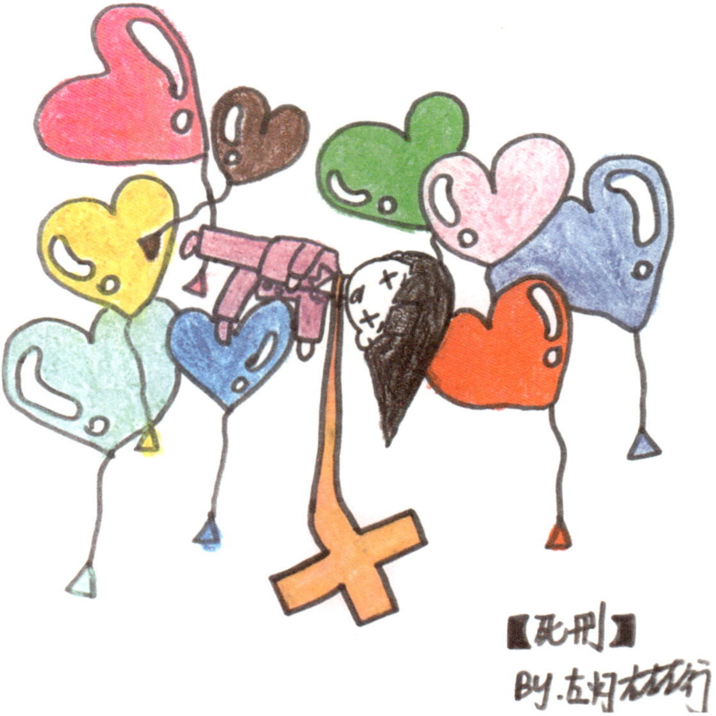

“不喜欢”之死刑

22. 小浣熊

虽然大家都是其乐融融的，但和我最铁的是我的“姐妹团”。16 岁的“小浣熊”和 18 岁的“金子”都是我姐妹帮派里的成员。

小浣熊是病区的人气王、小可爱、万事通。我千挑万选，选定她作为“自己人”，但她始终一视同仁，把所有人都当作“自己人”，所有人也都把她当作“自己人”。

小浣熊有一个毛病，就是永远也坐不住。她时时刻刻都在走动，所以她是病区出了名的“流动人口”，要“抓住”她非常困难。

她唯一一次“坐定”，是和我交心地聊天。那次，我无意说了一句“你很像当年的我”，她便坐在我床上，剖析了她内心真正的感觉。

她说“我太重感情了”“我对事物的感知太敏锐”“我总是想太多”“我力求把每一件事都想透彻”“我通过很多细节得出判断”……

她一直强调着一个词——“细节”，我不懂她口中的“细节”究竟是什么。她迷离的眼神中，有太多东西，我怎么都看不清楚。

23. 金子

金子的妈妈是个天生的乐天派，但金子的头顶永远乌云密布。只是偶尔，金子会笑，嘴角露出一个甜美的酒窝。

她的口袋里永远揣着一副牌，逢人便问：“玩牌吗？”然后就和小叮当一样从口袋里拿出扑克牌。

有一次，我拉着她去串门，她却净往男病房跑，搞得我这样一个青春少女非常尴尬，于是我立马改变主意，说：“玩牌吧！”

然后她立马凑了两个我非常讨厌的男病友，我更尴尬了，但也只能硬着头皮玩了下去。

我想，金子虽然抑郁，和男生相处得倒是很不错。我当时真的是很单纯地这么想的。

24. 选择

我相信，如果一个正常人参与我们的日常聊天，他一定会觉得骇人听闻。

我们凑在一起，展示着结束生命时的各种伤口，嘴里轻描淡写地说着："你是什么病啊？""你是怎么自杀的啊？""不要割腕，会有疤，你看。""我吞了一整盒药呢！""我不后悔当时跳楼的决定。"……

——像是大家在菜市场买菜时遇到了，闲话家常般地讨论着"重于泰山，轻于鸿毛"的生命。

其实，我们对"命"这个浮华的东西弃之如敝屣，就连互相鼓励的话也都是"活着啊老铁！"这样无力的诉求。

但是，我们是真心诚意地希望这句话能说服对方"活着"，但心里明白，这句话始终劝服不了自己活着，所以也是真心诚意地希望自己"能走"。

现在，我这样平静地叙述着，甚至还觉得我们就像是当年颓丧的"非主流"们的大集结。但其实我们都懂，彼此内心的曲折究竟是有多曲折。

最后小浣熊说："死了一定比现在活着好。"

我以期力挽狂澜，强打着鸡血说道："当时死了也就死了！但我们现在活着，那就只能活着！”

小浣熊说：“没有第二种选择了是吗？”

我坚定地回应：“是的。”

然后心里想着：死了比现在活着好。一定的啊！

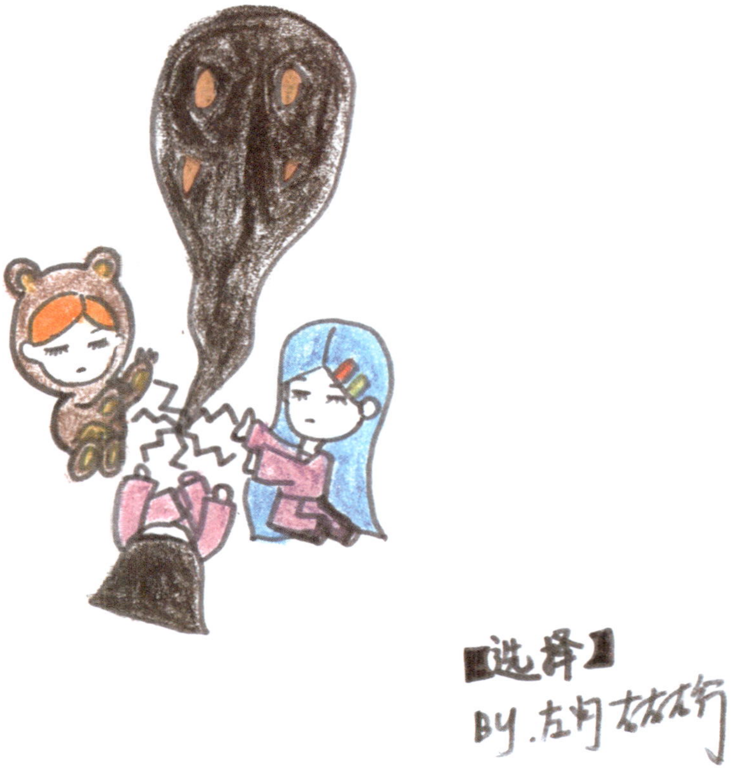

“我们现在活着，那就只能活着！”

06 精神病院的欢乐生活

1. 夸耀

即便身为一个病人，我依旧本能地、孜孜不倦地致力于让大家都喜欢我。在我理智可控的范围内，我举全身之力做到开朗活泼、活力四射、积极幽默。

好多人都说："你这样积极有趣的姑娘怎么会生病呢？"我也只能落寞一下子，然后嬉笑着说："可不是呢嘛！"

像这样的夸耀，我每天都要接收无数条。因为病区里的聊天模式永远都是"商业互吹模式"，每个人的嘴里，都是溢美之词。我夸别人，别人也夸我。

我就是庸俗、肤浅、虚荣。我听到的最让我开心的夸耀就是对我颜值的肯定："姐姐好漂亮啊！""整个病区你最好看啦！""长得好清秀啊！""看起来真的只有十八九岁！""眼睛水灵灵的！”“我第一眼看到你，就觉得这个姑娘好看啊！”

我表面淡然处之，心里却乐开了花。不管真假，反正我听着爽。

其他的夸奖无非也就是无关痛痒的“你好有趣啊！”“你说话好好笑啊！”“口才真好啊！”“真有灵气！”“你心态真好！”“你这么乐观马上就能好啦！”

——我丝毫不在意这样的夸奖，因为这本身就是我自己定下的“人设”。

虚伪又做作，阴暗又邪恶——真正的我，哪能让你们知道。

2. 阳光

在阴雨连绵的大半月，阳光升值成了奢侈品。

而对于被锁在病院里的我们来说，沐浴阳光更是成了一种奢望。

我爸说难得放晴，要带我去晒晒太阳。但因为病院的朝向，很少有阳光临幸。

于是，我和他就踏上了寻找阳光的旅程。我们进进出出穿梭了好多病房，终于在一个病房里找到了阳光一方。

我就站在这一小块太阳底下，享受着阳光的直射，光线刺眼得很，我却觉得美妙极了。

大家在后面排着队，只为了在这样一平方米的“光天化日”中做一个平安喜乐的普通人。

以前，我行走在阳光下，从来不知道，会有这样的一方阳光照耀着这样的一方土地，会有这样的一群人这样地渴望光明。这样炽热的阳光，这样热烈的生命。

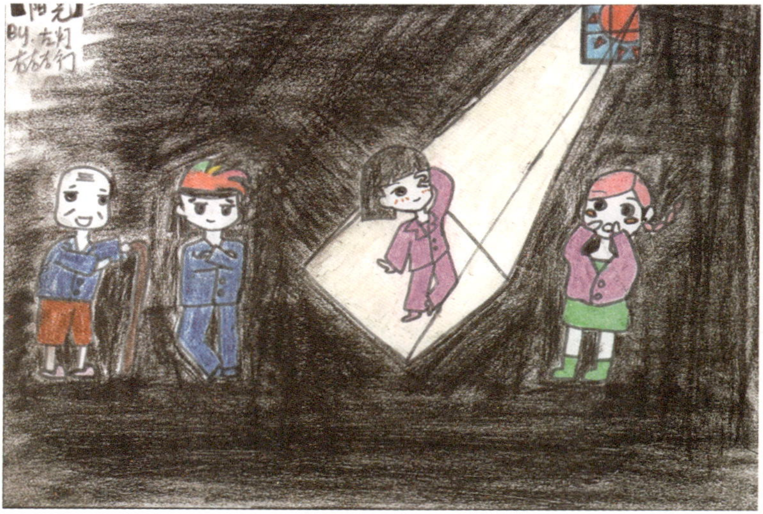

炽热的阳光，照耀着热烈的生命

3. 放风

今天广播公告了一个天大的好消息：今天天气晴朗，病友们可以到楼下晒晒太阳，想去的病友请到大厅集合。

可！以！到！外！面！放！风！了！

我兴冲冲地跑到集合的大厅。

护士说，不是每个病人都有下楼的资格，必须通过病情鉴定。

我自认自己一定能拿到这张通行证，依旧信心满满、兴冲冲地跑到护士面前。

护士等得焦躁不安，不耐烦地说道：“还有谁要来？不来我们就走了。”

我兴冲冲地低声说：“走吧！走吧！”

我还兴冲冲地跑到队伍的最前面。突然，护士指着我说："你是小左吧？"

我兴冲冲地回应："是呀！是呀！"

护士斩钉截铁地说："你不能去。"

你！不！能！去！字字戳心。

我顿时觉得受了天——大的委屈，转身小跑着去找我爸诉苦。

结果半路碰到了在走廊晃荡的学弟，我一不小心情绪没兜住，一边高高仰着头，一边急躁地蹦跶，一边一股脑儿地向他倾诉："我想去外面晒太阳，但他们说我不能去，他们不让我去！"

结果学弟高贵、冷艳地回："我都不想去。"

我："？？？"

可以去的人不想去，想去的人去不了。

天理何在?！

4. 泛滥

大多数时间，我都不想吃东西。我爸天天往外面跑，想方设法变着花样儿给我改善伙食。

我的确不想辜负他的好意，但对于我来说，吃和不吃都没有区别，吃好的和吃坏的，又有什么不同呢？反正酸甜苦辣咸到了嘴里，都是一样的味同嚼蜡。

但这就和亲人好友的热情产生了不可调和的矛盾，大量的零食水果被他们从外面往我病房里搬，随着时间的流逝，所有的零食都面临着"寿终正寝"。每天都有大量的食物被无情丢弃，造成了巨大的浪费。

我觉得这严重违背了社会主义核心价值观，所以到各个病房去分发零食成了我的日常活动之一。

“阿公，送你一个枣子！”

“妹妹，送你一包饼干！”

“弟弟，送你几颗板栗！”

——病房里常常飘荡着我谄媚的声音。

可是天不遂人愿。每次我费尽心力送出去一点，却老是难敌各位病友回赠零食的热情：“谢谢！来来来，这个送你！”

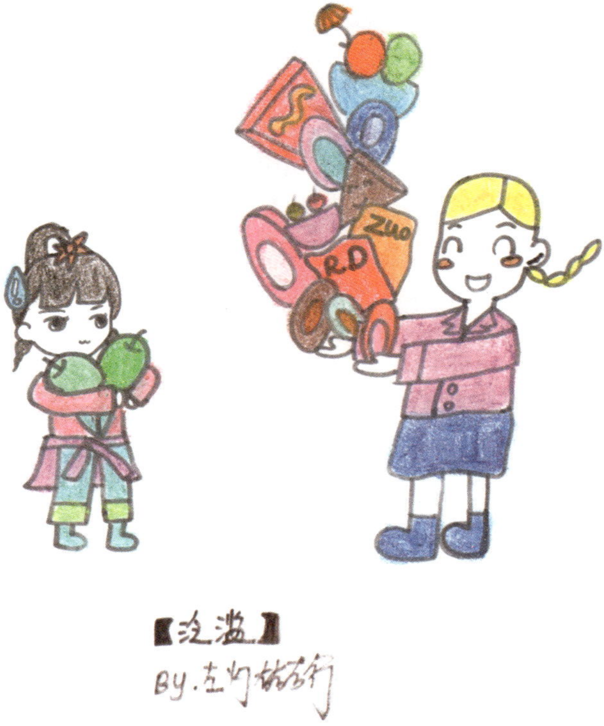

四颗枣子“换”一堆零食之“零食泛滥成灾”

今天，我立志要把四颗枣子送出去。结果，又换来了一堆零食。我吃了其中一个米饼，难得地觉得真好吃。于是我跑去和送我米饼的病友说："啊！这个米饼好好吃呀！"她很开心，于是又送了我更多的米饼……

所以，出病房时，我往往口袋只放着四颗枣子，回病房时，口袋却满满当当地堆满了零食。

零食越发"泛滥成灾"了。

5. 面膜

虽然情况时有反复，天天穿行在人间和炼狱，但不得不说，总体来说，我是向好发展的，让我由衷地感叹一句：感谢科学！

今天早上醒来，竟然难得没有头痛，我轻轻松松地洗漱完毕，甚至开开心心地做起了面膜。啊！我真是精致。

打开面膜纸，我看着黑面膜长得一副愁眉苦脸的样子，觉着这和我病情严重时候的丧脸一模一样，不禁失笑。咦？我终于会笑了。

6. 窗

病院的窗户是双层的。

我爸说，是为了隔音。我觉得，它隔绝的不只是声音，还有一种精神。在这里，所有人都是平等的。大人与小孩之间是平等的，男人与女人是平等的，随波逐流和特立独行也是平等的。

在这里只有一件事：病患们与病患家属们互相扶持、对抗疾病。我常常觉得，这里就是陶渊明笔下的"桃花源"。一个大厅、一条走廊里，铺展着人们最纯真、最可爱的人性。

因为窗外世界的冷漠，大家挤在这里紧紧依偎、互相取暖。无论年龄、性别，大家都是彼此最忠实的朋友。

即便是手机没有声音这样的小问题，也会引得众人全来帮忙；各个年龄层的人完全打成一片，老人、中年人、年轻人、小孩子一起跳着古老的舞步，一起玩着纯朴的游戏；我与几个活泼的姑娘会在走廊里一边跳跃一边高歌，病房里的人有的会直接加入合唱队伍，有的会走到走廊上，一边笑着一边鼓掌。大家都笑着，闹着，品尝着最平凡的快乐和内心最深处的感动。

在这里，我才会觉得，原来所有的大人，内心里也不过是一个小孩。揭下虚伪的社会面具，他们都有着天真、淘气、纯洁的灵魂。

7. 远方

早期，我常常伫立在窗口，是因为控制不住地发呆。

现在，我喜欢伫立在窗口，是为了看窗外缓缓驶过的火车。

火车有时候风驰电掣，有时候就慢条斯理；有时候长得看不到尾，有时候就短短一截；有时候是方方正正的车厢，有时候就是圆圆滚滚的油罐。

我像播报天气预报一样播报着火车的概况：“今天的火车是黑色的”“今天的火车好快啊”“今天是运油的火车”……

“天哪！今天的火车是彩色的！老爸你快来看！”——我看到了一辆彩色的火车！彩色的火车！我无比兴奋地叫我爸一起来看，好多人蜂拥而至。

彩色火车，承载着所有人的目光和希望，向更远的远方“轰隆隆、轰隆隆”地驶去了。

8. 猜火车

年少时看过郭敬明的《猜火车》，书里说有两种人（老人和小孩）会在火车站里猜下一班火车来的时间，因为他们拥有太多时间。

现在，一个中年人和一个年轻人在做同样的事，那就是我爸和我。

——“猜猜这辆火车有几节？我猜 26。”

——“我猜 37。”

“1，2，3，4，5，6，7，8，9，10，11，12，13，14，15，16，17，18，19，20，21，22，23，24，25，26，27，28，29，30，31，32，33，34，35，36，37，38，39，40，41！！！”

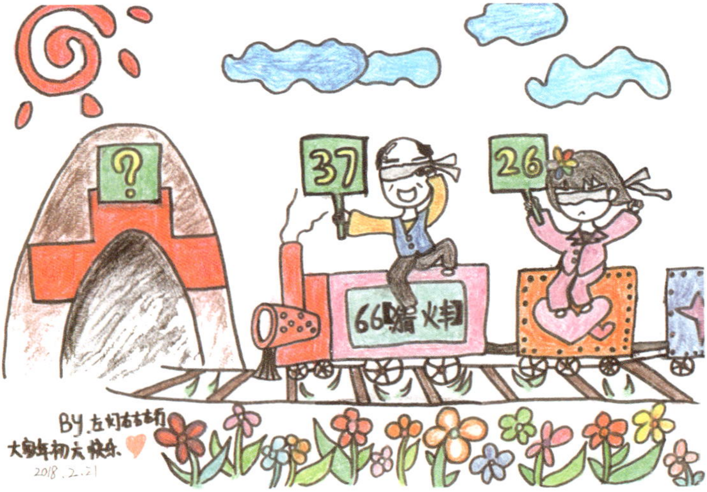

一个中年人和一个年轻人的“猜火车”

这辆火车有 41 节。

我爸说他赢了，然后咧开嘴开心地笑了。

我们每天都为这样细小而平凡的小事雀跃着、感动着。

9. 腕带

每一个病人的手上都戴着腕带，记录着姓名、床号、年龄、诊断等信息。

在弟弟说起腕带之前，我从来没有在意过它。后来我慢慢明白了：

诊断：D——抑郁症。

诊断：M——躁狂症。

诊断：MD——双相。

自此以后，我开始在意大家的腕带。

10. 戏剧

一天，我拉着晨晨在走廊尽头的窗户旁聊天。我突发奇想看了晨晨的腕带，写着“MD”。

我强装镇定，因为我之前一直以为我的姐妹团们都是和我一样的“D”。然后，她犹犹豫豫、言辞闪烁、非常轻非常轻地和我说了些什么。

我耳朵极力靠近她嘴巴也听不见。我说：“我耳朵要伸到你嘴巴里去了。”

她笑着轻声重复：“你知道诊断‘S’是什么吗？”

我当即就想到了“SM”，于是白目地答道：“受……受虐症？”

她一下笑了，随即恢复严肃，神神秘秘地说：“不是。”

我疑惑道：“那是什么？”

她回：“是精神分裂。”

为了营造出聊天的戏剧效果，我刻意配合地小小地惊讶了一下。

我又多了一个知识：

诊断：S——精神分裂症。

然后她说：“小浣熊和金子腕带上的诊断上写的都是‘S’。”

——生活真的是一场戏剧。

11. 精分

首先，我要在此宣誓：我没有任何轻视精神分裂患者的意思。我早说过，大家都是精神病，谁也别嫌弃谁。

就算大家的精神病是不同的精神病，也没有嫌弃对方的资格。

晨晨说，金子治疗初期每天跑到男病房要微信，要 QQ，又聊天又打牌，我不清楚这和精神分裂这个病症有什么关联，就像我在正常时不懂抑郁症，我也无法理解精神分裂究竟是个什么病症。

我好学地去“百度”了一下，通篇读了一遍还是不懂这究竟是个什么病。总之，就是非常“复杂”。

晨晨还说，小浣熊经常把她误认为自己的同学，常常没头没脑地对她说：“你不应该在这里，你应该回去，虽然学校已经解体。”

我突然觉得毛骨悚然，但随即平静下来：大家都是病人，她们也是受害者，况且她们也从来没有伤害过其他人。

12. 细节

早上，我感到非常不舒服，躺着完全起不来，“流动”的小浣熊照例流动到我的病房找我聊天，我看着她手腕上若隐若现的腕带，想着：腕带上的诊断是“S”。

她说：“我对面的阿姨就是我曾经喜欢过的男生。我不记人脸，但我可以通过‘细节’判断出来。”

我立马回应：“你要明白，你不能通过‘细节’去判定结论。就像你看我有两条腿和两只手，你不能说外面所有人都是我，对不对？她不是他。你明白的。”

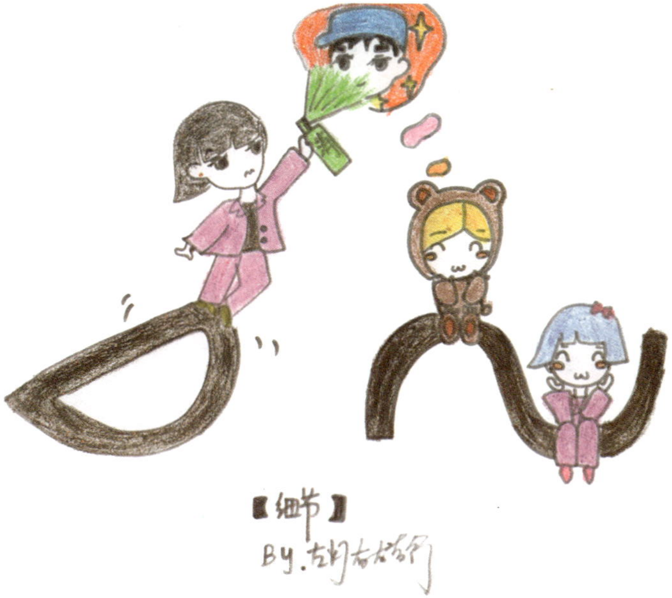

“对面的阿姨就是我曾经喜欢过的男生”

小浣熊摇了摇头："我知道的，这些'细节'不是一般人都有的，"她做了一个打碟的动作继续说，"晨晨就是我的同学。她会做这个动作，如果她进来是为了监视我，我希望她可以马上出院。她不该待在这儿，她该回到她自己的地方去。"

她认真的眼神告诉我，她是认真这么想的。她的大脑告诉她：晨晨就是来监视她的同学。

她们是纯真的、温暖的，所以生病的不是她们的精神，只是她们的大脑。在面临巨大的冲击时，为了继续保持善良，我们的大脑选择了伤害我们自己。

13. 王炸

我必须要专门用一个小节吐槽我学弟鬼使神差的打牌风格。

地主出了"对 Q"，我眼疾手快地出了"对 A"，地主要不起，我准备出最后的牌，欢欢喜喜地等着迎接胜利。

说时迟那时快，跟我同阵营的学弟，霸气地甩出了王炸。

对，王炸，炸我。炸跟他一队的我，炸跟他一队的即将出线的我，炸跟他一队的即将出线的欢欢喜喜的我！

你们能想象我当时的表情吗？一百万个"我伙呆"！

终于，在学弟这位猪队友的神助攻下，地主胜出了。哇！可喜可贺！可喜可贺！

我满脸怨气地一手撑头，逼近学弟憋着笑的脸，用冰冷的目光射杀他。

此后，每当我和学弟当队友，我都会奋力地再三跟他强调："我们！你知道吧？我们！ Partner！队友！ We！！ Us！我们一起！打！地主！我们一起！一起的！知道吧？！”

然而，这样的局面又上演了一遍：把我压死以后，他行云流水般地出了顺子、三连对，我以为他会完美带我出线，结果他剩下的都是散牌，最后怯怯地出了个“4”。

很棒，最后地主又赢了。当地主甩下最后一张牌，我把牌一摔，怒气冲冲地起身揪着学弟的衣领猛摇：“为什么！你究竟是为什么！！你到底是哪一队的！！！你在猖狂个什么劲？！自己出不去又不让我走？！一个 4 还要来压我？！来压我？！你说究竟是为什么！！！”

学弟的脑袋被我摇得跟拨浪鼓一样来回晃荡，但他没有做出一点解释。只留下他不羁的笑声回荡在空气中：

哈——哈——哈——哈——哈——

07

秘密是：我喜欢你

1. 噩耗

有一个巨大的噩耗：我学弟过几天就要出院了。

这意味着：病区失去了颜值担当。也是因为这样，所有男病人，除了弟弟，我只和他玩。

而我，失去了斗地主的猪队友。虽然笨得像猪，但毕竟也是队友。同时，向对面病房眺望的欣喜和乐趣，也烟消云散了。

在打牌的闲聊中，他郑重其事地和我说："我要出院了。"

我心一震，感觉整个病区都黯淡了。

2. 疑问

学弟过几天要走的消息被广而告之以后，我们俩开始互相追着跑。病区里，一米五八和一米八六的两个身影经常正大光明地在一起晃荡。

我的疑问也终于得到解答。我问他："你来的第一天，我跟你打招呼，你为什么不理我啊？"

他回："因为刚来……"

我说："你可拉倒吧，我知道你是'二进宫'了。"

他就腼腆地低头笑。

3. 问话

其实他话很少，一般都是我问他答，答案还是极精简的那种。有时候不知道怎么答，他索性就默不作声，我也不介意。反正在这儿，什么事情都见怪不怪，沉默更是稀松平常。

学弟唯一一次主动说话，说了一句："我爸叫我去死。"

学弟唯一一次主动问话，是他问我："你抽烟吗？"

当时我吓了一跳，下意识地说"不抽"。然后立马补了一句"我会抽，但我不抽"。然后想了想继续说："你问这个问题，说明你抽烟。"

他回："因为以前吃药，会很难受……"

我说："抽烟就抽烟，干吗把锅推到吃药上？"

他又笑。

4. 逗

自从抽烟的话题被学弟挑起以后，我又多了一个调侃他的素材。

中午，学弟一个人在病房，我小跑着进去对他"上下其手"：

“烟呢？你把烟藏哪儿了？藏哪儿啦！”

他笑着一边阻挡我的“淫手”，一边从衣服内袋掏出了烟和火。我惊叹于他的“反侦查”能力，竟然能在护士的严密监察下把烟和火留在病房。

我摊开手掌说：“你给我看看！给我看看呀！”

他乖乖地放在我手心。突然，我把烟和火高高举起，一路小跑着冲向门口，佯装要去告状的样子轻喊着：“护士——护士呀——”

他被我这突如其来的画风吓了一跳，于是我立马把烟和火塞回他口袋，笑得不能自已，他也笑了。他妈妈进来看见我们笑成一团，问道：“笑什么呀？笑什么呀？”然后也跟着笑了。

我一边小跑出病房，一边回头看着学弟灿烂的笑容说：“我逗你呢！”

有时候，我真的非常“玛丽苏”。

5. 蛋卷

我真的不想吃东西，但又实在禁受不住大家的好意。

每当我手里拿着各种零食的时候，我爸就会说：“你又‘贪污’东西啦！”

我撇撇嘴说：“是他们硬要给我啦！”

我实在吃不下的时候，会飞到弟弟或者学弟的病房扔给他们。

看到学弟的时候，我会在他胸口藏烟的地方做手枪状“砰”地开一枪。我对他说：“我掌握了你最大的机密。”

有一次，病友送了我一包蛋卷。我吃着吃着突发奇想，把蛋卷当作雪茄的样子夹在指尖，跑到学弟面前说："来，点上！"结果他木讷地"嗯"了一声。

我定在那里，期许他能配合我的演出做出用打火机点火的动作，结果他一动不动。我急了，说："你倒是点呀！"他依旧纹丝不动。我"唉"一声叹了口气，觉得学弟实在"带不动"，就把蛋卷"咔嚓咔嚓"地吃了下去。

6. 点烟

可能是受了我"点烟"恶作剧的启发，在学弟出院前的最后一个晚上，他在微信上给我发了一条微信："我有烟给你点。"

我嬉笑着跑到他面前，结果他一本正经地跟我说："抽烟吗？"

我愣了。

我常说，自残其实是自救的一种方式，我不想死，所以需要用肉体的疼痛来提醒自己：我活着，我痛着，我没死。

可能偶尔的自我堕落能让人更加接近生活的真相，也可能是百无聊赖的住院生活按捺不住我内心最深处的、涌动着的躁动。我想了想说："我可以抽一口。"

7. 哪儿

面对一览无余的病区，我们陷入了困境。要到哪儿去"来一根"呢？学弟建议去他病房的卫生间，但走廊上人来人往，虽然是淳朴的姐弟关系，但同进一个卫生间实在"有伤风化"。

学弟在卫生间门口犹犹豫豫，我也在门口踟踟蹰蹰。最后我灵光一现，示意学弟跟我走，就跑到走廊尽头的晾衣室。那里人不多，我一个箭步躲进了里面的卫生间，学弟紧跟了进来，锁门。

Nice Shot！（干得好！）这就是智慧的实际应用。

8. 秘密

病区里的所有物件、所有人都是直白的、赤裸的、平铺直叙的，所有秘密在这里都无处遁形。

而所有人都不知道，有一件小事正在一个小小的烟盒里偷偷酝酿着。

在几平方米的卫生间里，学弟极具仪式感地拿出烟盒，我本想说我就抽一口，但又觉得同抽一根烟太过暧昧，索性就拿了一根。

他老练地给我和他自己点上，我们一起靠着墙壁，深吸，然后吐出了胸口最长、最深、最郁结、最肮脏的一口气。

平时不抽烟的我一下就上了头，突然就觉得飘飘然，心里畅快得不得了。我笑着说："一根烟比一包药都有用呢！"

他说"嗯"，沉默了一会儿，接着说："咱们去旅游吧。"

我说："好啊。"

他说："去哪儿？"

我说："去……很远很远的地方。"

很远很远的地方。

我们像两个相识已久的老烟枪，在吞云吐雾的快乐中互相欣赏，互相缠磨，借此习得人生之义。

突然，他开口说："学姐，我喜欢你。"

我内心一个激灵：什么！有没有搞错？！

这一枪实在来得太过猝不及防，我瞬间慌乱了手脚，但为了显示出"见过世面"的成熟，我告诉自己："稳住！不能慌！"于是，我颤巍巍地拿起烟猛吸一口，说："嗯，知道了。"

冰冷整洁的病院里，阴晦幽深的走廊尽头，是昏黄温馨的暖光，是虚无缥缈的烟雾，在所有情感都无法准确诠释的几平方米的封闭空间里，封印着我们疯狂的、恍惚的、迷蒙的，秘密。

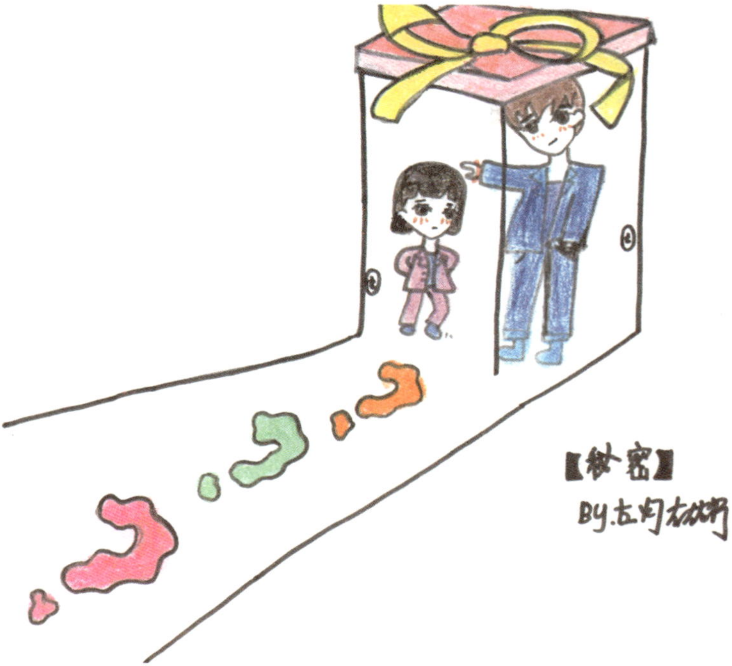

"学姐，我喜欢你"

9. 危机

我一直觉得我有严重的尴尬恐惧症。我人生最怕的事情之一，就是“空气突然安静”。所以在朋友中，我扮演的角色永远是那个抖着机灵，热着气氛的“逗哏”。

此刻，我的尴尬症简直要恶化成癌。幸好，一场“小危机”化解了一切。我爸的声音从远处悠悠飘来：“你看见过我女儿吗？”——我爸来找我了。

学弟立马把烟丢进马桶，我沉着冷静地继续抽着，一边把手指放在嘴唇上示意他噤声。

待我爸声音飘远后，我笑着和他说：“你就是没有大将之风。即使你把烟丢了，我们两个人也不可能在众目睽睽下一起走出去啊！”然后我逗乐道：“所以，从马桶里捡起来！继续抽！”

他笑着。

安安心心地抽完一根，我整理好现场，叮嘱好学弟必须 5 分钟后再出来，然后继续一路小跳着串门去了。

这是学弟在病院的最后一个晚上。所有的一切看起来，似乎稀松又平常。

10. 无奈

我生的这种病，让我在病人与普通人之间游离。表面看起来，我的肉体完整无缺，但事实上，我的病灶依附于我的大脑。我没法剖开我的大脑给大家看说“你看，我大脑里缺了这个”。正因为这样，抑郁症患者常年背负着“无病呻吟”的锅。

但父母不同于其他人，对孩子的一点头疼脑热，他们都是极其敏感的。为了孩子，父母可以“无所不用其极”。我爸妈同样不能理解我，但他们竭尽全力去感知我的痛苦。可以说，是我爸妈把我从生死边缘死拉硬拽拖了回来。

在与死神的交涉中，他们动用了最大的耐心。但有一种东西，始终横亘在我们中间，让我们不得不以爱的名义互相折磨。这种东西就是“无奈”。我和我爸自住院以来最大的一次争执爆发了。

晚上，我爸故作轻松地说：“我们至少要住一个月。”听到这话，我的情绪突然爆发，大脑解读到的信息是：我爸要把我关死在这儿。我暴躁地和他对质，和他争吵，拒绝吃药，抗拒治疗。

我爸的耐心终于到达极限，他恨铁不成钢地说：“你这样，我真的不理你了。”

然后，他开启了教育模式：“谁不会遇到挫折？谁没有遇到难事？你这样任性让我们拿你怎么办？我们还指望着你事业上有所造诣，我们还要依靠你，你这样我们怎么办？！”

对于这段话，我的解读是这样的：对啊，谁不会遇到挫折和难事，结果就我得了这种病；我不但没用，还这样任性，给大家带来了巨大的负担；他们嘴上说，我当个平凡人就好，但事实上，还是希望我有所作为光宗耀祖的，然而我却在这里，什么都没有。

——不可控的思维认知偏差。

我第一次承认，抑郁症患者真的矫情又脆弱。但我不想这样，我爸也不想这样，我们都不想这样，这就是疾病的驱使，这就叫作“无奈”。

11. 不满

我坚信，我爸的话就是他的真心话。他对我烦透了。

我泪如泉涌，我爸依旧滔滔不绝地倾吐着他的不满。余光里，我看到学弟在对面病房里关切地看着这一切。最后，我夺门而出，跑到了走廊尽头。

我开始浑身发抖，大脑又像被粘住了似的转不动了。学弟静静地走到我旁边，默默地不说话。

我向他抱怨："我爸想让我在这儿待一个月！"

他淡淡地回："我被关在医院两年。"

我沉默，我们在走廊尽头站着，一起望向窗外，黑暗的夜色，黑暗的河流，还有若有似无的一点光亮。

12. 小言

当晚，我难以置信地和闺密吐槽了学弟的"表白事件"，跟她说："我咋走到哪儿都能演一出小言？"

但因为违抗了我爸，我的病情又开始严重，我觉得"抑郁症"不应该叫"抑郁症"，应该叫"矫情病"，一点儿也经不住刺激。肉体和心灵的无力又开始把我推向地狱了。

13. 瓜子

第二天早上，看见对面病房的学弟已经开始收拾行李，我更加失落。我爸提着一袋糖很做作地来哄我："你看，你学弟送你的。"

我不予理睬，起身坐在了大厅。不一会儿，我弟弟、我的一个小妹妹围过来坐下，学弟也坐在我对面。一位阿姨给了我们一包瓜子。弟弟和小妹妹百无聊赖地吃了起来。

学弟拿起瓜子摆在我面前，示意我吃。我心烦气躁，说：“要剥。”

其实，我的意思是：瓜子要剥，太麻烦了，不吃。

但他理解成我在一本正经地撒娇，意思是要他剥了我才吃。

我蠢萌的学弟就一脸庄重地剥了起来，剥一颗递给我。我寻思不能辜负别人的好意，就吃了一颗。然后，我和弟弟妹妹一起，吐槽着出院的日子遥遥无期，他就沉默着认真剥瓜子，他剥一颗我吃一颗，他剥一颗我吃一颗。

小妹妹在一旁艳羡地说：“好暖男哦。”

我怕气氛太尴尬，圆了一句：“那是，养学弟就是伺候我的。”

14. 送别

在我们病区，每一次送别都是隆重的。每一个病友出院，都有一堆病人围在门口送别。

不管平时熟不熟悉，照例送上一个拥抱。而祝福语也不会是“学业有成”“升官发财”这样的高远志向，而往往是“好好活着”“过得开心”“不要再进来了”这样最平实、最质朴的愿望。

还有几个小时，学弟就要出院了。我在病区的心灵支柱之一就要轰然倒塌了。

我在走廊碰到他，看见他已经换下了病号服，换上了自己的衣服，我笑着说：“你看，整个病区就只有你穿着自己的衣服呢。”

他笑着问：“帅吗？”

我回：“帅帅帅。”

15. 默契

之后，他和他妈妈就开始办理各种出院手续，我紧张地盯着门口等着他们来，弟弟“叽里呱啦”说的一堆话我一个字都听不进去。

最后，他来了，我“唰”的一下奔到门口。但我琢磨着，大庭广众之下抱他实在不太合适，我觉得他的表情显示他也在思考同一个问题。

可能是几天相处培养的默契，我先抱了抱他妈妈，亲昵地说着“阿姨保重身体”，他也抱了抱我旁边的弟弟。

然后，我踮起脚，我俩顺其自然地拥抱，我说“保重”，为了显得更自然，我还蓄意地拍了拍他的背以示鼓励。

最后，我偷拍了一张学弟出院前一刻的照片，这是我偷拍的他的最后一张照片。

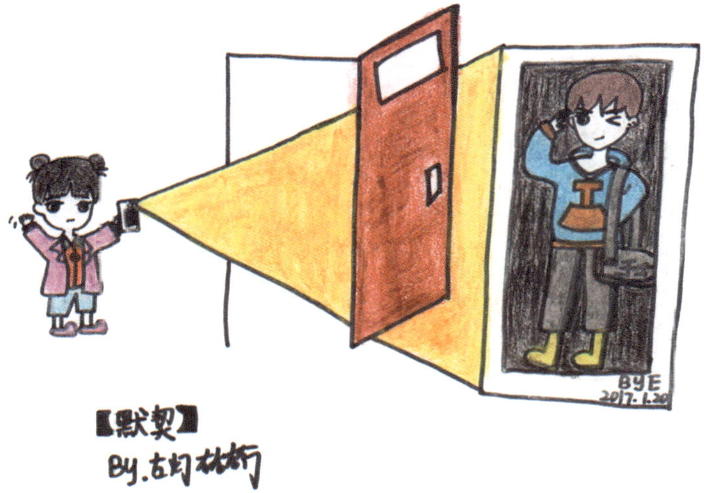

“偷拍”

08

他，是我爸爸

1. 苦涩

这里的每个人都有不同的故事，相同的是故事的基调都是苦涩的，有些故事还相当惨烈。

好多人都和我分享过他们的悲惨遭遇，在这儿，你会知道，什么叫作人生疾苦，然后更懂得应该怎样惜福。

一位50多岁的叔叔和我说，他儿子赌博输了300万元逃走了，至今下落不明。家里的两辆车和房子都没了，他们一辈子的积蓄付诸东流。

这位叔叔做了电休克以后，开心了不少，常常和我说："忘记了，忘记了，什么都忘记了。"

很多人说，只有心里放下了才是真正的放下。但我现在才知道，很多事情不是说放就能放的，心结实在解不开时，用物理手段冲击大脑，强制性地让你忘记，不失为一种好方法。

退一万步讲，遗忘，至少可以让你活着。

2. 同病

临近年关，病人少了大半，这一条空落落的走廊显得越发失落。

今天，我们又迎来了一位新病友。她来的第一天，就坚持要去死。她丈夫在一旁不知所措。我妈自诩“心理医生”宽慰了她半天。

后来，与她同病相怜的我出马了。

我先假装专业地看了看她的腕带，和我一样的“D”。我对她说：“姐姐，我能理解你的痛苦。知道你现在到底有多难受，我都能理解。”

她突然抬头看我，说：“小妹，我可以和你聊一聊吗？”

我温柔地把她拉了过来。她说：“我真的太苦了。”

不得不说，她真的太辛苦了：爸爸突然得了癌症，弟弟也瘫痪了，家里经济条件不好，还有个正在读书的12岁的孩子。

我觉得这里处处散落着人间惨剧，很多都让你觉得：我碰到的那点破事儿算个啥啊！

3. 自责

我只能强打着精神说：“姐姐，我可以理解你的痛苦，这里好多人都能理解，所以你绝不孤独。你说你想死，我也理解。我死过，我割过腕，我吞过药。当时的我和现在的你一样，都一心求死。”说着，我拉开手腕，让她看我丑陋的疤痕。

她惊了一下，弱弱地问：“我会好吗？”

我眼神坚定地和她说：“会。你看我，现在还活着，而且越来越好了。我知道你现在一定觉得自己好不了了。当时我也想着‘我好不了了，我一定好不了了！我这辈子就完蛋了！’但事实上，我现在慢慢康复了。我知道，所有的安慰你都听不进去，但这不怪你，是你的大脑生病了，它在给你传达错误的信息。你必须得明白这一点。”

她说：“我老公真的对我很好。现在家里这个样子，我还得了这种病，我真的好自责……”

我立马打断她，浑身散发着“浩然正气”，一本正经地说道：“不要自责！得了这种病，你不需要自责，你的家人不会怪你。只有你死了，你才该自责，你的家人才会怪你，因为你让孩子失去了母亲，你让老公失去了妻子。但是，你必须明白，你对他们很重要！很重要！！”

她突然双手掩面，痛哭起来，嘴里说：“对！我不能死！我一定要好起来！我一定要好起来！我死了，我孩子就没了妈！我老公怎么办！”

我抱住她，一直在她耳边重复着：“记住！你很重要！你对他们很重要！”

她的老公和我妈从走廊那边跑了过来，她边哭边对她老公说：“对不起老公！我不该那样说！我要活着！我必须要好起来！”

她的老公一边搀扶着妻子进病房，一边不停地回头跟我们道谢。

我看着他们的背影，心中不无怜悯和叹息。命运啊，你为什么要这样鞭打世人呢？

4. 辩题

我的理智告诉我：我病了，我要勇敢地和病魔抗争，这是真的，是现实。

但我的思维老是蒙蔽我，它告诉我：我很好，我没病，我在另一个次元的世界里，这是梦境，是虚幻。

所以我的这段人生，始终围绕着一个非常形而上学的辩题：这一切到底是梦还是真的？

有时候，理智打败了思维，我会安心地接受现实，并迫切地希望自己立马好起来。

有时候，思维占据主动，我会进入“楚门的世界”，觉得眼前的事物，窗户、火车、房子、人，甚至我自己，都是假的。

我每天都思考着，怀疑着，自己和自己辩论着。最后，谁会称霸呢？我不知道。

5. 双祸

中国的古人是充满智慧的。祸不单行、雪上加霜、屋漏偏逢连夜雨，这些都告诫我们：事情很糟糕的时候，千万不要害怕，因为还有更糟糕的事情在等着你呢！

我的家里出事了，真是“后院着火”。我那兴风作浪二十多年的哥哥又开始作妖了。七年的囹圄生涯也没让他学乖，真正印证了什么叫“孺子不可教”。

刚开始，我只是觉得我爸情绪不对，我猜想：他对我的病没有耐心了。

后来他告诉我真相：我那让人头痛的哥哥在外面欠了一屁股的赌债。

Perfect（好吧）。

生活说：“Surprise（惊喜）！再送你一个暴击！”

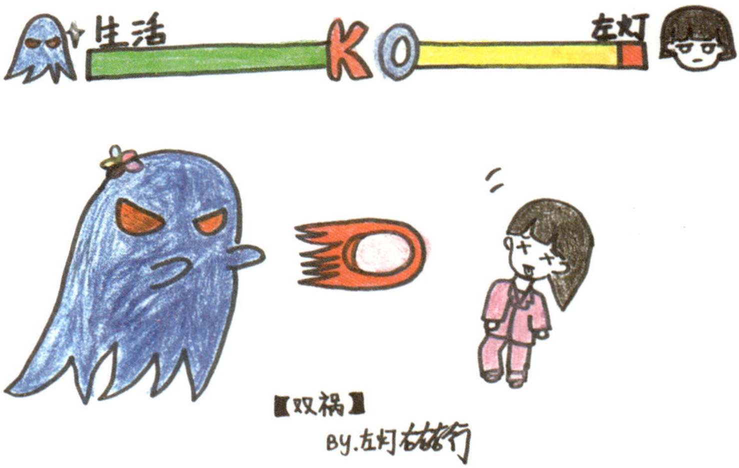

“祸不单行”

6. 养子

我得交代一下背景，不然你们不能理解我满腹的愤恨。

我那老是给我们生活带来各种“惊喜”的哥哥是我爸妈的养子。我们对他付诸的心血那真是一言难尽。

小时候，他患上了一种非常难治的病，为了治好他的病症，我爸妈绞尽脑汁，挖空心思，跑遍了全国。最后，他竟然用无恶不作来回报二老。

每隔一段时间，或许是几个星期，或许是几个月，他一定会闹出一些稀奇古怪、让人费解的事，有些简直让人匪夷所思。偷、蒙、拐、骗样样俱全，让人不断刷新下限，大开眼界。

我“可爱的”哥哥活了几年，可怜的二老就提心吊胆、心惊胆战了几年。

后来，我爸妈的隐忍和宽容没有把他从罪恶中拉出来，反而把他送进了监狱。七年。他用七年向我们证明了什么叫作本性难移。

7. 资格

从小，全家的日子就都围绕着他一个人转。因为他的病会随时发作，二老就让我和他一起睡，以防不测。

每个晚上，熟睡中的我一定会被他震醒，这让年幼无知的我非常烦躁。曾经有一天晚上，我故意对他的发作视而不见，心里想着：你去死了算了！

我哥的狼心狗肺催白了我爸的头发，蒸干了我妈的眼泪。为了给爸妈带来一点安慰，我从小就对自己要求甚高，无论相貌、成绩、礼节、社交还是其他各个方面。我始终告诉自己：能达到100分，我就不允许自己只做到99分。

努力总归还是有回报的。值得庆幸的是，我始终是我爸妈引以为傲的乖女儿：成绩优异，一路名列前茅；亲切礼貌，所有细节做得面面俱到；待人随和，即便内心百般不情愿，脸上依旧笑意盈盈地说着："叔叔阿姨好！"

很假，对吧？但是我的信念只有一个：我一定要非常优秀，才有资格做他们的女儿。

8. 发酵

双重打击让我妈几近崩溃。但为了不影响我的情绪，她始终不动声色，苦苦煎熬，勉强挤出微笑。

而这一切，在我爸告诉我真相以后，我才发觉。

——我真的是太差劲了。

"赌债事件"开始发酵，我爸终于把解除收养关系的计划提上日程。他问："你怎么看？"

我的情绪一下子沸腾了，全身血液都在"咕嘟咕嘟"地冒泡："我早就说过！早就该解除！要不是你们心软！这件事早就成了！"

我爸回："这就是做大人的难处。"

有时，我痛恨我爸妈的"软弱"，所以，我直截了当地说："所以呢？！现在好了！我们也跟那位叔叔一样，把所有家产赔进去好了！就算你们和他在法律上解除了收养关系，你们难道狠得下心把他扫地出门吗？！"

我生硬的口气让我爸也愤怒了："你不要用这种口气跟我说话。我听你的意见，是想问问你有什么高见！不是听你发泄情绪！"

我狠狠盯着他的眼睛，眼泪在眼眶里涌动着。

他说："不说了，你情绪又激动了。"

我一下把头埋在两腿中间。因为不想面对我爸，不想面对世界，更不想面对无能、无助、无用的自己，所以埋了好久好久。

9. 旗子

等我抬起头，我爸已经走远了。晚上，我若无其事地跑到晨晨房间嬉笑打闹。小浣熊也在。

晨晨又开启了迷妹模式，一边笑得直不起腰，一边对我的幽默大加赞赏。小浣熊对我说："你最有才的就是你这张嘴。"

我笑笑说："可惜也没什么用。"

晨晨的室友说："你这么好笑的人怎么会抑郁？"

我想了想，说："因为逗乐得了别人，逗乐不了自己。"

而后，小浣熊突然一本正经地对晨晨说："你呢？你不该在这里，你应该回你该去的地方。"

我立马打断她的臆想，再一次向她强调："你不能通过细节去判定结论。"

但她依旧坚信晨晨就是从学校来的名叫"旗子"的男生。有时，小浣熊甚至会直接和晨晨说"旗子，你还记得吗？"这样非常"玛丽苏"的台词。

我很好奇关于旗子的真相，于是问小浣熊："旗子和你有什么故事？"

她懵懂地摇着头，回道："不记得了，什么都不记得了，但我记得他。"

我和晨晨以此推论，小浣熊和旗子的关系应该非同一般，很有可能曾经陷入过恋爱或三角恋关系。

但我们都唏嘘，做完了电休克，小浣熊真的忘记了关于他的前因后果，但独独就是忘记不了他。

10. 心结

回到病房，我爸佯装高兴地和我说着话。但我不知道怎么面对他。

我心里明白，他在竭尽全力支撑这个残破的家。养子债台高筑，解除关系又面临重重考虑；女儿患精神病住院，情况反反复复；妻子的心情无法消解，精神几近崩溃。

但他不能倒下，作为一家之主，丈夫，父亲，男人。但其实，他也就是个一心维护着家庭的普通人。

我觉得我实在不够优秀，我的存在，就是为了给这个家庭蒙上更深的阴影。现在我生了这种病，更是给父母带来太多麻烦，太多不安，太多桎梏。在黑暗中，我泪眼婆娑地盯着我爸的眼睛，艰难地吐字：

“你……

“是……不是……是不是……

“很……很……后悔……

“很后悔……

“生……了……我……”

你是不是很后悔生了我。

——这真的是我二十多年的疑惑和心结。

11. 父亲

我爸明显被我的这个问题惊到了。他惊觉，他乖巧伶俐的女儿，竟然有这样不祥的心理活动。

他满脸坚毅地说："不后悔。我也绝不会后悔。二十多年，你从来没让家里人担心过，也没麻烦过家里人一点。你会得这个病，就是因为你实在太乖了。"

我泪如泉涌，慌忙道歉："对不起！对不起！我从小到大，做的一切努力，都是为了让你和妈妈能开心一点……我希望自己卓有成绩、功成名就，至少能给你们带来一点安慰，哪怕一点也好。可我现在在这里！可我现在却在这里！我不该得这种病的！都怪我！……"

我边哭边叽里呱啦、语无伦次地讲了一大堆，最后一句话是："我觉得，没有我，大家会过得更好……"

我爸回："我不需要你功成名就，我不需要你做高官要职，不需要你做到才华横溢，不需要你做到出类拔萃，你什么都不用做，你就做我的女儿。"

——他是我爸爸，一个庸庸碌碌的普通人，却是我最伟岸、最强大的父亲。

09 抽烟吗？帅哥？

1. 支柱

听说病区里来了个大帅哥。

在百无聊赖的病区，哪个人多吃了一个苹果这样的小事也可以让我们津津有味地聊上半天。这样的重磅消息，谁都不愿错过。

这位大帅哥是一位患病阿姨的儿子，他来的那一天，好多人轮番跑去阿姨的病房观摩，好多人都直接真挚地夸赞："真帅啊！""真的好帅啊！"

我闻讯就立马撒丫子跑去欣赏了：嗯，的确很帅，但可惜不是我的菜。

突然，我就开始想念起学弟来。

后来，没想到，这位大帅哥成了我在病区的又一根"精神支柱"，因为他的手里，掌握了我最想要却在别人那里得不到的东西。

2. 易籴

对谁都“自来熟”的小浣熊立马就跟这位帅哥打成了一片。写到这里，我决心给这位帅哥取个代号，不然一直“帅哥”“帅哥”的，显得我很庸俗的样子。就叫他“易籴”算了，没什么特殊含义，乱取的。

小浣熊还为易籴搭桥引线，把我、晨晨、弟弟带到了易籴妈妈的病房，作为易籴妈妈的牌友。

整个牌局，我的各种抖机灵、谝段子逗得易籴患抑郁症的妈妈哈哈大笑。易籴自此发现了我的价值，开始频繁叫我参与他们的活动，以期对他妈妈的疗愈有所帮助。

但他似乎忘了，我本身也是个彻头彻尾的抑郁症患者。

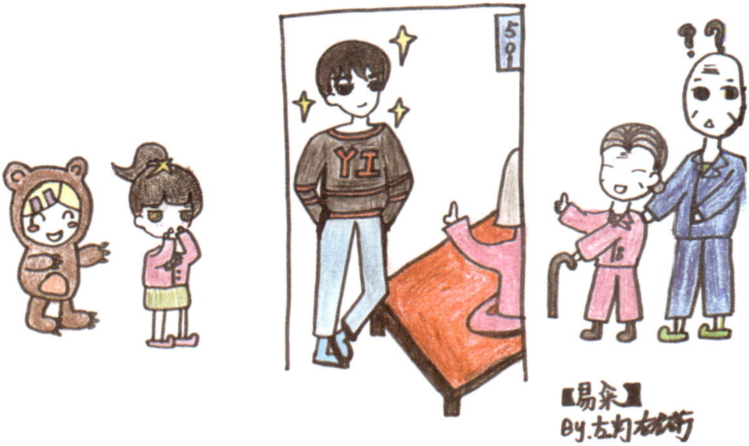

我在病区的又一根“精神支柱”——易籴

3. 胸痛

在我不争气的哥哥的冲击下，我终于“争气”地又病重了。胸口又开始闷痛，甚至到了吞咽一下，就剧痛一下的地步。这让我更加抗拒食物。

一天到晚，我都跟西施一样孱弱地捂着胸口，痛得急了我就抚摩一下，实在熬不住就只能拼命捶打。

我觉得我要是长得再好看一点，说不定可以诠释出一种柔弱的美感，别人看了指不定还会有点“我见犹怜”的感觉。可惜啊！我的一张素颜脸阻止了这一切。

住院之前，我难受得过不去，就抽一根烟稍微压一压（抽烟不利于病情，请勿模仿）。但现在，烟和火是不可能到我手上的，有烟和火的学弟也走了。

可以这么说，面对胸痛，我很绝望。

4. 诡计

我觉得胸痛已经严重影响我求生的意志了。我想，我不能嗑药，抽支烟总可以吧？

我把想法告诉了晨晨，晨晨吓得脸色惨白。我们都明白，我在封闭病区抽烟，要是被发现了，会面临怎样的后果。

我爸妈就不用说了，医生更不会放我出院了，所有病区的病人都会对我指指点点、嗤之以鼻，觉得我“真是不正经”。

然而我只是想让胸口舒服一点，我只是想活下去。这与我的品行、我的人格、我的作风、我的自制力有半毛钱关系吗？

可能真的有，但也管不了这么多了。我的性格就是这样：我真正想要的东西，我想达到的目的，即使头破血流我也要自己亲手去拿到和实现。

我当即判定：我需要一支烟和一个火机。于是我开始明说暗问地打探消息，最后探听出只有一个男病人手上有我想要的东西。我看准走廊上没人的时机，跑到他面前要诡计："里面的伯伯让我跟你要一支烟和火。"

5. 戳穿

他虽神色慌张，但所幸还算大气，偷偷摸摸地把东西塞给我，叮嘱了一句："快点拿回来。"

这一切的动作虽然一气呵成，但我明白，对这样一条直白、宽敞的走廊来说，一切都太赤裸了，在我看不见的地方，还是有几双敏锐的眼睛在暗暗观察着一切。

但无所谓，我的目的达到了。晨晨觉得我的诡计太惊险了。我不管不顾地跑到尽头的晾衣室，发现门竟然没！有！开！

有烟的男病人想知道是哪位"伯伯"向他要的烟，缓缓地从另一头荡了过来，细心地感知到这一切的几个病人也偷偷往我这边望着。

——我的诡计要被戳穿了！

晨晨焦急地、语无伦次地重复着："怎么办？怎么办？"我冷静果敢地和她说："无所谓，我不管了。"然后一个箭步冲进了就近病房的卫生间，像溺水的人终于露头吸进了第一口氧气，本能地、举全身之力地贪婪吸食起来。

一分钟，抽完，扔烟，冲水，烟蒂随着马桶的旋涡旋转着，我最想要的东西，一下子就沦落到深不见底、阴暗无边的下水道里去了。

6. 敢

卫生间残余的烟味会把我暴露，但事已至此，开弓没有回头箭了，我也只能听天由命。我冲出卫生间，跑到房间猛灌了一瓶牛奶。

胸口依旧闷痛，但总归有所缓解。

“借烟”事件以后，晨晨莫名地对我愈发敬佩，她说我太“敢”了，对我崇拜得五体投地。

但我想说，为了摆脱痛苦，其实谁都可以这么“敢”。

7. 瞄准

经过这次惊险的“借烟”后，我开始客观冷静地分析我现在的处境。

就算我一本正经地和我的主治医生说：“有时候我需要来根烟。”他也不可能一脸首肯地掏出一根给你点上。

没有一个医生会应允病人抽烟的诉求，更何况还是一个女病人。

但胸痛来袭时，我又实在难以忍受。又不能一而再，再而三地利用虚构的“伯伯”去借烟。

最终，我把目光瞄准在出入自由的易朵身上。

8. 目的

有一天，我准时凑上了易籴妈妈的牌局。易籴妈妈依旧被我逗得非常欢乐。

我相信，易籴对我今晚的表现相当满意。于是我趁热打铁，牌局结束后，我神秘兮兮地叫出他，但我们就在门口站了一小会儿，我们旁边就围满了各种人。

我轻声说："你有没有发现，只要我们俩站着，莫名其妙就会被一大圈人包围。"

他回："对。可能我俩磁场太强大。"

我急迫地想要说明目的，于是偷偷地突破包围圈，易籴非常配合地跟着我走。我瞅准时机，立马贼溜溜地和他说："哥哥，我问你一件事，你可不可以不要告诉其他人。"

他疑惑地"嗯"了一声。

我问："你抽烟吗？"

他摇头，随即问道："你要抽？"

我马上装得可怜兮兮地捂着胸口说："胸口痛，受不了，压一压，缓一缓。"

他思索了一会儿，又问了一些问题，诸如抽烟对药物有没有影响，会不会拖缓抑郁症的康复等。然后他答应了！我喜笑颜开，觉得易籴真是个痛快人。

但他严正地说："我只能给你几根。我得管着你。"

有总比没有好，有几根也应该能撑过几个星期了。我说"给你"，然后谄媚地往他手掌里放东西，他一看是两颗巧克力，笑了。

没办法，我现在什么都没有，光剩巧克力了。

9. 交接

第二天，我依旧胸痛，庆幸着自己昨天勇敢地和易氽达成了协作。

我焦急地往门口瞭望着，心里默念着：开门！是他！

结果还真是他。

——意念有时候真的可以影响现实。

做完各种常规治疗后，我急不可耐地奔向易氽妈妈的病房。我俩偷偷摸摸地躲避着众人的视线，一个姐姐始终伫立在门口看着我们暧昧不明地笑着。

在晾衣室，我俩完成了烟和火的交接。我还心血来潮，握着拳头往他手上放东西。他问："什么？"我摊开空荡荡的手掌，说："假装给你巧克力。"

然后我照例跑进晾衣室的卫生间，完成了一系列动作，最后一路小跳着跑了出来。

等在门口的易氽从背后叫住我，做了一个点火的动作，示意我上交打火机。

我说："规矩这么森严吗？"

他回："嗯。"

我转念一想，就算有打火机，我也没有烟，巧妇难为无米之炊。罢了罢了，上交就上交。于是偷偷把打火机放回他手上，他迅速把打火机装回口袋。

然后我边说着"谢谢你啦！"边跑开了。他在后面说："只要你乖一点就好了！"

10. 给你

易粲永远给人绅士、礼貌、温柔的感觉，可能跟他的高学历有关。在大家眼里，他阳光帅气、温文尔雅、彬彬有礼。但我觉得，他有时候真是挺“贱”的。

有一天中午，我开开心心地跑去串门，看见他在和一个阿婆聊天。这个阿婆和我爸妈是老乡，自然相熟一些。他突然叫住我说：“我给你个东西。”说着就往口袋里掏。

我大惊失色，寻思他要当着阿婆的面把烟递给我，我吓得面无人色、语无伦次，一边连忙摆手，一边“哎哎哎、别别别、不要不要”地叫唤着。

他得意地笑着，故意缓缓地从口袋里掏出一个东西递给我，我定睛一看——一条星巴克巧克力！

他说“给你”。我惊觉竟然被他耍了，顿时哭笑不得，又对他翻白眼又对他好气好笑地嗫嚅着。

他始终笑着。

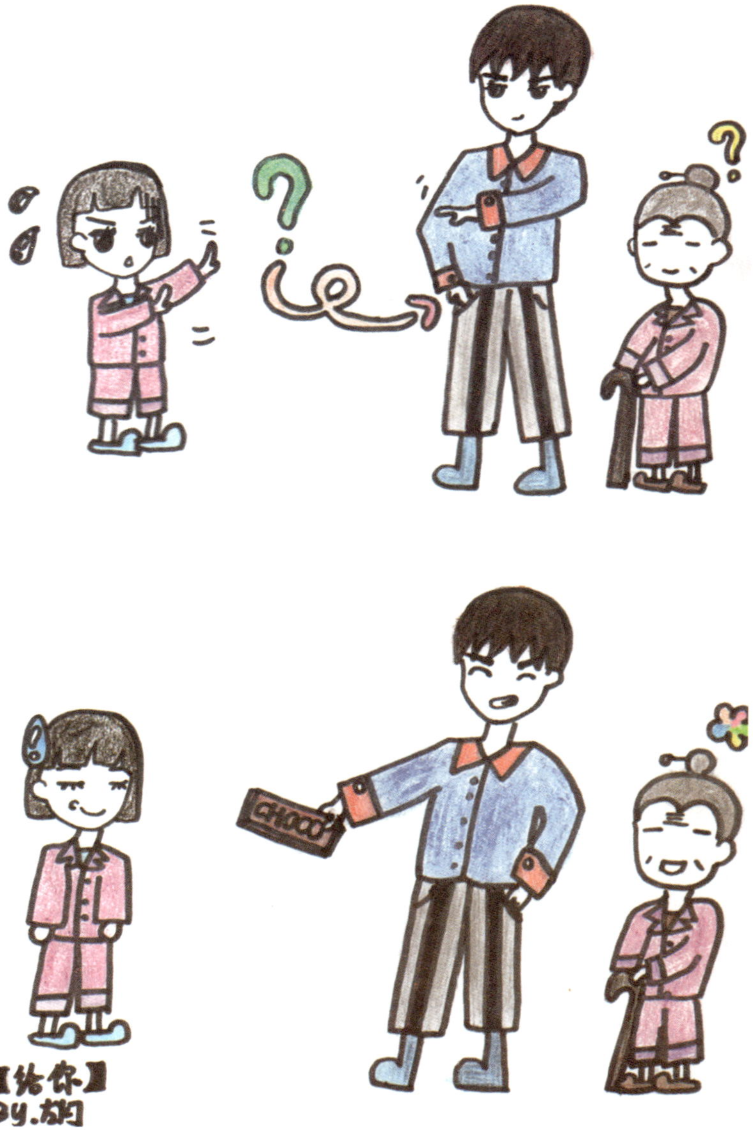

“我给你个东西。”

0

本章关键词：
易籴

1. 通行

我近期最大的愿望，就是光明正大地在大马路上走一走。

所以每天站在窗边，我都很羡慕穿梭在马路间的行人。

广播又开始公告："今天天气晴朗，准许病人到楼下放风。"

有了被残忍拒绝的前车之鉴，我淡定多了，边打牌边和大家说："哼，休想再让我去自取其辱一次。"

但一旁的易籴始终鼓励我去试一试。也罢，我冲到护士长面前，直截了当地问："护士，我可以出去吗？"

她定了定，看了看我，点了点头。

我！可！以！出！去！了！

这张"出行通行证"让我欣喜若狂，我已经被关在封闭的病房里快半个月了，终于可以呼吸呼吸外面的空气了！

这让我甚至有点不敢相信，易燊陪着他妈妈一路催促着我，因为我幸福得走几步就待一会儿，走几步就待一会儿。

2. 救赎

要用怎样美妙的语言形容阳光倾泻在你身上的感觉呢?

我和旁边的易燊说："我现在的感觉完全就是《肖申克的救赎》。"

安迪从肮脏的下水道匍匐爬出，张开双臂迎接狂风闪电的那一下，我深有同感。

护士一前一后把我们看管住，谨防我们逃跑，最后把我们带到一块空地上，还放起了音乐，嗯，《小苹果》(DJ 版)。

易燊疑惑地问我："要干什么？"

我老到地回答他："肯定又要跳舞了。"

天真的他说："跳舞好啊，动一动有利于康复。老妈，你来，我们一起。"说着他做起了准备动作。

我冷冷地说："你先确定这舞步可以让你卸下包袱再说吧。"

带头医生开始舞蹈，魔性的舞步果然刷新了易燊的下限，他立马后退几步表示无法参与，并鼓励我和他妈妈加入进去。我回："我是蹦迪的年轻人，没办法跳广场舞。"

3. 音乐

一位男病人跟在医生后面，生硬地模仿着舞步，把我们一众人逗得前仰后合。

我一边笑着，一边享受着久违的阳光，觉得幸福得要晕眩。

突然易燊说："听音乐吗？"没等我回答，他就把一个蓝牙耳机塞进了我左耳。

欢快的音乐在耳边轻快地流淌，大家在旁边欢乐地说笑，我觉得一切真是美妙绝伦。矫情地说，当时，我真的感动得想落泪。

因为抑郁爆发以后，我对一切热爱的事物都失去了兴趣。在此之前，我已经将近两个月没有听过音乐了。

4. 周杰伦

不得不说，易燊的音乐品位我实在不敢苟同。他问我："你喜欢听谁的歌。"

我回："林宥嘉。"

他说，林宥嘉的歌太悲情，你不能听。

然后我就说，那随便好了。

结果我一听，也真是太"随便"了。于是就对着坐在后面的他喊："周杰伦！"

大家被我这突如其来的一下搞得很蒙，但易燊笑了笑，瞬间"get"（懂）了我的诉求。我的耳边立马传来了周董熟悉的声线：简单爱……

很"土炮"地说，这是我第一次用蓝牙耳机。

我觉得这种感觉很妙。说话声，笑声，音响声，世界所有嘈杂的声音里，只有我们的耳朵里播放着同一首歌曲、同样的旋律。

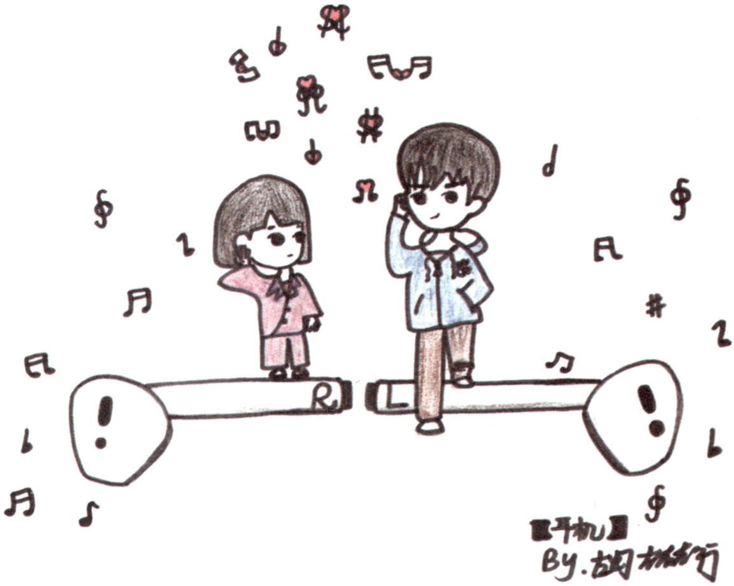

蓝牙耳机之同听一首歌

5. 超市

放风活动结束后，我们还有一次去超市的机会。易衾问我：“有什么想吃的吗？”我摇了摇头，说超市对我一点吸引力都没有。

但后来我转念一想，又说：“算了，太久没看见超市了，去看看超市吧。”

超市是医院内部的超市，这让我大失所望。大家都去超市采购了，但超市里陈列的所有东西都让我觉得很乏味。

我百无聊赖地在超市门口走进走出，逗着门口“欢迎光临”

的自动感应器，一边哼着蓝牙里“可爱女人”的旋律。

突然音乐声停止了，我疑惑地往易杂的方向望过去，他背对着我。我依旧疑惑地看着他的背影想问个究竟，但距离太远，又不能喊。

突然，耳机里又传来易杂的声音：“你看什么呢？”然后他转过身对我笑着，向我走来。

我也会心地笑了，觉得蓝牙耳机真的好赞啊，于是惊喜地和他说：“哇！还有这种操作！”

6. 方便

一整个晚上，这个耳机都戴在我的左耳。于是，一整个晚上，我和易杂都无比默契地哼着同样的旋律。

有时候，我找不到他了，就戴着耳机在走廊里到处跑，只要跑到一个地方，耳机里音乐声响起，我就知道他在附近。

我觉得这感觉真棒，好玩得不得了。后来我在易杂妈妈房间里打牌，易杂去拿饭。我耳机里的音乐先是断了，后来突然响起，我就和她说：“阿姨，还有几秒钟，你儿子就进来了。”

然后，易杂拿着晚餐走了进来。我沉浸在一种料事如神的虚荣感中。我笑着指着耳朵上的耳机对他说：“用这个找你实在太方便啦！”

7. “If you want”（如果你想）

很不幸的是，易杂把我的饭也拿来了。

自从我爸妈走后，我开始了一个人的住院生活，满心欢喜地以为终于可以逃避吃饭的痛苦了，结果易籴无缝对接似的接了盘。

我跟他再三表明，我真的吃不下。他也再三跟我表明，我一定要吃。

后来他使出撒手锏，用英语说："If you want to smoke，you must finish it."（如果你还想吸烟，你就必须吃饭。）

我拿起勺子，"奋力"吃了起来。

8. "Can I？"（可以吗？）

说是"奋力"，但其实也只有一小口，胸太痛了，每一次吞咽都是折磨。

我小心翼翼地移动到易籴旁边，真诚小心地问他："Can I smoke？ Just one."（我能吸烟吗？就一支。）

他先走出房间，我配合地走到晾衣室，惊讶地发现他已经在卫生间里，招呼着让我进去。

我吓得立马躲进卫生间，锁门。问他："你咋不在外面等着？！你有想过我俩怎么在众目睽睽之下一起走出去吗？"

他显然被我这个问题问蒙了，但还是用一副"船到桥头自然直"的无所谓的态度拿出了烟盒。

我觉得这场景真是似曾相识，于是又想到学弟。心里想着：怎么？每个拿着烟的男的都要跟我在这个晾衣室的卫生间里躲一遭？

9. 正常

易籴熟练地给我点了一支烟，然后自己也吞云吐雾起来。

我看着他老练的手法调侃他："竟然还欺骗我说不抽烟，看你这娴熟的手法就是老烟民了。"

他极力否认，说除了平时社交以外从不碰烟草。

我笑着，哆哆嗦嗦地吸了一口。我要说下，我时常说到自己在发抖，但这真的不是因为冷或者害怕。我吃的药的副作用之一，就是震颤，说白了，就是哆嗦。

我看着拿着烟的手不停地瑟瑟发抖，我笑笑说，我好像个帕金森病患者哦。

他沉默。

我突然悲从中来，继续说："这让我觉得，我果真不是个正常人。"

10. 穿帮

我说："烟味太重了，要是被护士发现，我就真出不了院了。"然后我想了想，指着他说："反正是你抽的。"

他笑着回："对对对，我抽的。"

短暂又愉快的"烟雾时光"结束后，我们一前一后走出卫生间。

然后，我们站在晾衣室的窗边聊着天，我把病院里的大小逸事、传闻八卦通通跟他梳理了一遍，他时不时出现的震惊表情似乎在说：这真是一个他无法理解的世界。

途中，他妈妈找了他一回，他回来后，笑着和我说："惨了，被我姑姑发现了。"

我问："怎么？"

他回："我姑姑闻到我身上的烟味了，问我是不是抽烟了。我说没有。她再三强调，可千万不能抽烟啊。"

我惊叹易桑姑姑鼻子的灵敏程度，便说："我以后要离你姑姑远点，看到她一定要自动弹开。"

对于现在的我来说，穿帮等于死亡。

11. 抖动

有了前车之鉴，待我们第三次的"烟雾时光"时，易桑只静静地看着我抽烟。他看我哆哆嗦嗦的样子，摸了摸我的头。他的行动时常让我觉得，他真的非常可怜我。

不知怎么，我觉得有些尴尬，于是打趣道："哟！吸取教训了啊？不来一根啦？"

他回："不能再让姑姑发现了。"

我于是把烟放在他旁边，说："给你熏一熏。"他好气又好笑地要来打我，但听到外面有响动，我们立马自动进入静音模式。

在尼古丁的作用下，我抖得更厉害了，我觉得自己就是个"嘚瑟"的表情包。易桑突然伸手握住我的手腕，以期控制我的抖动，我撇撇嘴说，没用的，又不是我自己想抖的。

12. 你闻

我把烟蒂冲进马桶，然后开始非常认真、庄重地洗手。

易桑问我在干吗，我说："洗手啊，手上烟味很重的，不信你闻。"说着我把手伸到他面前，他低头作势要闻，我立马把手上的水弹了他一脸。

他意识到自己被耍，笑着来捏我的脸，我敏捷地躲开了。有时我在想，他对一个小姑娘这么亲昵，他老婆难道不会介意吗？

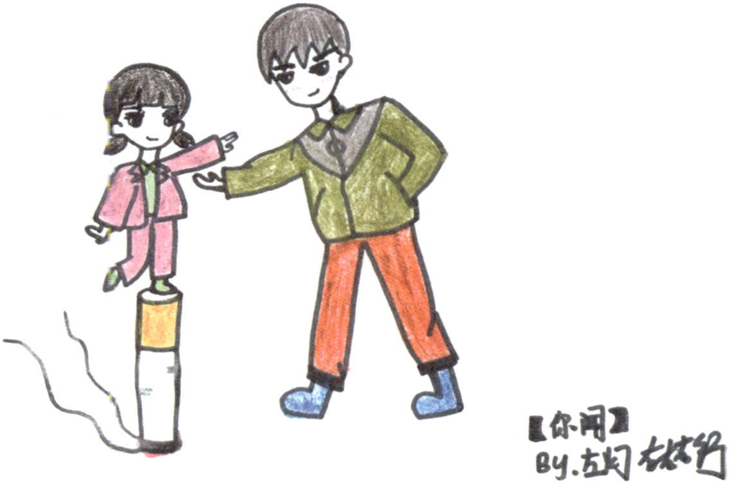

“手上烟味很重的，不信你闻。”

13. 表白

时隔一星期，我在病院里收到了第二次表白。我想，怎么？难道我现在有种不自知的病态美？

按照这个述说顺序，应该是易籴跟我表了白，Oh！天真的大家伙儿，当然不是的。这次表白，来自我病区里的好闺密，晨晨。

没错，她是“蕾丝边”。一天，她把自己的秘密悉数挖掘给我看，无论是最悲伤的、最深处的，还是最“肮脏”的。我郑重承诺，所有这些都会烂在我肚子里。所以虽然我蠢蠢欲动，但在这里，我一点都不能提及。

她说自己“荒唐”，其实听完以后，我也这么觉得。但我还是强装镇定，对她说：“无论你怎么样，我都接受，你都是晨晨。”

她一脸惊讶地看着我，问：“真的吗？”

我坚定地点头。

然后她说还有一件事，于是凑在我耳边轻轻说：“其实我喜欢女生。”

我笑着回：“那我是你喜欢的类型吗？”

她笑了，然后沉默，最后开口说：“这会让你尴尬。”

我摇摇头说：“不会啊，要是你喜欢我的话，我会很高兴的。”

她又难以置信地问我：“真的吗？”

我依旧坚定地点头。

她说：“我喜欢你。”

我回：“我很高兴。”

我是真的高兴，虽然我虚荣，但这次真的无关虚荣。而是因为对于我，对于这样一个消极、阴暗、虚伪的我，她依旧接受、喜欢这样一个我。

——这足以让我欣喜若狂。

14. 吐槽

我、易朵、晨晨、小浣熊常常聚在一起谈天说地。但往往是我和易朵聊着天，晨晨和小浣熊自动加入。

虽然小浣熊还是不自觉地陷入“精分”状态，说出一些让人毛骨悚然的话，但这一点儿也不影响我们大家之间的友谊。

一天，我们照例在夕阳西下时，在一起闲话家常。（所以我说，我们都提前过上了养老的生活。）

小浣熊对易籴说：“阿姨们都说，你妈妈在病院出名都是因为你，因为你太帅了。”

我回：“阿姨们都这么说，她们看见我爸爸，也老说‘哇！你女儿好漂亮哦！’这就是社会人士的客套话，不必当真。”

晨晨和小浣熊笑了，易籴佯装生气地怒目着我。

我马上改口道：“好好好，你帅我美，你帅我美，天下大同！平安喜乐！”

然后易籴向我们吐槽说：“一个阿姨问我几岁了，我说2×，她问，结婚了吗？我说没有。结果她一脸震惊地说‘什么？！2×都还没结婚？！’”

易籴可能期望我们可以和他一起吐槽一下，但让他失望的是，我们和那位阿姨表达了同一种震惊：“什么？！你还没结婚？！”

然后我补了一刀：“没错啊！你都2×了，为啥还没结婚？！”

易籴狂翻白眼，摆摆手说：“拉倒吧！”

耶！崩溃“三连击”！

1. 来电

说来尴尬，我又一次发病了。这一切都要归功于我那位唯恐天下不乱的“好哥哥”。

他给我来电了——他竟然还有脸给我来电？！看到他的名字，我立马躲到晾衣室里接听。

他在电话里始终坚称，自己借高利贷是没错的，自己赌博是没错的，自己债台高筑是没错的——他做这一切的初衷，都是没错的。如果要说错，一切都错在我爸没有给他买车。

什么？！他哪里来的立场说这句话？！作为一个养子？！我在此声明，我绝不是对被收养子女有偏见，也绝无意伤害被收养子女的感情，在父母眼里，被收养子女也都是可爱的小天使。

但各位读者评评理，我思维逻辑独特的哥哥说的这是人话吗？！

他说：

“别人都开车，我眼红了，为什么爸爸不给我买？

“钱我拿去赌掉了，欠的钱反正爸爸先替我还上。

“我没错啊。错的人是告诉爸妈这件事的人。”

……实不相瞒，真是太气人了。很多话我都气得已经记不清了。什么叫朽木不可雕，这就是典型例子。

2. 要命

我爸和我一直怀疑小时候的病把他的脑子搞坏了，他绝对有被害妄想症，觉得我们一大家子乃至整个世界都对不起他。

而击垮我的最后一根稻草，来自他说的一句：“老妈气倒了。”

我妈又又又双双双叒叒叒叕叕叕被他气倒了。

原谅我，说起我哥，我真的无法发挥文采，我只想爆粗口和杀人！

我看着门外来往的人流，看着他们看好戏似的往晾衣室里的我望着，我强迫自己冷静，在电话里和他说：“断绝收养关系协议，你签了吧。”

他说：“不签。”

我说：“签吧。求你了。”

他说：“我不会签的。”

然后，他就说了一段让我完全“不好了”的话。他说：“你有什么资格说我？你看看你自己吧，你现在是什么样子，得了精神病住在精神病院里，爸爸妈妈为你操碎了心，天天上上下下地跑。

你给他们造成多大负担你想过吗？”

要了命了，他竟然能说出这种话，实在太有病了。

但最要命的是，我竟然觉得他说得一点儿都没错。

3. 第三次崩溃·三

我的精神状态高度紧张到极点，我控制不住地向着电话里吼道：“你走！你走吧！”

他还平静地问我：“我去哪儿？”

我吼：“你走吧！走！越远越好！”

他说：“我不走。”

你们知道那种感觉吗？

就是你和一个巨讨厌的人怒吼：“别说话了！”

他贱兮兮地摊开手和你说：“嘿嘿！我就说呀！”

然后你狂吼着：“那你上啊！”

他依然贱兮兮地回应：“嘿嘿！我才不上呢！”

我真的疯！掉！了！

我开始控制不住地剧烈抖动，腿一下子软得瘫坐在地上，他仍然顽固地强调着我得了精神病住在精神病院里，要他废话吗？难道我自己不知道？！在他“孜孜不倦”的努力下，我终于崩溃了。

我对着电话疯狂吼叫：“你走！你走！！你走啊！！！你给我走啊！！！走！！！”

4. 要死了

我心率飙升，浑身发抖，飙着高音，在我要完全瘫软在地上的一刻，一个人冲了过来把我紧紧抱住。

是易衾。

他一手夺过我的手机挂断，一手把我的头紧紧按在他胸口，我在他怀里不受控地高声尖叫着。他控制着我，不停地说着：“没事了！没事了！……”

我依旧不管不顾地发作着，我的胸口简直要炸裂了，眼泪顺其自然地飙了出来。易衾大声说着：“小左！你看着我！！你看着我！！！”

看个鬼！那时的我什么也感受不到，就觉得“要死了，要死了，要死了”。

他说：“深呼吸！你深呼吸！没事了！你抱着我！你抱着我！”说着，把我紧绷僵硬的双手环在他背上。

怎么，我现在平铺直叙地描述着，还觉得有点浪漫的样子，像是偶像剧里体弱多病的女主角发作，男主角不离不弃的桥段。然而事实上，当时的我真的痛苦得想立马死掉。

5. 空隙

我艰难地呼吸，艰难地等待理智回归。

渐渐地，我听到了易衾心脏快速跳动的声音，我看到了自己发丝的飘动，我感受到这个世界离我越来越近了。

我哮喘似的呼吸着，极力控制着自己的躯体。你们知道的，发病和羞耻心更配哦！在易衾的怀里，我慢慢平复下来，第一个想法依旧是雷打不动的“妈呀！太丢脸了！”

虽然晾衣室没有人，但我打保票，已经有无数人假装“不经意”地从门口“经过”了。我在易衾怀里，闷闷地问出了第一句话：“门……门口……有人吗？”

他回：“没有。”

我依旧抖得很厉害，他抱起我把我塞进窗户旁的小空隙——一个所有人都看不到的地方。我紧紧抱着他，头枕在他胸口，努力地调整着呼吸和抖动节奏。他一直说着“没事了……没事了”。

6. 烟花

我俩在小空隙紧紧相拥的那 5 分钟，我怀疑整个病区的人都往晾衣室找过我们。

因为我们一直听到门口传来“咦？怎么不在这儿了？”“到底去哪儿了？”“怎么凭空消失了？太奇怪了！”的声音。

我俩尽量保持静音。待我终于平复，易衾轻轻说：“我先出去。你等会儿出来。乖一点。”

我连点头的力气都没了，易衾走后，我在小空隙里望着窗外。突然，远处绽放出一朵绚烂的烟花。

我看着烟花，觉得它奔放又绚烂，不知道烟花看着我，是怎样的感觉呢？

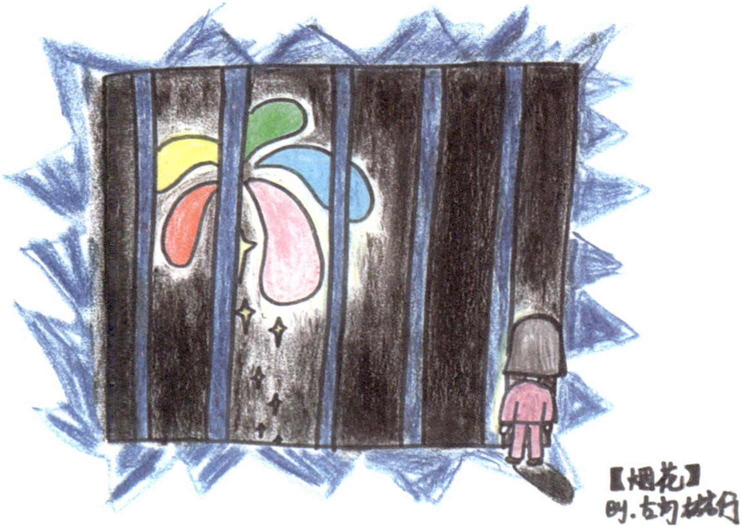

和烟花的对视

7. 鼓励

羞愧和后悔让我一点儿都不想动，我在空隙里木木地站了好久。然后易朵和晨晨一起过来拉我，我坚定不移地和他们说：“别管我，我决心死在这个空隙里。”

——啊，我太不想面对这个世界了。

最后晨晨和易朵苦口婆心，终于把我从空隙里拉了出来。

我假装若无其事地把手撑在后脑勺上，说：“你们看吧！我又要接受众人的鼓励和安慰了！”

果然，我刚刚走出晾衣室来到走廊，众位叔叔阿姨、阿公阿婆就轮番来劝慰我，无非也就是“会好的、振作起来、耐心点”

这样的话，我言不由衷地回应着："对！加油！""来！坚强起来！""坚持住！我们能赢！"

我满脸正气之余，还握拳做了一个加油的动作。几个交好的阿姨排着队给我拥抱，我一边坚毅地回复着"对！对！阿姨说得太对了！"一边朝着在旁看戏的易朵大翻白眼。

一点风吹草动的消息都会在这一条走廊里不胫而走，在每间病房回荡着，被每个人的嘴巴咀嚼着。

所以我一点也不震惊，为啥就几分钟工夫，大家就对我发作的事情了如指掌了。

8. 造孽

然后，让我更尴尬的事情出现了。

一位阿姨鼓励完我以后，竟然兀自哭了起来。

晨晨非常惊讶地问我："你说什么了吗？把阿姨说哭了？"

我一脸蒙圈地完全呆住了，颤巍巍地做了一个"1"的手势说："我真的……一句话也没说啊……"

阿姨边抹眼泪边解释着："不是的，不关小左的事，我是看你们这些孩子，想到我自己的孩子也这样，都实在太可怜了！呜呜呜……"

我不知道怎么安慰她，只能一本正经地拍了拍她的肩膀，目光如炬地对她说："不，阿姨，我们不可怜！"

然后她继续悲伤地说："我刚看到你那么痛苦的样子，你现在还抖成这样……你还那么年轻……"

我实在想不到什么劝慰的良言，于是很白目地接了一句："阿姨……我……我不年轻了……”

唉，我都造的什么孽啊！

9. 手机

我的手机被易粲没收了。

他说，必须等到晚上过去，第二天才能把手机给我，谨防我又接到电话。

我在易粲怀抱里发作的期间，我一直听到来电的声音，我确信，是我哥哥想给我最后一击，好让我死无葬身之地。

我决心打起精神，回个电话再和他斗上300个回合，因为我冷静下来之后，想到了很多可以杀他于无形的“金句”。但是易粲始终不肯把手机交还给我。

他把我拉到晾衣室的角落，问我打电话来的人是谁。我不肯说，一个劲儿地要手机。他就一个劲儿地不肯给。

我举起爪子说：“你别逼我对你上下其手！”

他说：“不给。”

“反正抱都抱过了！无所谓了！”我说着就开始搜他的身，发现手机真的不在他身上。

他问：“是谁？”

我叹口气回：“我哥。”

10. 振作

我把事情的大概，用最精简的语言向他描述了一遍。

然后我说：“我觉得我哥说得没错。看看我现在自己什么样子……”

他明显被震到了，说：“振作点！现在你唯一能做的，就是尽快好起来。你必须坚强起来，从内心深处改变一下，好吗？”

我笑着说：“所以你要说，我必须好好吃饭，对吗？”

他笑了，说：“对啊。”

我说：“活着好辛苦啊。”

他没说话，伸手摸摸我的头，说：“唉，太不让人省心了。”

2 雷打不动的“铁三角”

1. 饮食

晨晨对我的表白一点儿也没有影响我们的友谊，我们依旧喜喜乐乐、坦坦荡荡，这让我甚是欣慰。

自从易衆成为我的烟友，我们的互动也更加频繁了，我们三个成了病区雷打不动的“铁三角”。

我爸走后，晨晨和易衆便开始监管我的饮食。

易衆每天照例要问一遍我吃没吃东西。我每天都要变着法儿地让他相信，我真的吃过了。他甚至吃了我极其难吃且不放盐的病号饭，让我吃他点的外卖作为交换。

2. 在意

晨晨说，易衆有点太在意我了，该不会是喜欢我吧？

我说："不可能吧，他有女朋友啊！"

她回："你怎么知道的？"

我说："他看起来就散发着有女朋友的气场啊。"

她说："真是这样的吗？"

我回："即使没有，我是病人啊！"

她说："那怎么了？"

我说："假设我俩真的在一起了，那他就会有一个抑郁症老妈，外加一个抑郁症女朋友。"

晨晨边笑边说，这一点也不好笑，这一点也不好笑。

然后我们就都接受了"他应该是有女朋友的"的设定。

3. 外卖

我收到了一份外卖。

原来病区可以叫外卖，这让我惊讶不已。然后我发自内心地同情起外卖小哥来，要往精神病区送外卖给精神病人，需要突破多么大的思维障碍啊。

我做完治疗回来，护士和我说，护士站有我一份外卖。我非常疑惑，因为我从没在病区点过外卖，想着是不是有什么误会。

结果我到护士站一看，有一袋水果，写的还真是我的名字。

一开始，我猜想是我朋友给我点的，但转念一想，我应该没有这么"有良心"的朋友，然后想着是不是易枲点的。

在下午的牌局中，我用牌遮着嘴凑近他偷偷地问："是不是你点的？"

他轻笑着说："可以开胃的。"

后来我到护士站拿到充完电的手机，打开微信，才看到他跟我说：“帮你点了份水果，差不多两点到，写的你的名字，到时候你自己去护士站拿！”

4. 2.5 米

最近，易燊和晨晨的感情迅速升温，他们俩常常躲开我，一起蜷在角落里窸窸窣窣。有一次，我好奇地小跑过去问：“说什么呢？说什么呢？”

结果易燊回：“Get away from me.”（离我远点。）

我的尊严受到了极大的挑战，我立马跑离他，指着他说：“好好好，自此以后，以你易燊为圆心的 20 米范围……”

但我转念一想，整条走廊总共也就 100 米，于是立马改口道：“2.5 米范围内，绝对不会有我的存在！你给我看着！”然后我就迅速跑开了。

下午，他走到我背后，我立马作势要跑，他拿出一个剥好的橙子说：“我来讨好你了。”

我想我不能为五斗米折腰，况且五斗米对现在的我毫无吸引力。于是我执拗着不接。

他说：“大庭广众的，你让我很尴尬啊。”

我就喊着：“大家来看啊，这位同志多尴尬啊！”

他拍了拍自己的口袋，意思是：烟不要了？

我立马会意：“I change my mind.”（我改主意了。）然后做了一个“壁咚”的动作：“I think I fall in love with you！”（我想我可能爱上你了！）

然后毫无骨气地接过了橙子。

5. 躁狂

易粂被一位躁狂症患者抓走了。

对此我只能：哈哈哈哈哈哈哈哈哈哈哈哈哈哈哈哈哈哈哈哈哈哈哈哈哈哈哈哈哈哈哈哈哈。

当然，我还是要声明，我对躁狂症患者本身是没有偏见的。躁狂症是抑郁症的对立面，如果说抑郁症是大脑里某些激素水平过低，导致太难过，那躁狂症就是这种激素水平过高，导致太兴奋。双相就是这种激素水平忽高忽低，一下子太难过，一下子又太兴奋，非常痛苦。

整个病区里，躁狂症患者非常显眼。如果你打算认真地和躁狂症患者聊天，那你就别想干别的事了，他可以滔滔不绝地跟你讲上一天一夜。

这和抑郁症一样，都是不受控制的，所以，我觉得我们都很可怜。

6. 高歌

至于抓走易粂的这位躁狂症患者，我承认我对他非常有意见。事实上不只我，整个病区的人都觉得他孤高自傲、目中无人。

他是一位老师，每个人知道他的职业以后，都会大吃一惊，因为他常常突然就开始高歌，不管是大家准备入睡的夜晚，还是大家都还在熟睡的清晨，甚至有时他走着走着莫名其妙就唱起来了。

我承认，歌声很美妙，可称“绕梁三日”。但三日归三日，你天天都在我们的梁上用超高分贝绕啊绕，任谁都接受不了。

而且他常常以“中国第一男音乐家”“中国第一诗人”“中华英语第一”自居，还自称是刘欢等明星的好朋友，动不动就跟我们说：“你们信不信我会成为中国第一 ×××？”

他最经典的一句台词是：“章子怡根本就配不上我。”

不得不说，他的确有才华，但人一旦锋芒毕露，就会让人觉得他实在轻佻浮躁。

所以当得知易朵被他抓走后，我必须：

哈哈哈哈哈哈哈哈哈哈哈哈哈哈哈哈哈哈哈哈哈哈哈哈哈哈哈哈。

7. 橙子皮

每次，这位躁狂症老师跟我说“我们能聊一聊吗？”时，我都会边迅速跑开边说：“我们另找时间吧！”

这一次，我、晨晨、易朵照例在窗边聊天。老师悠悠地晃荡过来，跟我们开始聊他准备上春晚的计划。晨晨非常尴尬地伸手去拿我剥下的橙子皮，心惊胆战地说：“我……去……扔……掉……吧……”

我当即意识到晨晨这个小贼精想借机落跑，说时迟那时快，我立马压住晨晨要拿橙子皮的手义正词严地说：“不！不劳您大驾！我！自！己！来！”

然后我捧起橙子皮，一溜烟儿地跑开了。过了一会儿，晨晨也回来了，笑得不能自已。我问：“易朵呢？”

她边笑边说："还在聊。"

易朵在群聊里向我们发出了"求救"信号，但我们都完全一副看好戏的样子，看着他们聊了很久，很久，很久……

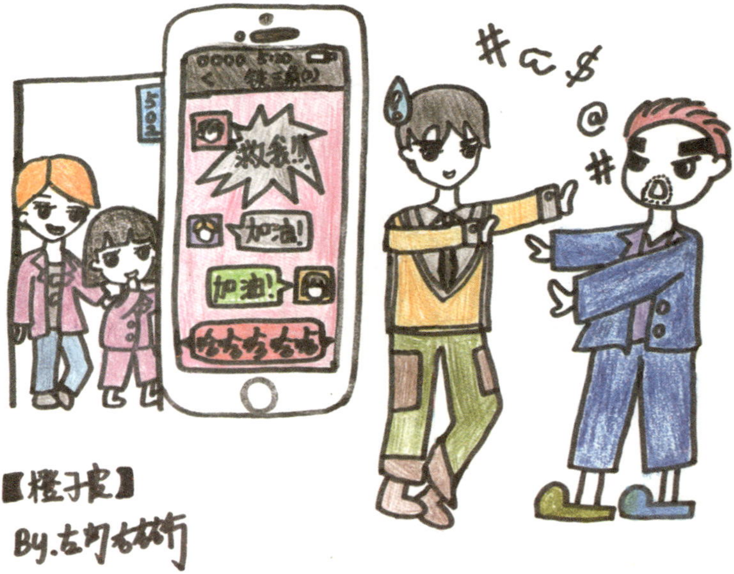

苦苦"求救"的易朵

8. 头发

第四次的"烟雾时光"比较特殊，因为晨晨也加入了进来。

我们三个人挤在一个卫生间里，被烟熏得浑身都是散不了的味。

易朵害怕被家里人发现，琢磨着对策。

我说"头发最吸味了"，他拨弄拨弄他的头发加快散味。我吸得最慢，当我抽最后一口的时候，我猛吸一下，然后憋着气，打手势示意易籴靠近，易籴以为我有话说，侧头把耳朵靠近我，然后我瞅准时机，把烟全吐在他头发上了。

易籴气得只能不停地拨弄着头发。

9. 戒指

我们偷偷摸摸地出来后，晨晨迅速地跑去洗澡，以期“毁味灭迹”。

我则飞奔回房拿了三罐牛奶，扔了一罐给易籴，我俩一起等待着即将出浴的晨晨。我拼命吮吸，希望尽快掩盖身上的烟味。

百无聊赖中，我把吸管的包装纸卷起来打了个结，递给易籴说：“感谢你的恩德。”

他问：“这是啥？”

我急吼吼地说：“戒指啊！”

他笑着说“好好好”，然后认真地收下了。

——这是一件不值得一提的小事，但后来晨晨的一些话，把这个塑料戒指的烙印深深地打在了我心口。

10. 游戏

今天，我照例在我的“小空隙”里看夕阳，晨晨在微信里问我在哪儿，我心生一计，说“你猜呀”，便和她玩起了捉迷藏的游戏。

我听到了晨晨寻找我的声音，我偷偷笑着，但是晨晨的声音又飘远了。

我依然悠闲地看着远方的夕阳，慢慢没落到远处的钢筋水泥建筑里面，余晖也随着时间的流逝一点点消失殆尽了。

突然，外面有人故意“咳咳”了两声。我听出是易朵的声音，于是拉开小空隙的窗帘，张开双臂说：“Surprise！”

他笑了，我大气地向晾衣室里挂着的一排内裤一挥手，说：“来！选一条你喜欢的吧！”

11. 赌场

晚上，易朵的爸爸来了。易朵点了一大堆丰盛的外卖，热情地邀请我和晨晨共进晚餐。吃完饭我们照例打牌。

当易朵熟练地洗牌的时候，我动作浮夸地对他爸爸说：“叔叔，您看看您儿子那熟练的洗牌技术和切牌技巧，不愧是常年出入赌场的人哪！”

易朵妈妈笑着说：“看他平常不打啊！”

我回：“所以说啊，在您看不见的空档，您儿子都在干些什么事啊！”

易朵微笑着说：“Enough!”（你够了！）

我还觉得不过瘾，拉住他爸爸说：“叔叔，您有没有闻到什么味道……您仔细闻闻！”说着，我就边闻边故意把鼻子凑向易朵。

他以为我要暴露他身上有烟味的事情，吓得不敢抬头。

后来我舒缓了一口气说：“哦！是哥哥身上的香水味呀……”

看着易朵扭曲的表情，我终于觉得大仇得报！

12. 幽默

易朵的爸爸说：“你这姑娘太幽默了，和你在一起一定很开心！”

我默默理着牌，没有接茬儿，不敢说我得的是抑郁症。

我觉得易朵的爸爸和蔼慈祥，很喜欢开玩笑。但我后来知道，易朵的爸爸把我的“赌场”笑话当了真，认认真真地问了易朵是不是去过赌场。我觉得他们一家子都挺可爱的。

13

雄起吧！
神助攻！

1. 万人迷

喜大普奔！讨厌我的人纷纷出院了，我终于可以在病区里横着走了。

剔除这些互看不顺眼的人，我终于成了人见人爱的小女生。

晨晨说我现在的“人设”是“万人迷”，我一边摆手说“拉倒拉倒”，一边心里爽得不得了。

然后，我的第三位爱慕者出现了。我开始认真思考，我现在这副病恹恹的样子，难道真的会散发出一种柔弱的美感？

2. 叔叔

这件事是这样的。一天，我在走廊晃荡，碰到了我“叔叔”。他是一位出租车司机，上文有提及，就是儿子赌博输掉300万元导致倾家荡产的那位。他说我整个人非常灵动活络，于是自顾自地把我收成了侄女。

我们聊天的过程中，他的手机总是有很多来电，他老是轻描淡写地说句："来讨债的，不接！"每每这样，我都心酸不已。

有一次，他招呼我坐在他旁边，笑眯眯地和我说，他同病房的阿凉要追我。我尴尬不已，连忙摆手说："叔叔怕是误会了，误会了。"

叔叔一副"过来人"的姿态继续说："他亲口和我说的呀！"

我全程尬笑着。突然他话锋一转，指着大厅里陪妈妈打牌的易粢说："但是这个小伙子很漂亮，人也有涵养，比起阿凉肯定选他。你要加油！"

加……油……

3. 臆想

我生怕易粢察觉到什么，立马打断叔叔的话说："别说了叔叔，没有的事！"

结果这位叔叔依旧不依不饶，还热情地招呼了和我同病房的几位阿姨，几位可亲可爱的长辈包围着我，叽叽喳喳地讨论起我与易粢的终身大事来。什么"一个25岁一个28岁绝配""一个记者一个律师绝配""一个可爱一个帅气绝配"……

反正说来说去就是为了证明我们"绝配"。

——臆想，全是臆想。

我觉得不能再让这件事继续发酵下去，于是跟叔叔阿姨们说："易粢不会喜欢我的，你们都想多啦！"然后，撒丫子跑了。

4. 喜欢

晨晨和易朵开始越发频繁地沟通互动，他们常常窝在一个角落里不停地说悄悄话。

我汲取了上次“离我远点”的教训，非常识相地不再去凑热闹了。

如此几天后，晨晨突然神秘兮兮地跟我说，她把自己的“真实身份”告诉了易朵。

我说：“还真实身份？怎么，其实你是这所精神病院的院长？”

她回：“拉倒！我跟他说，‘我跟你说个秘密，我喜欢女生’。”

我说：“然后呢？”

晨晨说：“他说他也告诉我个秘密。”

我说：“啥？他说其实他也喜欢女生？”

晨晨说：“他说，他喜欢你。”

5. 阿凉

我想，我人生中的桃花树应该是绚烂地盛开了。只是我没想到，这棵树开在了精神病院里。

短短半个月，我连续收到了四个人的表白。我和我闺密说，我觉得在这里治好我的不是药物和各种治疗手段，而是我爆炸的虚荣心。

某一天晚上，我无心睡眠，一个人在走廊尽头晃荡。阿凉突然走过来，说：“美女，留个微信吧。”我礼貌地表示手机在充电，然后落荒而逃。

自此以后，阿凉对我的态度就180度大转弯。看到我不理不睬，不是翻白眼就是骂骂咧咧。

难道传说中的“因爱生恨”，大体就是这个样子？

6. 误会

晨晨告知我易衾对我的感情后，还特意跟我嘱咐了一句：“他喜欢你，我的那句‘我喜欢你’，你别放心上。”

我的心理变得很复杂。以我现有的判断力，我认为易衾对自己的感情一定有所误会。他对于我，只是同情和怜悯，也可能是因为他妈妈和我生一样的病而产生的同理心和惺惺相惜之情，远远够不上所谓的喜欢。

但晨晨告诉我，他应该真的蛮喜欢我的，因为我送他的那个塑料戒指，让他一晚上都欣喜不已，还有我送他的巧克力，他都认认真真收着。

晨晨还热情洋溢地把她和易衾的聊天记录给我看，易衾晒出了我送他的巧克力，然后说：“都舍不得吃！”

通过这件事，我得出了两个结论：1. 他们每天窸窸窣窣的，原来是在讨论感情问题；2. 原来易衾是没有女朋友的。

7. 迟钝

实不相瞒，我非常害怕易衾向我表白。如果我答应了，那简直就是一语成谶：他将会拥有一个抑郁症老妈和一个抑郁症女朋友。

——OMG！（天哪！）太可怕了。

所以每当晨晨开始偷偷摸摸地跟我说话的时候，我都要照例害怕地问一遍："他准备表白了？！"

还好每次的答案都是否定的。晨晨说，易粢其实让她瞒着我，因为他不想给我太大压力。

他甚至说："其实我只想她好起来，即便她不喜欢我也没关系。"所以，他每天绞尽脑汁让我吃饭，而当我终于吃了一点饭的时候，他说他竟然和我爸爸一样感到非常欣慰。

这么说来，他可能真的对我有那么一点点意思，我发现我有时候的确是挺迟钝的。

8. 微妙

明里暗里，这份感情变得非常微妙。

我知道他喜欢我，他却不知道我已经知道了他喜欢我。晨晨从此变得非常惶恐，时常提醒我"表现得自然些"，千万不能让他看出我已经看穿了一切。

但事实上，看穿这一切的不只我，还有病区里那些目光敏锐的人。

9. 敏锐

其实说白了，说是目光敏锐，也就是闲的。一条封闭的走廊，一点风吹草动都会引起轩然大波。病区里每天无所事事的生活，让每个人对任何一点细枝末节都非常敏感。

我之前提到的那位叔叔就是其中一个，他天天都关心我的终身大事，一天要到我病房来说道三遍，替我拿捏，帮我判断，为我参谋，但最后的结论永远都是："易朵这个小歪（宁波话，小伙子）非常不错，你一定要加油！"

对！又是"加油"。

我非常害怕这种消息传到易朵妈妈的病房里，总是极力否认着："真的没有！真的没有！"旁边的阿姨也鼓动我说："把握住！把握住！"有时候我真的很焦心，又不能失去礼貌，往往就逃窜到晨晨的病房避避难。

10. 助攻

有一天，叔叔又来说道了，他说他已经找易朵谈过了。我吓得脸色刷白，问他说了什么。叔叔故意避开话题，死命追问我是什么态度。

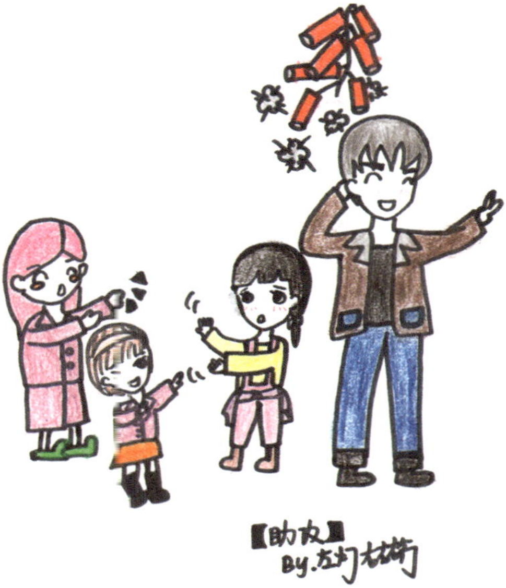

叔叔阿姨们的"神助攻"

我敷衍地一直说着“没有啦”“不是啦”“误会了”“他真的不喜欢我”“只是在一起聊聊天”，叔叔强硬地回应：“好了！我懂了！你不喜欢他！那我跟他去说，叫他不要再来纠缠你了！”

我重重地“哎呀”了一声，叔叔和病房里的阿姨们都笑了，围在门口看热闹的一众人等也笑了。

最后，他和阿姨们都笑着说：“不行也得行！我们一定行！我们出院前，一定要把你们撮合在一起！到时候别忘了给叔叔阿姨放 28 节礼炮！”（好像给媒人放 28 节礼炮是宁波习俗？）

我又重重“哎呀”了一声，把脸埋到被子里去了。

11. 下套

我怀疑叔叔年轻时应该也是个风流倜傥的花花公子，讲起话做起事来一套一套的。

他下周就要出院了，他说他最大的心愿，就是出院前能看到我和易衾“比翼双飞”。

我和易衾的暧昧以野火燎原之势在这条走廊里蔓延，所有人都在问我“易衾今天来不来”，我每次都会回答：“为什么来问我？去问他妈妈呀！”

甚至连我闺密都开始顺其自然地这么问了。我与易衾像是紧紧绑在一起的话题。

因为我不想造成太大影响，一直“死鸭子嘴硬”地否认，叔叔就想方设法撬开我的嘴。

有一次，他又来逗我：“他今天来不来？”

我说：“我哪儿知道呀！”

他下套说："那应该早上会来。"

我说："他没那么早醒。"

他和阿姨就开始纷纷起哄，说我俩原来互相已经这么了解了云云。

我只能娇羞得"哎呀哎呀"叫唤个不停。在感情面前，好像每个人都是少女。

12. 训斥

中午，我正码着字，突然被窝里钻进了一个人。按照这个述说顺序，又该是易桑。哦！天真的大家伙儿！这又怎么可能呢？是小浣熊。

她默默地在我身边躺下，我默默地用被子把她裹住。

我知道她心里非常不好受，午饭时间，我和晨晨在她和她妈妈隔壁桌，听到她妈妈一直在训斥她，原因只是她点了外卖。

我真的很想对小浣熊的妈妈说些什么，她对小浣熊实在太苛责、太不体谅了，时不时就破口大骂，动不动就怨声载道。但别人的家事，外人又实在难以插手。

小浣熊躺在我旁边开口说："为什么就不能稍微考虑一下我的感受？"

我不知道怎么安慰她，只能抚摸着她的头发说："妈妈是爱你的，只是表达方式不对，你要转换思维去看待这件事。"

她说："她不喜欢我，她只关心我妹妹，她想把我关死在这儿。刚才她想睡午觉，也不管我有没有睡着，直接把我推下床，想自己上床睡。普天之下有这样的妈吗？"

我嘴上说："你要明白，每个人表达爱的方式是不一样的，她的方式与你期望的不一样，不代表她不爱你。"但心里也想着："天底下还有这样的妈？！"

13. 悲剧

她继续轻轻地、慢慢地诉说着，最后我用额头抵住她的额头对她说："小浣熊，我们都很喜欢你，我们每个人都很喜欢你，这就说明你值得被喜欢。你妈妈是你的妈妈，血浓于水，你为什么就不能相信你妈妈喜欢你呢？"

她缓缓移动着脑袋，翻身把头埋在我怀里，隐忍地哭起来。我抚摩着她的头发，感受到她瑟瑟发抖的小小的躯体和冰冷潮湿的眼泪，心脏都震颤了。

哭完以后，她走回房间，她妈妈已经拎包走了。再回来时，她又挂上了惯常笑嘻嘻的笑容对我说："刚吃了瓜子，心情瞬间就好了。"

我笑着说："食物永远是第一治愈力是吗？"

她说："嗯啊。"

我无奈又心疼，满心酸楚地想着：人间有些悲剧，你真的只能眼睁睁地看它发生。

14. 调侃

我每天的日常，除了吃喝拉撒、串串门、拉拉家常，就是被各种叔叔阿姨、阿公阿婆轮番调侃。调侃的主题当然是他们口中的帅小伙——易籴。

有一天，我终于突破了他们的包围圈，跟他们说：“我俩真的没什么！”然后小跑出病房。

等我回来后，病房的两个阿姨一左一右把我架住，语气激动地叫我解释清楚。

我一头雾水说：“解释什么？”

她们兴奋得一点都不像抑郁症患者，口气激昂地指着桌子说：“你看看！这到底是什么？！你怎么解释？！”

15. 爱心

我一看：一块蛋糕和一杯牛奶。我当即明白过来，是易衾送过来的。

我觉得易衾铁定有病，竟然在人多眼杂的病区，光明正大地把东西送到我病房里来了。

我本来想说“朋友间送送东西也很正常”，但又觉得这种说辞实在做作，于是索性沉默不语。各位叔叔阿姨、阿公阿婆兴奋得跟他们子女找到了对象一样“叽里呱啦”个不停。

然后，我被叫去做治疗，蛋糕和牛奶则被每一个来病房看我的人一人一口、一人一口地瓜分完毕了，他们非常有良心地给我留下了最后一口蛋糕，好像在说：“你看！我们可没有吃完哦！”

最后，我拿起叉子，吃掉了最后一口蛋糕。然后发现了牛奶杯上的“爱心”符号。

16. 尴尬

“蛋糕牛奶”事件发酵以后，我觉得非常尴尬，我不知道该怎么面对易枀。

其实不止一个人问过我对他的真实感觉，但实话实说，我和他妈妈生一样的病，我压根儿没想过我俩能有啥。

虽然每个人都说“不搭界”，但沉重的病耻感实在让我无法认真思考这个问题。

况且“井浅河深，齐大非偶”，即便仔细考虑，我俩要面对的问题也实在太多了。

17. TF 口红

我开始有意无意地躲避易枀，他发的微信我也不回了。但我又觉得这也不是长久之计。我想了想，还是坦坦荡荡更好些，就用“这是朋友之间的关心”这样冠冕堂皇的理由来说服自己。

于是我在微信回他：“Can I smoke？”（我能吸烟吗？）于是往晾衣室的卫生间走，没想到他已经在那儿等着，并示意我进去。

我一个箭步闪进去他却一个箭步走了出去，我以为他不想沾染烟味惹怀疑，就安心等着他给我递烟。结果他一手给我递了什么东西，一手从外面把门关住跑掉了。

我下意识地觉得他给我的肯定不是烟，不然他跑什么？然后“啊啊”叫着往手掌里一看：

一支 TF（Tom Ford，汤姆 · 福特）口红！

18. 色号

我觉得直男买口红是件很微妙的事情。我想，他们不懂色号，一般会问卖家“哪个卖得最好？”或者“最流行的是哪个颜色？”

然后就买下哪支。

不然怎么解释他们送的都是同一个色号？嗯，我前男友也送了我一支一模一样的口红。

我有点哭笑不得，走出卫生间去他妈妈房间找他出来，他还有点害羞的样子。我非常直白地跟他说：“实不相瞒，我有一支一模一样的。”

他不好意思地笑着。然后我发现，我们在一起聊天的时候，走廊的每个病房里都探出了一个头。

八卦之心在病区的走廊里熊熊燃烧着。

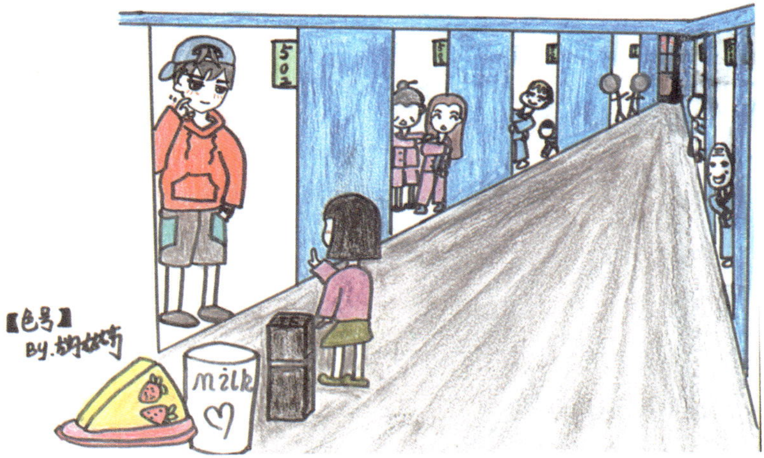

“实不相瞒，我有一支一模一样的”

14

一根“老油条”

1. 观察

住院的日子无限期延长，出院的日子又遥遥无期，让人望眼欲穿。

我从初来乍到的病院新人，慢慢蜕变成了油里油气的“老油条”，觉得病院的一切法则规矩、生存之道尽在我掌握。

百无聊赖之中，我一边观察着自己和病友的状态变化，一边挖掘着病院的种种新鲜趣事，时不时还突发奇想闹个“小祸事”，我那具被抑郁症排挤走的天马行空、活泼好动的灵魂，终于开始“班师回朝”了。

2. 早醒

现在是北京时间凌晨 4 点，我又开始早醒了。

我的医生告诉我，早醒也是抑郁症的典型症状之一，而且是非常重要的判别标准。好吧，又是典型症状，反正所有的典型症状都是为了表明：我这是典型的抑郁症。

凌晨的绝望感来势汹汹，我躺在病床上翻来覆去。各种凌乱、恶心，让人不安的画面在脑海中轮番上演。我确定，在1月的早晨，我又失去了睡眠。

也罢，我不睡总行了吧？然后我发现，原来病院的医护人员每隔一小时就会巡查一次病房。

3. 记忆

我不知道是抑郁症的影响，还是药物的副作用，我的记忆力衰退得更加严重了。

我在病区开始不停地丢东西：水杯、牛奶、发绳……我完全记不起它们去了哪儿，也不知道它们为什么会失踪。

有一次我去洗澡，拿着新旧两套病服，竟然完全想不起来哪套是新的，哪套是旧的。然后我随机抽取了一套，最后回房的时候才发现，我的旧病服安安静静地躺在我的病床上，我错拿了别人的病号服……

有一次，我朋友跟我说，她昨天给我来过电话，我却一点儿印象也没有，更记不得我们在电话里说了什么。

而在和她们聊天的过程中，“我有没有和你说过……”成了我最常用的口头禅——我是真的一点儿也记不起来我有说过没有，就像谁把我的记忆硬生生挖走了一样。

忘性大，对于艰难的人生来说，也算是一种优点吧——我这样自我安慰。

4. 舞伴

病区里有一个病患阿姨，是我的舞伴。每次一见我，我俩就放肆地在走廊欢乐共舞。

但做完电休克后，她变得完全呆滞了，就像《飞越疯人院》里叛逆灵活的男主人公被做了脑部手术一样。好多人都说她做电休克做傻了。

而且，因为她妈妈擅自决定要她接受电休克治疗，丈夫并不知情，他们家里人常常在医院大吵大闹。

一天中午，我照旧热情洋溢地和她打招呼，她疲惫地抬起眼皮，愣了好几秒也没有回应，然后她紧紧抓住我的手说："你……陪我聊一聊。"

5. 名字

我扶她回到病床，我俩静默着。突然她慢悠悠地问我："你是谁？"

我说："我是小左。"

然后她又问："那我是谁？"

我说："你是我阿姨。"

她慢悠悠地比画着，问："我是你阿姨吗？"

我觉得她有所误会，立马解释道："你是整个病区年轻人的阿姨。"

她说："是吗？"

我俩又静默。

她说：“我好害怕，我糊涂了。这个世界，我不知道该相信谁，我不知道谁说的是真话。”

——这是我听过她说的逻辑最正确、结构最完整的一句话了。我由衷地同情她，当即动情地竖起三根手指，对她发誓：“不论别人怎么样，我，绝对不会骗你，我说的，都是事实。”

她语速缓慢地问：“是吗？”我坚毅地回答：“是。”

然后她问：“你认识我吗？”

我点头：“认识。”

她又确认了一遍：“真的吗？”

我说：“真的。”

然后她慢慢地问道：“那我叫什么名字？”

实不相瞒，我僵硬了，发誓的三根手指尴尬地石化在空中。病区里，虽然每个人的名字都被护士站叫来叫去，但是病人与病人的相处中，似乎有一种不成文的规定，不问其名。我自然也不知道这位阿姨的真实姓名。

我哆哆嗦嗦地回应：“你……叫……阿……姨。”

她说：“哦……这样啊。”

——世界上的可怜人太多了。一个失去记忆、逻辑紊乱的人，毫无防备地、赤裸裸地被扔在这个现世，她该怎么去面对这残酷阴鸷的世界呢？

6. 伎俩

我做了一个伟大的决定：我决定不再晚上 7 点半就吃药了。

病院规定晚上8点入睡。7点半吃完药后，过20分钟左右，你就会突然四肢酸软，然后立马陷入昏迷——多么神奇的药效啊！

为了能多享受几小时的夜晚好时光，我决心躲过监察吃药的护士的眼睛，晚些再吃药。

吃药时，护士把药倒在我掌心，我用手掌夹住药片，往嘴上一拍，接着喝水假装咽了下去，然后张嘴给护士检查。竟然成功了！我为自己想出了这样一个妙招沾沾自喜！

结果第二天，因为排我前面的阿婆拒绝吃药，护士变得格外警惕，我的伎俩也被拆穿了。

从此，我被护士们打进“吃药黑名单”，每个护士看我吃药时，都会摆出一副“我看你还有什么花招”的表情。我每次都贱兮兮地跟她们说：“哇！又可以吃药了好开心哦！”

唉，失算。

7. 诅咒

我每天3点半准时醒来，干躺到天亮。只要在黑暗中一睁眼，我就知道，3点半了。

我和我的丑主治医师说“我可能中了什么诅咒”。但我后来细细分析，觉得这和我太早入睡不无关系。

为了一觉睡到大天亮，我最后依旧决定晚些再吃药。

我向丑医生述说了我的想法，他竟然欣然同意了！这一点上，我很感谢他，但我依然觉得他丑，毕竟他太讨厌了。

晚上9点，我走出病房向外望着，发现只有守夜人和我醒着。

我终于成为病院里最晚睡觉的人，我很骄傲。

8. 停水

第一次晚上 10 点吃药的夜晚，我非常嘚瑟，躺在床上玩着手机，滚来滚去。

等差不多到了 10 点，我开始准备洗漱。当我打开水龙头时，却发现一滴水都没有流下来。晚上 8 点后停水！我惊了！

我真是忘了，这是病院，不是我家！

然后我环顾四周，发现唯一有水的竟然只有马桶。

我绝望了。

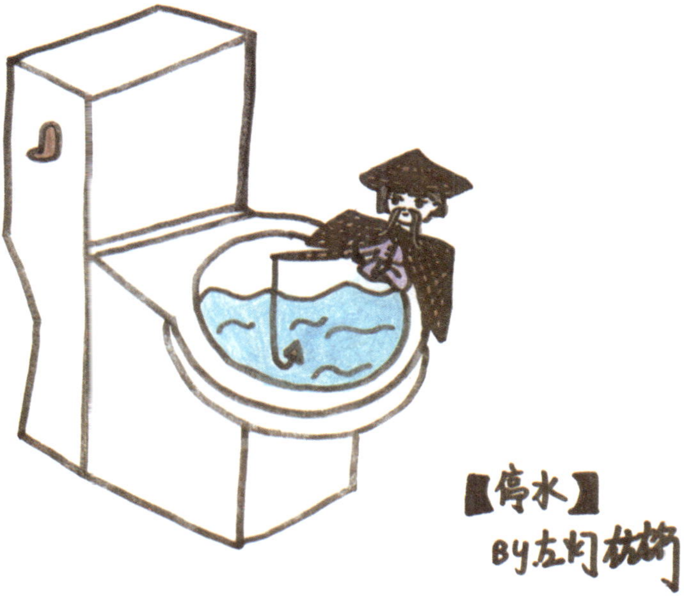

我环顾四周，发现唯一有水的竟然只有马桶。我绝望了

9.“特警”

你要想尽快出院，不二法门就是：承认自己有病，然后配合治疗，积极吃药。

那些硬说自己没病的，往往是病得比较重的。在我们病区，所有不承认自己有病的，要不就是长时间出不了院，要不就是直接转去了更严重的病区。

我看见过一位躁狂症的阿姨被拖走的场景，具体操作是这样的：

阿姨拒不承认自己有病——所以阿姨坚决不吃药——护士报警——“特警”出现——强迫吃药——阿姨拼死抵抗……

最后，阿姨就被“特警”一左一右架到更严重的病区去了。

虽然阿姨一直痛苦地呼喊着她老公：“×××！救我！救我！”也依然没有改变被拖走的事实。

我爸说：“你要拒绝治疗，医院有一百种方法让你服从。”

我深以为然。

10. 监控

我前面说过，我非常讨厌我的主治医生，俗话说日久生情，没想到都住了半个多月了，我还是一如既往地讨厌他，可见他有多讨厌。

可能是药效开始趋于稳定的缘故，这几天的早上我又开始不舒服，他来查房时看到躺倒的我，照例要说一顿。

有一次，他来查房时，我在剥橙子，他贱兮兮地说：“给我吃点啊。”

我义正词严地背对着他说：“不要，我要自己吃。”

他回：“你给我吃我也不能吃。”说着指了指房间上方的监控：“要是上班期间被拍到吃东西，就要扣500块。”

听到这个消息，说时迟那时快，我呼号着“程医生！吃橙子吧！”一个转身就把橙子往他嘴里塞，没想到被他一手打开了。

然后，连着好几天我都在琢磨，怎样才能把食物送到他嘴巴里。

11. 囚牢

我爸妈来看我了，在此之前，我的精神病院独居生活已经持续了一个星期。让我惊叹的是，他们几乎搬来了半个超市。不得不说，食物真的让我非常苦恼。所以我不但没有接受，还让他们把塞在柜子里的零食全部拿回去了。

之后，我还热情洋溢地把我妈带到主治医生面前，跟她说：“妈！程医生说我现在青春活泼！下星期就可以出院了！”

丑医生立马回话：“我什么时候说过？！”

我妈劝慰我说不要急要慢慢来。我气得边走边对丑医生吼：“程××！你给我等着！我下次一定要把东西塞到你嘴里！要你扣500块钱！不！每天都让你扣500块钱！”

旁边的护士和病患都哈哈大笑。我看医生路线行不通，于是开始做我爸的思想工作，并在二老面前活蹦乱跳了良久，结果他依然决定不能让我出院。

没想到，我表现得这么活力四射都没有打动他们的心，我到底还要怎么样，才能离开这个囚牢呢？

12. 味觉

可喜可贺。我开始恢复味觉了。

你们知道吗？所有食物对你失去吸引力，是一件多么可怕的事情。如果对吃都失去了兴趣，人生的意义就耗损了一大半。

所以，当我吃着粗糙的白米饭和不放盐的番茄炒蛋，感受着它们的每一寸风味的时候，感动得几乎要流泪。

它们开始有味道了，我的人生开始有意义了，我开始可以活下去了。

说不定还会活得很精彩呢。嘻嘻。

13. 赖床

我是病区出了名的赖床专业户。

真不怪我，早上 6 点起床，真的不是“反社会”？

其实，只要你脸皮够厚，可以禁受住所有人的“辱骂”，就可以一动不动地躺到中午。

以前，在我爸妈的监督下，我不得不拖着病体丧尸般地爬起来。

现在我“独居”，本以为我这样一个“孤寡老人”终于可以实现躺到天荒地老的梦想了，没想到我真的想得太天真了。

每天早上，我都要遭受来自护士、病友、医生的轮番攻击。每个人都会说“还躺着？”然后死拉硬拽地叫我去“吃早饭”。

我！真！的！不！想！吃！早！饭！

我！只！想！睡！觉！怎么他们就是不明白呢？！

有一次，一个护士姐姐硬要我出去运动，我委屈地抱怨道：

“护士姐姐！这么多躺着的人！你怎么就是不肯放过我呢?！”

护士姐姐回答：“因为你成功地引起了我的注意！”

老天爷啊！请放过我吧。

14. 越狱

易氽妈妈准备“越狱”。

得知这个消息以后，我非常好奇，易氽妈妈究竟准备运用什么好计谋脱身。

结果当晚，易氽要走的时候，管理员打开封闭的大门，易氽妈妈则穿着一整套病号服，大摇大摆地跟在易氽后面，准备非常自然地跟他出去。

——真是豪气冲天！

自然，结局是被管理员一把推了回来。

说起这件事，我和易氽都笑得不能自已。因为真的不是说表情若无其事，就可以隐身的啊！阿姨！

15. 苹果

小浣熊又来与我分享她的烦心事了。但这一次，口吐莲花的我也完全无法应对了。

因为她终于知道，自己的诊断是精神分裂症了。

“我妈一定要我承认，我就是精神分裂症，”她满脸怨恨地跟我说，“但我根本就没病。”

——精分患者好像会沉浸在自己的精分状态中，不知道自己在发病。

我不知道怎么劝慰她，胡言乱语了一堆“你的确没病”“你得承认自己有病”“有病治病”“只是提前预防”……

我已经尽我智商所能，把一切合理的不合理的都说了，但我不知道怎么告诉她你就是精神分裂的事实。

然后她又开始哭泣，好多人围过来安慰她。一个阿姨给了她一个苹果以示安慰，她边哭边执拗地掰起苹果来，旁人忙劝阻她说：“掰不开的，掰不开的……”

我一手打开了所有人的手大声说：“浣熊可以掰开！你们就让她掰！”

她不停地使着劲儿，不停地用着力，不停地变换着手形，不停地试了一次又一次，终于，“啪啦”一声，苹果被掰成了两半。

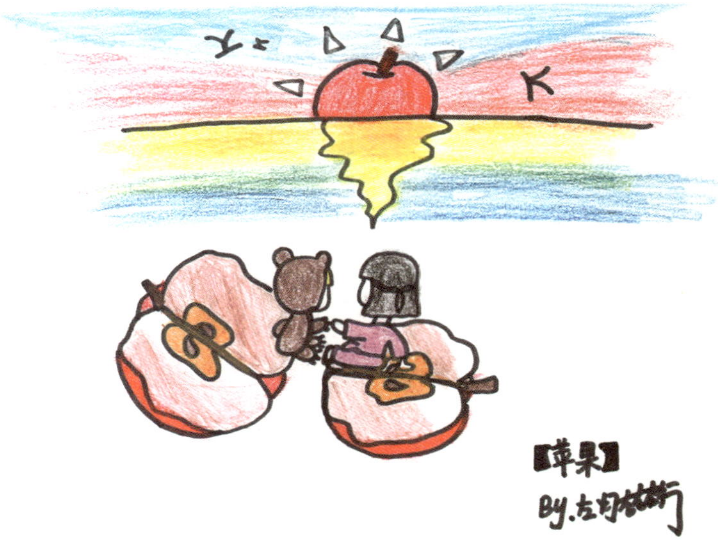

被小浣熊掰开的苹果

16. 伤痕

病区里几乎每一个人都有专属于自己的自杀故事。

割腕的、吞安眠药的、过量吃抗抑郁药的，形形色色，各式各样都有。

所以很多人手腕上，都有着或多或少的伤痕。每个人说起自杀的话题，都有或多或少的话可说，而对于如此种种，我们都见怪不怪。

我只能说，这真的体现了同病相怜。得病，痛苦，自杀，理解，所有的经历大家都相差无几。

我们都感受过彼此的绝望，触摸过彼此的心底。大家都是死过一次甚至是好几次的人。我们一起感同身受，一起“苟且偷生”。

今天，叔叔照例来我病房说道，不知是谁开的头，我们开始分享起了彼此的自杀故事。叔叔的自杀经历和我如出一辙，割过腕、吞过药、洗过胃；阿姨则是过量吞服抗抑郁药。

我们共同说着“太痛苦了，真的太痛苦了”“没得过的人真的无法理解”“真的觉得死了是种解脱”“所有人都在说坚强点，想开点，我一点都听不进去”“我想死，我就想死，谁都别来烦我”……

我们之所以如此惺惺相惜，是因为我们都懂得彼此。而对于抑郁症患者来说：懂，最难得。

15

约会吧！年轻人！

1. 怜悯

晨晨开始严肃地追问我对易朵的感情。

我依旧是那句经典的老话：他不能同时拥有一个患抑郁症的老妈和一个患抑郁症的女朋友。

对于我这个想法，晨晨、我闺密、病区的叔叔阿姨都予以反驳。但我还是固执地认为，这就是真理。

而且我一门心思认定：我要想活着，就不能触碰感情。人家谈恋爱要钱，我作为一个抑郁症患者，谈恋爱简直要命啊。

所以理智上，我不能选择喜欢他；但是感性上，这样优秀的一个青年小伙，我的确有点割舍不下。

我和晨晨站在窗边，她一脸严肃地问我："不去考虑这些因素，就问你对他是什么感觉？"

我也收起嬉皮笑脸，望着窗外说："我无法不去考虑这些因素。你明白的，我有病，还是和他妈妈一样的病，没有一个家庭能承受两个抑郁症病人。"

晨晨固执地坚持着："你就什么外界因素都不想呢？就谈感情。"

我回："好，我就谈感情本身。我觉得他被自己迷惑了，他对我，不是爱情，而是怜悯。"

2. 离别

心理学上说，悲伤的根本原因是因为离别。

晨晨要出院了。

——我的精神支柱又一次崩塌了。

晨晨走前的一整天，我都非常不舒服。她极力哄我开心，我永远就说一句："怎样都改变不了你要走的事实。"

晨晨走的那天，我默默站在她房间门口，听着她和她妈妈在房间里整理东西的声音。

当她穿着自己的衣服走向我时，我一下就泪崩了。我心里非常矛盾：一方面，我不希望晨晨走，她是我在病区最好的朋友；另一方面，我又希望她走，希望她可以健健康康地做一个吃饭、工作的普通人。

她也非常不舍，一直说着一定会来看我。在那道紧闭的大门开启之前，我狠狠地拥抱她，最后说了一句："一定要开开心心的，不要再进来了！"

然后她走了，像狮子回归森林，她也回到正常人的生活里去了。

3. 僵硬

晨晨走的一整天，我都很飘忽，心里像是被挖走了一大块，空虚得无以复加。

晚上，我向易籴要了一支烟，和他在晾衣室的洗手间一起吞吐起来。我说："晨晨走了，我好难过。"

然后他伸手摸摸我的头，就把手自然地搁在我肩上了。

我觉得气氛有点微妙，沉默地继续抽着，肩膀都僵硬了。

4. 吻

过了没一会儿，他抽回手，站在我对面，看着不停地哆哆嗦嗦的我。我说："看我干吗？"他也没说话，只是伸手紧紧握住我的手腕以期控制抖动。我笑着说："我说过了，真的不是我自己要抖的。"

话音刚落，他突然低下身子把嘴唇覆了上来，我吓了一大跳，不知道该不该推开。

我俩安静地接吻，我在这突如其来的状况下抖动得更厉害了。然后他的脸慢慢离开，为了避免四目相对的尴尬，他紧紧抱着我，然后低头在我耳边说："我在想，我这样是不是不太好？"

我怼他："不好你不也干了。"

他沉默着。

5. 沉默

我脑袋里掀起了一场头脑风暴：必须说些什么来阻止这一切顺其自然地行进下去！于是我说："你妈妈不会同意的。"

他依IE沉默着。

过了一会儿，他才说："你别抖呀。"

我说："你别忽略我的问题呀？！"

他还是沉默着。

6. 控制

事情不明不白地发展着，我甚至不知道我现在和易桑究竟算是什么关系。

我开始感到悲哀，别人不谈恋爱是因为考虑对方的种种条件，我不谈恋爱却是因为我有病。

我非常想问问易桑：你真的做好和我在一起的打算了吗？你愿意背负着我的一条命和我在一起吗？你愿意承担"你离开就等于我会死"的责任吗？

但我始终没问，因为我觉得连我自己都没做好打算。总之，我很纠结。我在想，选择困难是不是也是抑郁症的典型症状。

反正每天，易桑都会来；每天，我都要轮番被各位叔叔阿姨、阿公阿婆调侃；每天，他都会给我送东西。

我不懂易桑为什么这么喜欢送东西。今天是吃的，明天是杯子，后天就是蜂胶。

各式各样，五花八门。

以前，我非常不习惯收礼物，因为对我来说，接受别人的好意是一种巨大的负担。但不知怎么，现在收起他送的东西倒一点儿也不手软。反正他爱送，我就收着吧，要是拒绝的话，也很尴尬的样子。

毕竟他吻我的时候，我也没有推开。我还在微信里调侃他为什么吻得这么突然，好让他难堪一下子，没想到他倒是坦荡荡地说：“原本想控制一下的，但是没控制住，就这么简单。”

7. 不羁

我的状态终于开始转好，那个“今朝有酒今朝醉”的不羁女孩又回来了！

我想过了，管他三七二十一，反正和一个帅哥来一段病院情缘，无论怎么样，我都不吃亏。

来就来吧！

有一天，我看见易籴杵在他妈妈病房门口，于是便以迅雷不及掩耳之势躲进他妈妈病房的卫生间，对着他勾了勾手指。他一脸迷惑，不知我葫芦里卖的什么药，跟着走进卫生间。

然后，在他妈妈病房的卫生间里，我大胆豪迈地吻了上去。我看到易籴憋着笑。作案结束后，我迅速逃离案发现场，一溜烟儿似的跑出了他妈妈的病房。

事后，他微信我说：“所以，今天是我被强吻了吗？”

我回：“一报还一报。”

8. 约会

说得不好听一点，我和易籴开启了“偷情模式”。他老说，我们偷摸得像是早恋。

我总怼他：“自己多大岁数了不知道？还好意思说早恋。”

我们的约会模式非常固定：就是微信聊天或在病院里偷偷摸

摸地聊天。毕竟我不是“自由身”，什么看电影、吃饭、逛街完全是想都不用想。

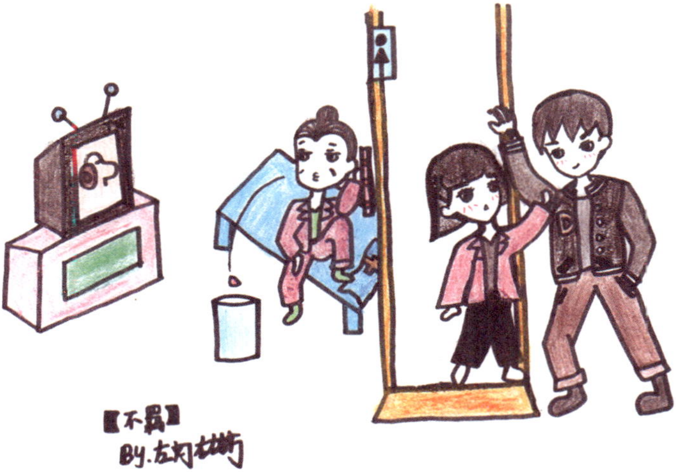

“所以，今天是我被强吻了吗？”

我们的约会地点也是固定得可怜—— 一间晾衣室的小洗手间。真是“病院虐恋”啊。

人多眼杂的时候，我就钻在小空隙里，他站在外面偷偷拉着我的手和我说话。在门外是看不到我的，所以有几个病号经过晾衣室门口的时候，就能看见易粂在对着空气说话。易粂很尴尬地说，在她们眼里，自己可能是个自言自语的神经病。

晾衣室开门的时间很短暂，所以大多数时间，我们的约会模式是这样的：他偷偷塞给我一个蓝牙耳机，然后在他妈妈的病房里陪着妈妈，我杵在他妈妈的病房门外，和他听着同样的歌曲和旋律，一站就是老半天。

好多人经过都会问："你干啥呢？一动不动站在这儿？"我都微笑着回："就站一会儿。"

谁又能看得出，我是在约会呢？！

9. 接收

今天中午的午休时间，他照例把耳机塞给我，然后说："你去休息会儿吧。"

我寻思，我和易枩妈妈的病房离这么远，蓝牙耳机根本接收不到啊。然后我悻悻地回到病床上躺着。

没过一会儿，耳边的音乐就响起来，我意识到了什么，一骨碌滚下床往门外望，看见他就蹲在病房外的门口。

一整个中午，音乐声都没有断过。一整个中午，他都没有离开。

10. 热情

午休结束以后，旁边的阿姨起身洗漱，一眼望见了蹲在门口的易枩。她"哎呀"了一声，热情洋溢地把他往我们病房里拉。我听到易枩"不用了阿姨！不用了！真的不用了阿姨！"的呼喊，又听到叔叔说："进去坐一会儿！进去坐一会儿呀！"

——又是叔叔？！怎么这种场合总少不了他？！

我屁滚尿流地从床上滚下来，冲到门口，死命地把易枩往门外推，嘴上着急忙慌地不停喊着："阿姨！阿姨呀！"

阿姨一边死拉着易枩一边回道："阿姨怎么了？阿姨叫客人进来坐一会儿！"

易余也慌不择路地说着："我走了！我走了！我去看看我妈！"然后立马突破包围圈逃窜了。

爱管闲事的大爷大妈们，实在是太恐怖了。

11. 幼稚

作为一位二十多岁的律师，我觉得易余有时候实在太幼稚了。

晚上，我用他给的蓝牙耳机在他妈妈的病房门口听音乐，他也走了出来，我们非常默契地留出了一大段做作的距离。

然后有一个男病友来找我说话，我耐心地回应着，忽然耳机里的音乐声瞬间放到最大，我吓得立马偏头把耳机摘了下来。

我对着易余怒目圆睁，他诡计得逞，始终低着头，憋着笑。

都老大不小的人了，到底幼不幼稚啊。

12. 方式

我觉得易余对我可能真的是怜悯，是一种哥哥对妹妹的怜惜。因为他每一次吻我，都是温柔的、蜻蜓点水的一下。

——我请问这哪是成年人之间的接吻方式？至少也该是个热烈的舌吻啊！

这让我不甚开心。这还让我想到了晨晨走之前的一件事。

当时，我们三个在窗边扯皮。晨晨突然对我说："我突然有一种……""和我上床的冲动？"我接着她的话茬往下说。晨晨笑得前俯后仰，连说："屁啦屁啦！"

不知道是不是受了这件事的启发，在晨晨给我看的她和易余的私聊记录中就有一句，易余说："我只希望她好，我甚至一点儿都不想和她上床。”

易朵一点儿也不想和我上床，这让我更不开心了。

13. 想念

我非常想念晨晨。

连病区里的叔叔阿姨都说，自晨晨走后，我整个人都变得冷清了。

在我们仨的微信群里，我和晨晨说，你能不能在你妈面前，把头埋进马桶里狂喝水，再进来陪陪我？她笑着问我具体怎么操作，我给她支了个着。我让她叫她妈妈来看，准备就绪后，喊着“妈！妈！你快看我！”然后一头埋进去。

她和易朵狂笑着，不知道我说的其实是真心话。

晨晨啊，我的晨晨，我既希望你身体健康，又希望你在我身边。自古感情事，真是难两全啊。

14. 苗头

我有预感，易朵的妈妈和姑姑已经采撷了一些苗头。他妈妈我是不担心的，即便我和易朵在她面前狂吻，做完电休克的她，第二天也就忘得一干二净了。

我害怕他姑姑，所以明里暗里，我都把姑姑设定成棒打鸳鸯的角色，即便他姑姑为人十分温和、亲切。

不知怎么，我就是坚信：易朵的家人是绝对不会再接受一个抑郁症患者的。

15. 抓包

一天，易籴躲在晾衣室里，我在旁边的走廊和他一起用蓝牙听着歌。突然，他妈妈和他姑姑向我的方向走来了。我立马用手势示意易籴避一下。结果这时候护士站广播响起：“易先生，你的外卖到了，请到护士站来拿！”

我和易籴立马望向彼此，顿时无语。

易籴妈妈朝着晾衣室里喊着：“易先生！为什么躲在这儿！快去拿外卖了！”

易籴非常尴尬地从晾衣室里走了出来，我不想接受盘问，也一溜烟儿似的跑开了。

事后，叔叔跟我说，我俩行事一定要谨慎些，他妈妈和他姑姑显然是察觉到了什么，刻意来抓我们的包的。

6 不能死！不能死啊！

1. 托管

我想在病区开一个托儿所，因为莫名其妙的，好多家长都把他们的孩子或者亲眷托付给了我。我跟易粲说：“再这样下去，我就要收费了。”

我大概理解他们的心理，因为精神病人本身状况不稳定，需要有人监管。但有时出于种种原因，他们无法 24 小时陪在身边。这时候，他们就会来拜托我。

为什么会选择我呢？因为他们说，我每天蹦蹦跳跳、快快乐乐的，是病区的“开心果”，对他们孩子的疗愈有积极影响。

各位叔叔阿姨、大哥大姐，我也是抑郁症患者啊！怎么，就因为是“微笑型抑郁”，你们就可以这么轻松、愉快地把亲人托付给我吗？而且你们不知道，我正忙着谈恋爱的嘛！

我爸说，这是好事，就当给医院做点贡献。易籴说，反正闲着，权当做义工好了。

——精神病人在精神病院当精神病人的义工。那我很棒哦！

2. 姐姐

虽然病区里的日子日复一日，但是因为是精神病院，依旧每天“乱象丛生”，每天都有各种怪力乱神的事件发生，我们每个人也都见怪不怪了。我跟易籴吹嘘说“我也是个见过大世面的人了”，反正以后无论遇到什么事，我都可以宠辱不惊了。

而这几天的爆点围绕着一件惊天动地的事，那就是：我阻止了一次自杀。

那位爸爸得癌症、弟弟瘫痪的姐姐，大家还记不记得？这位姐姐的病情越发严重了。

她开始出现幻听，滔滔不绝地重复说大家都讨厌她，她最没用，她就应该去死。

3. 离婚

今天，她老公找我聊了一会儿她的病情。结果，姐姐说她听到了我们的谈话，她听到她老公和我说要跟她离婚。

我！们！根！本！没！说！过！呀！

我劝慰道：“姐姐呀！我们没说过这样的话！你老公怎么可能跟你离婚不要你呢！”

她却一口咬定说：“我真的听到了！你们不要瞒我了！像我这样的人！谁会要啊！”

后来有一次，我在她面前掏了个手机，她就质问我说，是不是把她发疯的视频传到了朋友圈。

惊恐发作时，她会疯狂抽搐。她老公还告诉我，姐姐晚上会闭着眼睛自言自语，两手还不停地腾空扒拉着什么，而对于此，她本人一点儿印象都没有。半夜的时候，她会高声尖叫，但尖叫声对我们病区来说是家常便饭，我们都能泰然处之了。

我明白，这一切都是生病的大脑在对她发出错误的指令，与她无关，但这也真是苦了她老公。我也明白，我的一切劝慰都是没用的，她一定要好好吃药，好好治疗。

4. 爆炸

姐姐的老公又把姐姐托管给我了。

他说他去和医生沟通一下治疗措施，让我帮忙看管两分钟。

我无法拒绝这样的要求，想着两分钟就两分钟呗，两分钟能出啥事。所以说，生活真的就是艺术，就这短短的两分钟，就能爆炸出一个巨大的火花。

我在姐姐的病房门口伫立着，看着她目光呆滞、生无可恋地呆坐着。突然我看到走廊尽头的弟弟，蹲下身子抱着头。

他要发作了！我吓得立马跑过去，扶起他一看，原来是他玩闹的时候磕到了鼻子，伤口在汩汩流血，我快速拉起他奔向护士站。

就这么一会儿工夫，姐姐从病房里跑了出来，我又吓得立马冲到姐姐面前问她要干什么。

5. 药包

她逻辑混乱地一直嘀咕着“房间、房间”，最后走进一个房间，拿出 iPad 说要看她儿子的视频，结果却怎么都登不上 QQ。

然后，精彩的剧情上演了。她一手抓起旁边的药包，就要生吞自杀！我吓得三魂七魄都散了，不顾三七二十一地一下子把她扑倒在床。

我一边用手捂住她的嘴，一手试图抢过她手中的药包，一边大声呼吼着：“给我！你给我！”一边喊着：“易粲！易粲！你快来！”按照偶像剧的剧情，这时易粲应该英姿飒爽地出现，拯救我于水火。

然而并没有。易粲这个猪一样的队友在关键时刻不知道跑到哪儿去了。

6. 哮喘

我继续不依不饶地和姐姐“搏斗、厮杀”着，她用力把头埋进被子，一副想要闷死自己的样子。

我在捂住她的嘴的同时，还得不停地搬起她沉重的头以防她窒息。

“不能死！不能死啊！千万不能死啊！”——我心里不停地号叫着。

救星易粲终于出现了，他冲了进来，吼着：“你让开！”然后一把把我拉开了。一瞬间，我视觉感知力急速下降，情绪沸腾到极点，我大口大口地哮喘着，旁边有人一左一右搀扶着我，一群人把门口挤得水泄不通，在这样的兵荒马乱中，我努力控制着自己。

感知力恢复一点的时候，我听到弟弟的妈妈对我说着：“深呼吸！深呼吸！”

我不断地调整着呼吸节奏，最后一头栽倒到弟弟妈妈的怀抱里。她紧抱着我，一直说着：“深呼吸……深呼吸……”

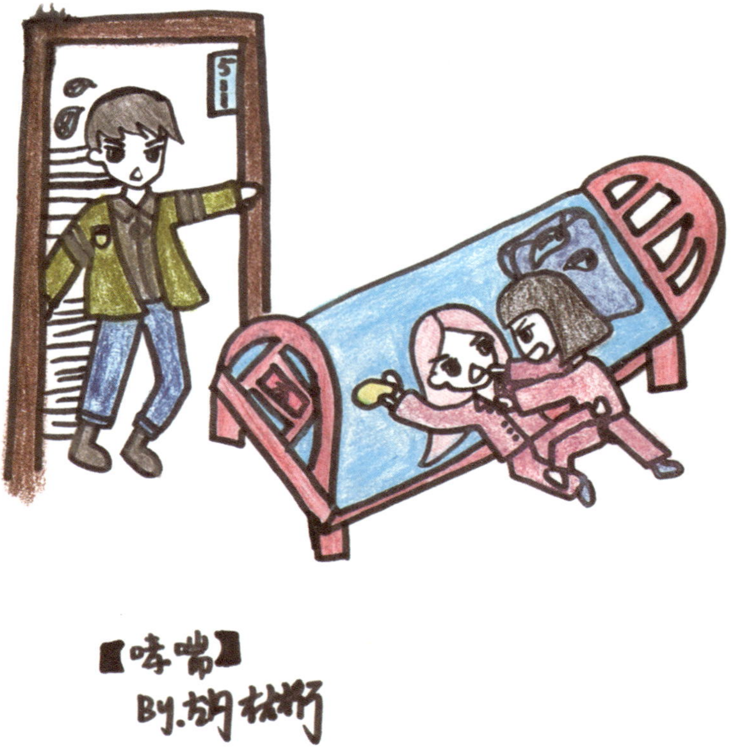

生活真的就是艺术，就这短短的两分钟，就能爆炸出一个巨大的火花

7. 酿祸

在弟弟妈妈的怀抱里，我终于平复了下来。我很庆幸，我可以控制自己的发作了。但我始终控制不了自己的抖动。我已经抖到视觉可见了。

易粲的姑姑把我拉到角落，叮嘱我以后不要再和他们接触了。我的逻辑理解能力已经停滞了。无论谁跟我说什么，我都只能呆若木鸡地“嗯”或者“啊”。

我坐在弟弟的病床上，觉得一切都是我的错，这一切都是我一手造成的。姐姐的老公赶过来，我甚至不敢看他的眼睛，我们对着彼此不停地说“不好意思”。

我好内疚啊，我是这起事件的始作俑者。我是个酿祸者。

8. 确认

我一一谢过安慰我的人，穿越人流独自来到大厅，电视里正播放着《新闻联播》，我一动不动地盯着电视屏幕，觉得整个躯体都被谁按下了暂停键。

姐姐的老公过来向我道歉和道谢，他说：“真的对不起，吓到你了。谢谢你救了她一命。”我强打精神摆手说：“应该是我不好意思，没看管住她。”

然后他就去处理事情，我依旧一动不动地呆坐着。不知道过了多久，小浣熊在我旁边坐下，一脸关切。

她问：“你没事吗？”

我苦笑着，说没事。

她沉默了一会儿，说：“你老是劝导别人，那谁来劝寻你呢？”

我听罢，同样沉默了一会儿，说：“没事儿，浣熊，我没事。”然后继续转头盯着《新闻联播》。

我想到刚才姐姐的发作和自己的发作，又把事实确认了一遍：我真的是个彻头彻尾的病人。

9. 清醒

易汆可能想安慰我，但在众目睽睽之下，他也只能对我袖手旁观。

这件事情开始触发连锁反应，我的反应触发在易汆身上。我想，我应该明确地认识到，我是个病人，我无法和他在一起。

门禁时间到了，走之前，易汆和其他人一起，一直围绕在我旁边，他始终一副欲说还休的样子。而我始终故意偏着头不看他，望着远处封闭的大门。

睡觉的时候，我才打开手机，看到了他的未接来电和微信消息，我想，总归有面对现实的这么一天的。于是，我终于把心中所有的芥蒂开诚布公地告诉他，希望他清醒地认识到，我们并不合适。

10. 记录

以下来自我和易汆的微信聊天记录。

> 易汆：“你有事没事啊，别去多想了啊，听到没？”
>
> ……

易籴："R U OK？！"（你还好吗？！）

我："我没事，但我仔细想了想，我俩可能真的不太行……你不能同时拥有一个抑郁症的老妈和抑郁症的女朋友。"

易籴："好啦，没事就好！你先别想那么多。你知道吗？我现在就想你能往好的方向发展！我希望你可以开开心心的。"

我："你也看到了，我是个病人。"

易籴："好啦，你还那么小。"

我："那你也看到了，我是一个小病人。"

易籴："所以你才需要我。你真的不要有什么压力，因为我觉得你真的可以走出来。"（然后，他以为是姑姑扮演了中间角色，给我灌输了什么话语，提醒了我与他之间应该保持距离。）他严肃地问道："我姑姑刚才跟你讲了什么？"

我："没有，没事。"（其实真的没有，但易籴对此这么敏感，让我总是多心地想：是不是他家里人因为我的病情给他说了些什么。）

易籴："我就知道。我猜到了，听着，左小姐，我喜欢你，我现在做的一切都是想你能快点好起来。除非你觉得跟我在一起时会抵触、不自在，那我马上离开。我不想很多，我甚至不用你做我的女朋友，我知道你的顾虑，我不给你这方面任何的压力。没有关系，至少我知道你不讨厌我，我知道我自己真心想对你好，就好了。我们共同的目标是一致的，不是吗？"

……

易籴：“打字很累的！你给我点回复好吗?！”

……

易籴：“不回复别人是很不礼貌的事情知道不？小心我把你两根烟都抽掉！”

我：“首先你必须明确你对我的感情，是不是受了环境的蛊惑。至少在我看来，你对我真的只是怜悯，远远够不上喜欢。其次，我真的是个病人，你也明白，感情对我来说，是致命的。你愿意背负着我的一条命和我在一起吗？我明白，抑郁症无法根治，很容易反复，你家里人也没办法再给你掺进一个抑郁症病人。我承认我喜欢你，但是有太多问题就明明白白地横亘在我们面前。我觉得我们都无能为力。”

易籴：“首先，我一定要跟你明确，我对你根本没有任何的怜悯之情。我觉得你很吸引我，你的性格、说话方式，让我觉得你对我来说，真的很特别。”

我：“你为什么要避开长相这一点？”

易籴：“……”

我：“难道相同的性格、说话方式，安到郭德纲身上，你也能接受吗?！”

易籴：“我觉得你的美，已经不用再强调了。”

我：“我不知道怎么讲，我是真不懂。”

易籴：“不懂什么？”

我：“以前大家都看到我表面开朗活泼的样子，会喜欢我也就罢了。你分明就知道，我本质其实就是个彻头彻尾的抑郁症患者，你还能喜欢我。我不知道为什么，到底是什么蒙蔽了你的双眼？”

易衆：“你可能自己不知道，但是你真的很吸引人，这就是你的魅力吧。”

我：“易衆，你真的需要清醒一下。我是真的抑郁症患者，而且是真的会自杀的那种。”

易衆：“你再给我提‘自杀’两个字试试！你再给我提我先把你给杀了！”

我：“你杀呗，反正我也没多大兴趣活着。”

易衆：“其实我知道，你是为我好。虽然我不知道你是不是真的喜欢我，但我能感觉到你不讨厌我。我不需要你现在就做我的女朋友。如果真的能让你每天开开心心、健健康康的，你即使和别人在一起我也会很欣慰。说得好像自己很伟大，但是确实是这么想过。”

我：“你的夜宵时间到了。”

易衆：“我以后稍微收敛点。这样你也不会有太大的舆论压力。”

我：“你这舆论压力说得我有种自己在当明星的错觉。”

因为记忆力快速衰退，我常常想不起他的脸，他就发了一张自拍，让我想不起来的时候认认脸。他会对我说：“现在你不会忘了我长什么样了吧？”

说实话，我是真不知道他喜欢我什么，放在以前，我装着活泼开朗的样子，或者耍耍小手段，加上长相不算差，的确吸引过几个瞎了眼的。

但现在，我和他相识的时候就已经坦诚相见了，我赤裸裸地站在他面前——我是个消极、阴郁的抑郁症患者。

“要是知道了真正的我是怎样的人，他们就会离开我。”

而他首先看到了真正的我，却仍然毅然决然地决定喜欢我。我没法说服自己相信这一点，于是我坚信，这是不可能的。

7 日常琐碎：哀伤与“确幸”

1. 镜子

整个病区都找不到一面镜子。连我的粉饼也因为有镜子而被护士没收了。这可为难了我们这些注重形象的青春少女。

所以，所有可以反光的东西都被利用了起来，手机、玻璃、消防板……

我习惯用 YSL 的口红镜面完成我的梳洗打扮工作，每当这时候，我就会和大家埋怨说：“连个镜子都没有，我都忘了自己长什么样了。”

这里的一切好像都是为了避免你自己琢磨自己，为了让你忘记自己，也忘记自己存在的意义，然后乐呵呵地活下去。

2. 可爱

我是整个病区最花枝招展的人。

因为即便住了院，我还是没有忘记把一整包化妆品带进来。

初期，觉得人生了无生趣之时，化妆包在那里躺到落了灰。现在我有所好转，这些化妆品终于开始有了用武之地。

在所有化妆品中，大家对口红情有独钟。整个病区的女人，下至 15 岁的青春少女，上至 60 岁的银发阿姨，都往我这边来抹口红。

其中最可爱的当数我隔壁床的阿姨，阿姨 62 岁了，自从我给她抹了一次口红，她被众人盛赞“好看”以后，她开始偷偷取用我的口红。

午休结束，她偷偷跑到我柜子旁，偷偷摸摸地打开化妆包，偷偷拿口红“补补妆”。

我完全醒着，动静听得一清二楚，而且她的影子也真的是分外明显。但怕她尴尬，我一边憋着笑一边假装睡着，佯装着对一切都毫不知情的样子，心里想着：“阿姨也太可爱啦！”

怎样的人可以称作“可爱的人”呢？就是无论什么年龄，到人生什么阶段，都能对生活保持小乐趣和小热情的人。

3. 三色

我是病区唯一一个手握口红的人，所以，你在病区里看到的，永远是同一种色号，而她们唇上的颜色也永远来自我的化妆包。

自我妹妹和易籴又送了我两支口红以后，病区的口红色号终于变成了“三色可选”，大家的嘴唇上终于开始呈现缤纷的色彩。

我很开心大家都能用我的口红衬托出好气色，于是也经常呼朋引伴让她们随意取用。

久而久之，大家也真的都变得非常随意。我的化妆包开始到处游走。有时候收在柜子里，有时候放在柜子上，里面的化妆品有时在里面，有时候就放在外面。我也不清楚，究竟是哪位女士来取用了。最后，我索性把三支口红拿出来，排列在柜子上，省得她们再找。

就这样，大家都顶着不同的口红色号，招展在病区里了。

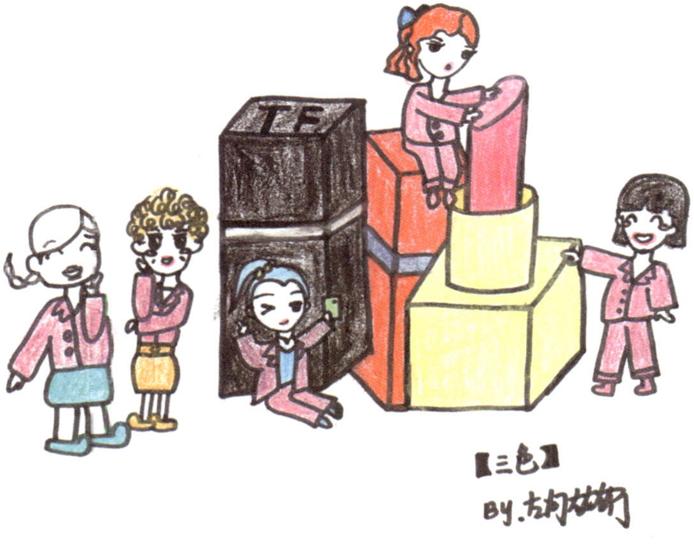

病区里的“花枝招展”

4. 被子

中年妇女的技能是满点的。

洗衣做菜、收拾家务，样样精通。我非常佩服同病房的两位阿姨，能把医院的被子叠得这么方正。相比来说，我就显得粗糙随意多了。乍然一看，我的被子都散发出一种“自惭形秽”的气质。

但所谓熟能生巧，我也渐渐掌握了其中的窍门，开始叠得有模有样了。我常常一边叠被子，一边模仿着电影《活着》里葛大爷的口气吊儿郎当地说：“唉，住院的这段日子，病没好多少，被子叠得大有长进。”

5. 球赛

NBA 好像永远都是男生间友谊的纽带，在生活单调的病区里更不外乎如此。

我不懂最近到底是有什么比赛，让易朵、弟弟、各位叔叔如此热衷。他们老是围绕在易朵的笔记本旁边，讨论着、呼喊着、惊叹着、应和着，好像彼此都认识了几十年的样子。

有一位叔叔即便打着点滴也不愿错过球赛，“身残志坚”地推着点滴杆到易朵房间边挂水边看比赛。我觉得那些高大威猛的球星看到这幅场景，应该会感动得流泪。

无论在哪儿，篮球可真是男人们的本命啊！

6. 坚强

我们都想过死亡，但我们又都不想伤害爱自己的人。这种矛盾，就是生与死的拉扯。

早晨依旧让我崩溃，要是再有一晚上的噩梦做催化，那种苦痛的感觉简直无以复加。

早上，我从梦魇中艰难地醒来，我爸看我状态不对就会立马跑过来拉住我的手。我死死捂住疼痛的胸口，痛苦地呻吟着。我爸紧紧握住我的手，一直在旁边劝慰着，鼓励着，坚定地说着：“加油！熬一熬！过去就好了！”

我生不如死地蜷缩着，咬着牙坚持着，最后难受到理智崩坏，艰难地吐字：“爸……爸……”

他紧张地问：“什么？”

“爸……爸……放……我……”

“放……我……走……吧……”

“你放我……走吧……”

你明白吗？抑郁症患者能披荆斩棘活下来，真的是一种坚强。而更坚强的，是无论如何，誓死也要留住他们的朋友和亲人。

7. 老干部

我爸找到了新乐子，就是和同病房阿姨的老公细数风流人物，剖析国际局势，探讨天下大事。

两位“老干部”天天分析着“海峡两岸”“中美关系”“一带一路”“毛邓主义”“孔孟之道”，从美国说到日本，从俄罗斯说到伊拉克，从航母说到高铁和核武器。

往往一方高谈阔论，另一方就连连称是。两人一副惺惺相惜的样子。即便出现分歧，也有一种“君子和而不同”的气氛。两人时而热血沸腾，时而针砭时弊，时而针锋相对，真是知己难求，高山流水啊。

8. 蝴蝶

我爸是“活到老，学到老”的忠实信奉者。闲来无事的时候，他永远捧着一本书。即便在病区，他也孜孜不倦地看完了三本书，这让只重温了一遍《傲慢与偏见》的我羞赧不已。

诗书果腹让他自然散发出一种智慧光芒，但弊端就是助长了他的迂腐书生气质。我爸讲起大道理来引经据典、旁征博引、振振有词，永远一副诲人不倦的样子。可以说，他的满腹经纶为他宣扬他的大道理积累了丰富的素材。

比如对于我得病这一点，他就坚信是因为我所受的挫折太少了。从这个点位出发，他常常和同病房的老爷爷一起“忆苦思甜”，内容无非也就是父母常挂在嘴边的以前那些苦日子有多苦，现在吃穿不愁的我们又是多么不惜福。

此外，我爸讲大道理最喜欢用的典例之一，就是非常老套烂俗的蝴蝶的故事。大体是这样的：毛毛虫破茧成蝶的过程中，一定要经过破茧的苦痛。有人心疼毛毛虫，给它的茧扩大了口子，结果没有经过破茧的蝴蝶因为翅膀无法充血，因此无法飞翔。颇有点“寒霜烈日皆经过，次第春风才能到草庐”的意味。借此得出结论：只有经历挫折，才能逆风飞翔！

像不像某本《中学生优秀作文素材一百篇》中才有的烂俗桥段？重点是，就这样俗到炸裂的蝴蝶的故事，被我爸引申为我得病的根源。他说，蝴蝶不能飞和我得这个病有“异曲同工”之处：因为我是被剖腹产的。

我的天！你们说他这是啥意思？！意思是我之所以会得抑郁，是因为我是直接被剖腹产，脑袋欠被挤吗？！

9. 饥饿

有一个重磅好消息：我终于感觉到饿了。毫不夸张地说，我真的想吞下整个世界。

无数的食物在我脑中播放着、旋转着，我什么都想吃，什么都吃得下。我想弥补这几个月对所有美食视而不见的亏欠。现在，我觉得病院里的饭菜都是人间至味，每餐都吃得津津有味。

然后我又重新燃起了对各种零食的热情。我和小浣熊像难民一样，天天捧着零食，一刻不停地胡吃海喝。而且吃相奇差，又急又快。我边吃边喊着：“再给我倒一点！快！”“快快！再给我倒一点！”“倒给我倒给我！快快快！”一边吃一边掉着渣，像是饿了十天十夜。

有时我的羞耻心突然回归，就说着：“不行不行！这样不行！要节制一点！要节制一点！”但是手和嘴一会儿也没停下。小浣熊就回：“不可能的不可能的，除非把这包给吃完。”

然后她说：“我怎么越吃越饿呀？！”我也回应着：“怎么我也是呀？！”然后继续“咔嚓咔嚓”地大口嚼咽着。

最后，小浣熊越吃越生猛，喊着“不行不行！我要离这包东西远一点！”就把零食一放，远远逃开了。

我们变成了病院的两只猪猡。

10. 感谢

和病区所有病友混得太熟，有一个极大的弊端，就是每个人都开始关心你的饮食起居。

“独居”初期，每位病友都担起了我爸妈的职责，一见我就问我:“吃饭了吗?”然后是雷打不动的“快去吃”“必须吃”“一定要多吃点”。每个人看见我,都要催我吃饭,像国人每天催着大熊猫交配一样。

讲真,我不胜其烦,但是为了不失礼貌,我只能笑着回应说“吃过了”“吃得超多”“一定会多吃点的”。

现在,在饥饿的驱使下,我越来越自觉了。他们像幼儿园老师奖励小朋友小红花一样夸我:“真乖”“好样的”“越来越棒了”,说得自己越发欣慰,有时还情不自禁地竖起大拇指。

我真想由衷地感谢一句:真是谢谢各位“爸爸妈妈”了!

11. 黑暗

我服了病区食堂的师傅。感觉他们做菜完全不挑食材,什么都能放进锅里炒。

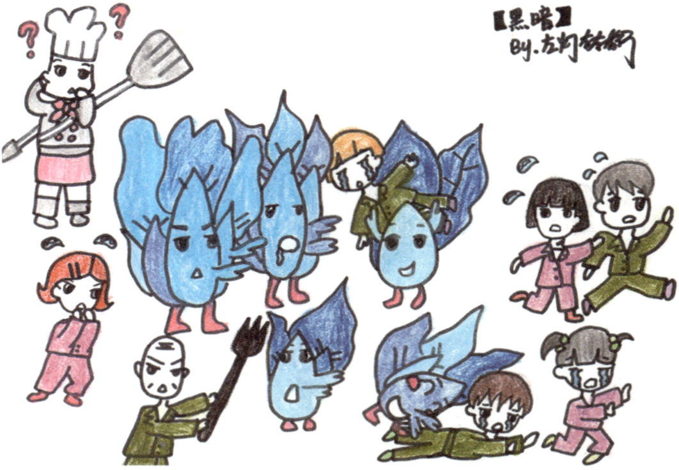

病院食堂的“黑暗料理”

今天的菜实在是太让人震惊了，突破人类想象力的一坨不知什么菜，穷凶极恶到发着幽幽的蓝光，跟大白菜中了毒一样，简直令人发指。

“这也能吃?！”我好笑又好气地呼号着，心里由衷地同情必须面对这些可怕食物的病友们。

祝大家早日出院吧。别再受这些“黑暗料理”的折磨啦。

12. 围巾

大家纷纷出院了。

先是我同病房的两位阿姨走了，我变成了彻头彻尾的“留守儿童”。再是我的爱宠小浣熊，接下来是神助攻叔叔。好多故事还没讲完，就纷纷画上了句号。

每一次，我都不舍地送别，所以我一次次成为被留下的那个人。我照例给每个人一个拥抱，祝愿每个人身体健康。小浣熊出院的那天早上，病院“万人空巷”，但因为行程仓促，我连拥抱都没有送上，这成为我心头莫大的遗憾。

而阿姨们不知如何言表自己的感情，就帮忙拨拨头发，理理衣服，重新戴戴围巾。就好像在说：“你要珍重啊！我为你整理好了行装，这条人生路上，我退场了，而你请务必一路顺风啊！”

18

“越狱”大法好啊

1. 网红

除了我，易朵的妈妈也是病区的一枚“网红”，因为她几乎每天都要越一次狱。

早上，她会豪爽地打电话给易朵，告诉他：“儿子，你下午不要来了，因为我早上就要出院了！”

下午，她就躺在床上跟易朵商量越狱的对策，一副志在必得的样子。

晚上，她就跟着要回家的易朵或者易朵爸爸，大摇大摆地穿着一整套病号服硬闯，搞得管门阿姨看到她都很害怕。

2. 心累

这个剧情每天都要上演一遍，因为电休克的缘故，今天的易朵妈妈老是忘记昨天的自己已经失败过一次了。她甚至老是问易朵“你是谁？”，还动不动蹦出“你在上高几了？”“你结婚了吗？”“你现在几岁了？”这些让人目瞪口呆的问题。

起初，易朵心头非常酸楚。我告诉他，这是正常现象，因为我在病区里跟人聊天，同一个问题每天都要回答同一个人好几遍。比如已出院的那位叔叔，他每天都要问我一遍“我住了多久的院？”，跟电影《恐怖游轮》里的循环世界似的。

后来，易朵也习惯了，只不过偶尔跟我无奈地说：“心累啊”“我真的好累啊”。更悲惨的是，阿姨每次都把计划的失败归因于易朵，易朵因此老被骂得狗血淋头。

他常常被弄得心力交瘁，只能哭笑不得地和我嗔怨：“我觉得我妈现在就跟个小孩子一样！”

我爸也老是向我播报易朵妈妈的新动向：“那个阿姨又要逃出去了！”“那个阿姨背起包就要走了！”“那个阿姨说今天一定要回家睡了！”

每天我都看着阿姨跟个小孩子一样在病区撒泼、打滚、耍无赖，每次都被阿姨的自信与豪气逗得哈哈大笑，我“未来婆婆”也实在太可爱了！

3. 泡汤

易朵妈妈心心念念地想“逃”出病院，这想法也勾起了我原本就蠢蠢欲动的心。

今天，我非常想吃薯片，易朵要下楼去给我买。我顿时心生一计，跟他说：“等等！我跟你一起去！”可是易朵一点儿都不打算带我玩，他直白地告诉我：“你出不去的。”

我说过了，我这人的性格就是：想达到的目的，头破血流都要达到。然后我迅速脱下病号服，从柜子里拿出自己的衣服换上，还特意戴了一顶帽子，压着帽檐，不管不顾地跟在易朵后面。

4. 破灭

我趿拉着拖鞋假装自然地走着，心脏狂乱地奔跳，一步一步靠近闭锁的大门，眼看着大门快要被打开了，我即将“越狱”成功了！

“小左！！！”一声来自背后的怒吼打破了这一切，护士竟然拆穿了我的诡计。

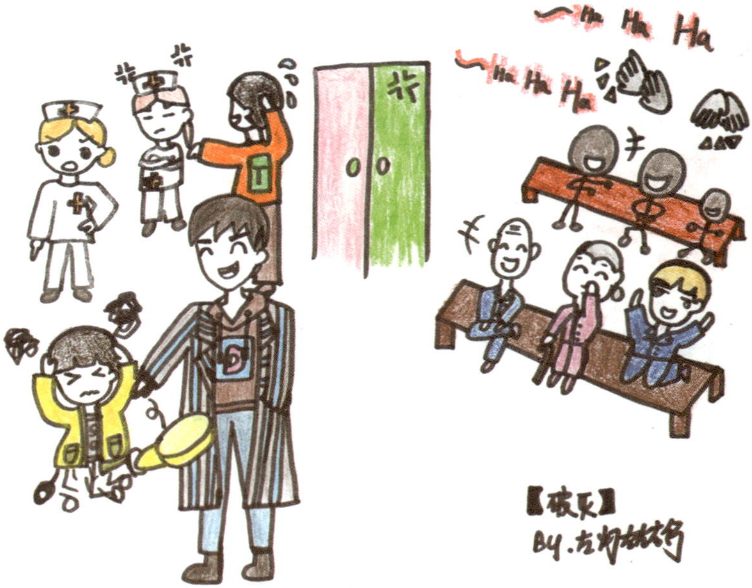

失败的“越狱”行动

——这都能认出我来？！你这是什么眼神啊！

我意识到大事不妙，立马回头摘掉帽子弯着腰假装着剧烈咳嗽起来，一边咳嗽一边奔跑，灰溜溜地跑回房间里去了。

大厅里目睹我“越狱”行动失败的叔叔阿姨们哄堂大笑。我的背后，笑声不绝于耳。

本来，我在病区的叛逆已经让护士头痛不已，加上“越狱”事件的推波助澜，我在整个病区更是无人不晓了。

5. 讨好

我的越狱行动引起了管门阿姨和所有护士的关注，她们都对我非常生气。

我谄媚地抱着管门阿姨撒了半晚上的娇，又敲背又捏肩的，她才展开笑容，跟我说：“知错能改就好。”我立马搭腔：“对对对！知错能改，善莫大焉！”

然后，在护士姐姐查门时，我屁颠颠地跟在她后面一直讨好着：“姐姐别生气啦”“姐姐原谅我吧”“姐姐是我错了”“姐姐看你不高兴我好难过”“姐姐求求你啦”……她终于回我一句：“你打算一晚上都这样缠着我吗？”

我坚定地说：“如果你不原谅我，我就一晚上跟着你！”护士马上开启教育模式，我非常“狗腿儿”地连连称是。最后，我把头往护士站一撑，露出奉承的眉眼向抓住我的护士拜托道：“可不可以不告诉程医生呀？……”

她冷冷地回：“不可能。”

……

好吧！竟然被程抓住了把柄，想到他明天居高临下的样子，我绝望地低下了我那颗高傲的头颅。

6. 过年

果不其然，第二天，程一看见我就一脸严肃地说："你昨天干坏事了。"

我立马挂上"亲切灿烂"的笑容凑了上去，一边"程医生，哎呀，程医生……"地发着嗲，一边给他做着按摩，还口是心非地说着："你今天好帅呀！真的帅到我啦！"这种昧良心的话。

他说："你别动歪脑筋。"

我嘿嘿嘿地笑着，说："怎么会呢？"

"配合治疗，年前我会让你出院的。"

——是啊，快过年了呢。

7. 前科

今天，又有个万众期待的放风机会。

广播通告这个好消息的时候，我正和易朵在小空隙里聊天。我一听到"要出去的病友到大厅报到"的公告，立马弹了起来，扔下易朵一脸雀跃地跑到大厅。

护士正在登记要外出的人员名单，我一直叫着："我我我我我我我！"然后护士看了看我，一字一顿地说："你，不，能，去。"

我！又！不！能！去！了！我在大厅又甩头又撒泼，旁边的病友也不甚理解，一直问我为什么。我大叫着："因为我有前科！！！”

我确信，一定是因为昨天的越狱事件，让护士们断定我“品行不端正”，所以才无法放我的行。易籴搀扶着他妈妈，放肆地哈哈大笑，我狠狠地泄愤式地打了他几下，无比委屈地跑开了。

气死我了！怎么就不能给“失足人员”一个改过自新的机会呢？？？

8. 罪过

我不止一次提到过，我是整个病区的“重点关注对象”。我知道，我的叛逆让全体医护人员头痛不已。连我爸都说，医院接收了我这样的病患，真是罪过。

所以无论干什么，我都被护士们列入特别关注名单。

讲真，别的也就罢了，她们天天盯着我跳舞，我是真受不了。

我也不止一次向她们强调：我是少女，真的没法跳广场舞。但她们就是死缠烂打，非要拉着我参与。

有一次，护士姐姐死拉硬拽地把我从床上拖起来，我以退为进，一边拉伸着肩膀一边念着：“哎呀！又要做操啦！好开心呀！”护士姐姐对我的表现非常满意，欣慰地去拉别人了。

还没走到大厅，我就立马折回，却看到护士姐姐也停下了脚步往这边看过来，我敏捷地躲在迎面走来的一个阿婆怀里，贼溜溜地伸出脑袋往护士姐姐那观察动静。

结果她也刚好转头，我被抓了个现行。我立马从阿婆怀里钻出来，继续拉伸着手臂往大厅走去，还做作地念叨着：“哎呀！做操啦！开心呀！开心呀！”

护士姐姐不停地在我背后嗔怪着。我也觉得，接收了我这样的病患，又叛逆又天马行空，还时不时心血来潮越个狱啥的，病区真的是头疼啊。

9

五花八门的“病脑袋”

1. 精彩

我早就说过，病区里什么怪力乱神的事件都有。

说得难听一点，真的是“天天有戏看”，每出戏各不相同，相同的是各有各的精彩纷呈。

就这么个把月工夫，在一条一目了然的走廊里，我写了洋洋洒洒近 7 万字，就是证明这一点的铁证。

五花八门的原因，塑造了五花八门的“病脑袋”；五花八门的“病脑袋”，呈现了五花八门的病症病态；五花八门的病症病态，造就了五花八门的跌宕起伏。

2. 恢复

我总结了抑郁症的两种恢复模式。

一种是像我一样的，中间状况反反复复，但总体情况是向好发展的恢复模式；另一种就像我隔壁阿姨一样，今天要死要活，明天突然容光焕发，这种判若两人式的恢复模式。

我和我爸都被她巨大的反差吓到了。前十二天，我们没有说过一句话。她永远病恹恹地躺在病床上，也不吃东西，永远都喊着“吃不下”。她也很少上厕所，常说着自己二十天没有大解了。这让她的子女和丈夫又生气又无奈，我还见过她儿媳急得用枕头不停摔打她，她也无动于衷。

突然，第十二天的晚上，这位阿姨大声地自言自语到凌晨3点，吵得我们同病房的人一夜无眠。5点，阿姨起床洗澡，洗完澡后，阿姨就恍若新生，重焕青春。

3. 敬畏

阿姨热情似火地拉着我聊天，嘴巴跟涂了蜜汁一样甜，夸我又漂亮又聪明；脸上开始挂上笑容，见谁都是笑嘻嘻的；嘴巴开始一刻不停，吃完饭吃瓜子，吃完瓜子吃橘子；重点是开始不停地打电话，她的两个手机轮番上阵，打完这个打那个；她还积极地起床，参加活动，载歌载舞。

我们被她惊得目瞪口呆，都在暗暗揣测，这位阿姨应该是抑郁转躁狂了。

就这么一晚上工夫，“D”一下子冲到了“M”，我对大脑的神奇越发感慨，对大脑对人体机能的影响更加敬畏。

听说抑郁非常容易转为双相，我开始更加小心翼翼地管理自己的情绪了。

4. 身份

我在病区有八重身份：小花、王东、俱乐部部长……这些都是不同的精分患者给我的“人设”。

起初，我还期盼能和他们热烈地交流，于是不停地解释说他们认错了，并不断强调自己的名字。后来，我已经见怪不怪，也懒得解释，于是无论什么“人设”，我都淡然地接受了。

往往“她”叫我一声“小花”，我就自然肯定地回：“哎！你好呀！”

“他”问我：“健身俱乐部怎么样了？”我就顺着他的意思说：“还行还行，承蒙关心！”

就让大家都沉浸在自己编造的美梦与幻境中吧！人生已经如此艰难，有些事情就别拆穿了。

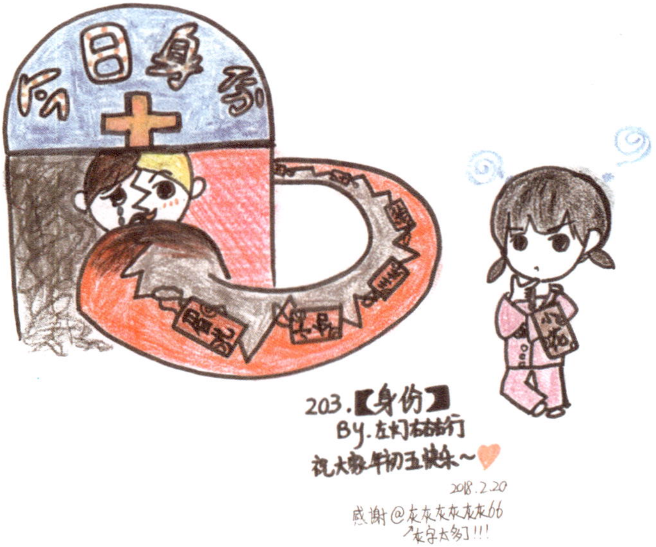

人艰不拆

5. 笑病

精神类疾病往往五花八门、千奇百怪，很多都让我大开眼界。

今天，易朵和我说他妈妈对面病房的女生狂笑不止，得的是“笑病”。

竟然还有这种病？我好学地去“百度”了一下，发现还真有这个病，来源和病症还都非常恐怖。

不得不说，精神疾病的复杂程度真的是让人叹为观止啊！

6. 起落

你在外界的功名利禄，在这里是毫无意义的。这里的所有人，不管身份、阶层、地位，都是病人。

病区不乏各种成功人士，因为曾经的无限风光，让他们在这里愈显落魄。其中有一位赌博输掉四千万的董事长，他曾向我爸吹嘘说：“我风光无限的时候，办公室比省长的都大！都好！”我和我爸都觉得不像是假话。

而现在，他天天目光涣散、衣冠不整、魂不附体，像个孤魂野鬼一样在走廊上游荡。

今早，他借用了隔壁的洗手间，结果把屎拉得整个洗手间到处都是，成为整个病区巨大的笑柄。清洁阿姨埋怨道：“还是小孩子吗？！上厕所都不会？！”

这样一个在商界挥斥方遒，在公司发号施令的人，在这里被议论，被嘲笑，被训斥，还真有点“虎落平阳被犬欺”的味道。

我唏嘘，人生的大起大落，不过如是。

7. 杂学

我在病院的床头书是《傲慢与偏见》。我爸当时兴致勃勃地问我要带哪些书，我唯一钦点的就是这本我的最爱。

我想，如果连这本最爱的书我都看不下去了，再带其他的也只是做无用功。所幸，随着状态好转，我又在达西先生的美貌与气质中游走了一遍。

弟弟的床头书戳中了我的笑点，他认认真真阅读的这本书叫《很杂很杂的杂学知识》，标榜着“拿得起放不下的学问书”。

我想，能不能稍微花点心思取个题目啊？而且，真是什么杂七杂八的书都能出版啊！但是我随手翻了一两页，竟然还觉得兴趣浓厚。

什么“身份证号是怎么产生的？”“橙子、柚子、橘子是什么关系？”“可以通过憋气自杀吗？”云云。

突然，我又觉得这个题目取得再精准不过了，真的是“很杂很杂”的杂学知识。

8. 有趣

《很杂很杂的杂学知识》不只是我们群嘲的对象，它在今天还扮演了一个重要的角色，因为它成了弟弟再一次发病的导火索。

今天，我和弟弟照常扯着皮，易籴兴冲冲地拿着这本书给我看，我笑着说：“《很杂很杂的杂学知识》是吧？”他笑着说你怎么知道，然后津津有味地看了起来，不久便沉浸其中不能自拔了。

我吐槽说：“你那本《25 岁，如何规划你的人生》已经够拉低我的下限了，毕竟你多大年纪了你自己心里得有个数，结果弟弟这本《很杂很杂的杂学知识》真是突破我三观的天际！”

易朵竟然被这本傻乎乎的书完全迷住了，对我的吐槽不予理睬，直到弟弟说“67 页特别有趣！”他才回过神来，立马翻到了67 页，想看看是什么让弟弟如此印象深刻。

9. 发病

然后，他突然停住，表情暧昧地读出：“‘胸器’，为什么可以吸引男人？”我马上接了茬，拍着弟弟的肩膀说：“哟！不错不错！”

弟弟的脸瞬间涨红，说着：“不是这个！不是这个！”我调侃着：“正常正常！男孩子嘛！”弟弟依旧涨红着脸为自己辩白着，我好笑地回应着：“姐姐懂！姐姐懂！”

突然，他高声吼叫着：“你想让我发作对不对？！你想让我去重病区对不对？！你想让我去重病区，我就发作给你看！”

然后他一边踉跄着回房间，一边真的“遵守着自己的诺言”开始发作了。我立马跑过去把他的头护住，易朵紧紧抱着他，安抚他说：“深呼吸！深呼吸！”我爸也闻讯赶来，我们三人在弟弟床边手忙脚乱地忙活着。

10. 配角

弟弟在床上抽搐着，先是狂笑不止，再来号啕大哭。

——双相情感障碍，让你一瞬间体会极度兴奋到极度抑郁的巨大落差。

其间，他用残存的意识哆嗦着说：“绑……！快……绑！！

绑……我……起来！！！”我于是高声大叫着，护士闻讯赶来拿束缚带把他的手脚紧紧绑住。

在这样的兵荒马乱中，我抬眼看了看按着弟弟的易朵，惊讶地看到他的长睫毛湿漉漉的，眼泪从他高挺的鼻梁滚落下来。

我心口一沉，觉得我是这一切的始作俑者。我听着弟弟的哭号，中间夹杂着咬字不清的“为什么要这么折磨我？！”“为什么我要得这种病？！”“为什么要这样活着？！”我想着：我为什么要给他带来这种痛苦？我为什么要这样刺激他？我为什么老是给别人造成伤害？

于是我控制不住地抽泣起来，因为不想发出声音，所以把自己憋得瑟瑟发抖。我爸、病区的各位阿公阿婆、叔叔阿姨轮番来劝慰我，告诉我这件事真的与我无关。易朵贱兮兮地跟我讲：“别自作多情了，关你什么事？你主角光环也太重了。老老实实当配角吧！”

我：什么？！这算是哪门子安慰？！你的意思是我这样内疚，是因为我太“玛丽苏”了？！

11. 渣男

病区来了一位大美女，一下子顶替了我颜值担当的地位。竟然连素颜都这么美，真是让女人不得不讨厌。

结果就在晚上，这位大美女就成了闹剧的主角。

当时我正等在护士站拿手机，突然“啪”的一声，这位大美女姐姐的男朋友毫不留情地甩了她一巴掌。我看到她低着头，只默默揩着自己的嘴角。同病房的弟弟和妈妈立马叫来了护士，但是这个暴力男依旧不依不饶，叫吼着：“我打我女朋友怎么了？！”“她就是欠揍！”“我的精神都是被她弄成这样的！”

要了命了，不管怎样，他竟然打女人，还是打美成这样的大美人。

大！渣！男！

睡在一旁的弟弟正义感飙升，完全顾不上刚刚发作完毕，一身正气地对暴力男怒吼：“你小子竟打女人！”

暴力男觍着脸回：“我就打我女朋友怎么了？！”

弟弟爆炸似的叫嚣着：“你就不能打女人！女朋友也不能打！”

我！弟！弟！

帅！呆！了！

12. 洁癖

我又迎来一个新室友。一个眉清目秀、眉眼间却略带尖酸的姐姐。她坚称自己没有病。你们知道的，在这里，说自己没病，往往就是病得很严重的铁证，不然有事没事的，谁会把你往这儿送？

我老觉得她浑身散发着一种很苛刻的氛围，而且她一直站着，不肯坐下。后来谜底揭晓了：她有洁癖。

一位阿姨来串门，自然地坐在了她床上，她反应激烈地立刻让她站起来，阿姨一头雾水地问：“怎么了？”她回答：“有细菌！有细菌！”

我们一众人等一言未发，却全看在眼里。等她出门后，我们几个跟小市民一样围在一起窃窃私语：“以后千万，千万，千万不要碰到她的床！”

竟然要和一个洁癖患者一起生存，看来以后得更加小心翼翼了。

13. 监视

同病房阿姨的老公和我们八卦道：“她说有人一直在监视她。她进来看到房间里的监视器都浑身不舒服。她还说她洗澡，她们老板也要用监控看着她。”

——典型的被害妄想。可能是抑郁或精分。

久病成良医。我大概都能从症状判断出具体病情了，也算是我在病院的一大收获吧！

14. 剧情

早上的闲谈中，旁边的姐姐透露出自己的诊断是“S”。

——果不其然，精神分裂。

然后，她惊恐地拉着我说：“你昨天晚上为什么知道我把钱放在哪儿？”

我快速消化着这个剧情，敷衍地答道：“没错……是……啊……我……是……怎……么……知……道……的……呢？”

天哪！我！真！的！啥！也！没！说！呀！

她坚定地答道：“这说明有人在监控我。”随后她一本正经地分析说，电脑里有监控，摄像头里有监控，手机里有监控，甚至充电宝里也有监控。哪儿哪儿都有监控，都在监控她，都在侵害她的权益。

15. 证据

还有一次，同病房的阿姨的老公手机解锁“咔嚓”一声，这位姐姐无比警觉地询问：“你拍我照片了？”阿姨的老公委屈得不得了，连声说着：“没有啊！没有啊！”但姐姐依旧不依不饶，一定要求检查阿姨老公手机的相册。

自此以后，病房里的安卓手机用户就提高了警惕，每一次手机解锁都偷摸得跟做贼一样，我爸尤为甚，人家像是偷便利店，他跟偷银行金库似的。

后来，姐姐“变本加厉”，甚至对我们说，其他人的手机里有着她洗澡的照片，这就是有人在监控她的证据。

她说她需要更多证据，唯一的办法就是：必须要找到这个监控。她会证明给我们看：她绝对被监控了。

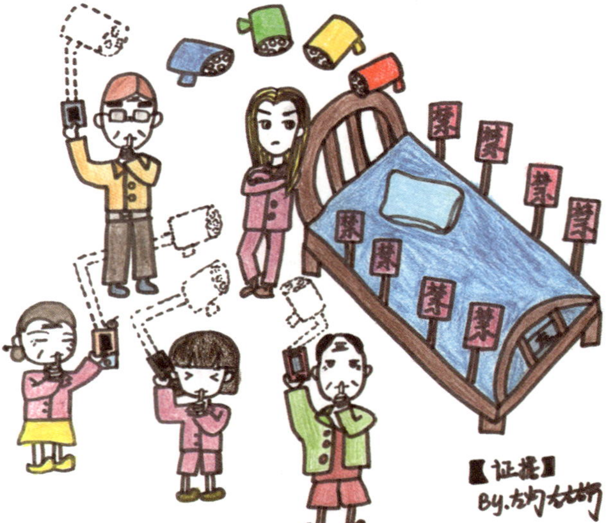

“变本加厉”的姐姐

16. 家暴

在这里，想睡个好觉难如登天。

每天晚上，各种尖叫、发作、矛盾循环播放。

昨天晚上，暴力男又开始家暴那位大美女了，连扇3个耳刮子，一点儿也不手软。睡在隔壁床的弟弟又开始伸张正义，跳起来指着暴力男鼻子破口大骂。最后，两人大打出手，整个病区又被搅得鸡犬不宁。

我爸和易朵闻讯，立马跑去帮忙，但他们都不让我过去。我觉得我爸和易朵已然成了病区的正副总管，所有大小事宜都需要他们统管处理。

17. 焦虑

这次的冲突爆发，让我爸又失去了一夜的美梦，易朵的胸口还因此挨了一捶。而我只能非常害怕地在被窝里缩成一团，听着不远处的吵闹声、碰撞声、敲击声，瑟瑟发抖。

其实大多数时间，我都不知道自己在害怕什么，只是本能地觉得整个世界都不安全，医生说这是焦虑的一种。我明显感到，如果不依靠药物，这种源自心底的恐惧会把我折磨得不得安宁。

唉，这个世界太可怕了。

18. 危险

每天在病区，易朵都要为我接无数的盘。特别是当我被某些精神病患者纠缠时，我总是向他发出求救信号，他会大义凛然地立马出现来拯救我。

今天，我又被同病房的姐姐缠上了，她神秘兮兮地坐到我旁边，贼溜溜地和我说："小妹，我和你讲，我们现在很危险，因为有人在监控我，所以连带你们也会受到监控！"

监控！我的天哪！又是监控！

19. 伪造

我极力向她解释，监控是不可能进入病区的，但她始终坚持"只要有信号的地方，就会有监控"的观点。她出院心切，是因为她决心一出院就找一个没信号的地方隐居，她觉得这是摆脱监控的唯一方法。

当然，她在病院里也没闲着，天天搜集"资源"以期帮她摆脱监控。她先找上我，希望我以记者身份帮她查明真相；听说隔壁的爷爷是退休老公安后，她又马不停蹄地找爷爷，想让他帮她找到监控；然后，她知道病区有个律师，就不停地打听哪位是律师，以期让律师维护她的"合法权益"。

易衆非常害怕暴露自己的律师身份，为自己伪造了一个"苹果公司程序员"的高大上的身份。

我被姐姐的监控理论缠磨得不胜其烦，最后不得不发微信给易衆，叫他来替我接下这个巨坑。

最后，易衆以虚假的苹果公司程序员的身份和姐姐装模作样地探讨了大半天。他逃脱后和我说："天哪！我竟然能一本正经地胡说八道！说得我自己都信了！"

20. 伤害

对面搬来了一位男病友，在这之前，我都快忘了这个房间以前住着我一米九的学弟。倏然想想，我在病院的日子也快“满月”了。

这位男病友大多数时间里沉默寡言，对父母更是完全不予理睬。其实我发现，绝大多数情况下，这种病的病发往往与患者的父母有着莫大的关系。

果不其然，男病友的爸妈也老是向我吐槽说：“他不跟我们说话”“他恨死我们了”“他就是不喜欢我们”“他不让我们陪，硬要我们回去”……

他偶尔会跟我说几句话，还曾经破天荒地邀请我看了一部视频短片。大意是一个男生把自己的真心交付给一个女生，最后女生却把他的真心随意把玩，让他心碎。直到另一个女生再对他交出真心，才带他走出阴霾。

他跟我说：“这个男的很傻，对吧？”

我摇头说：“没有人不傻，心甘情愿互相伤害的人，最后注定都会受到伤害。”

21. 爱

我怎么也没想到，这样沉默的男生也在病区上演了一场“自杀事件”。

不客气地说，我佩服他的脑洞，在这个规避了所有自杀工具的病区，他划伤了自己的手腕。

用手表。

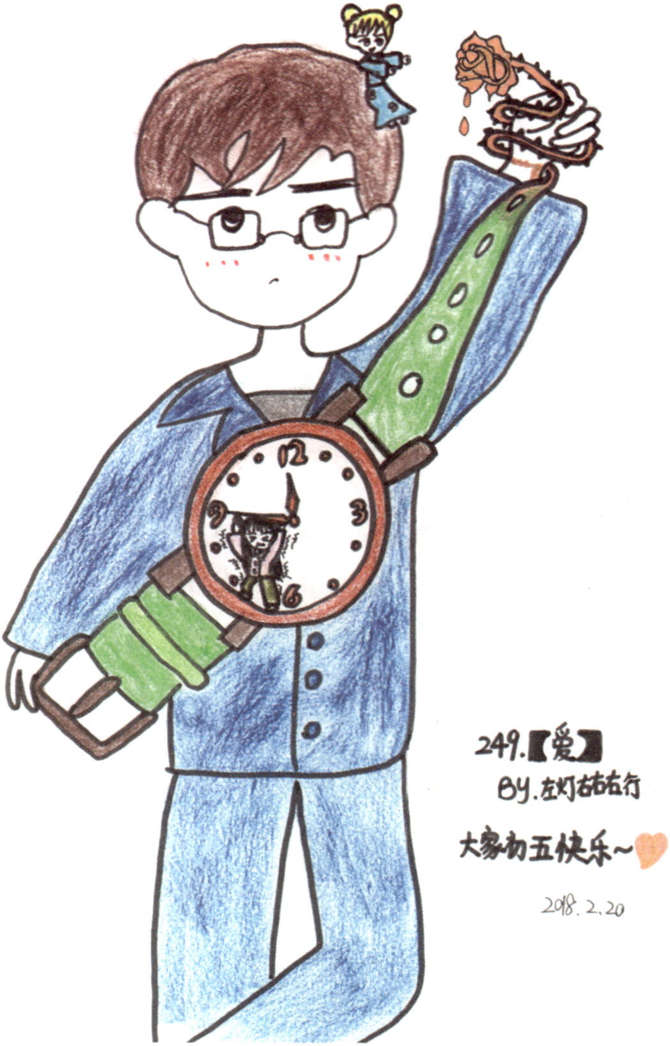

“自杀事件”

——但我始终没想通，到底手表的哪个部件可以用来划手腕？？

后来，他的女朋友告诉我，他坚持要出院，是为了去找一个同样患有抑郁症的女同学。在他看来，这是使命，这是责任。

我不懂这位男病友与这位女同学有什么纠葛，但我佩服他女朋友的气度。她不吃醋、不生气，只一心想让他好起来。她甚至还问我，真的让他去找这个女同学明不明智？能不能打开他的心结，促进他的痊愈？

我明白过来，我以前的那些，根本不是爱。那是自私，那是不甘，那是偏执。真正的爱应该像男病友的女朋友一样，是理解，是陪伴，是包容，是放下自己的私欲，一心一意地希望对方获得美好和幸福，即便与他分享这份快乐的，不是自己也好。

22. 盲目

最近的病院生活一直围绕着那个试图自杀的男病友。

他的病情已经发展到一心求死的地步了。抗抑郁药的起效时间很长，像我住了一个多月院，之前也吃了近两个月的药，还是近几天才稍微能像个人的。按他女朋友的说法，他现在已经完全等不起了，等不起药效发挥的那天了。

他连着好几天滴水未进，每天把自己蒙在被子里一动不动，医生建议家属实施电休克，但面临一个巨大的阻碍：他的爸爸坚决不同意。他爸爸认为抑郁症根本不是什么病，甚至连药都不用吃，而电休克会把他儿子做傻。

这完全为难住了心情迫切的女朋友，她天天奔走呼告，天天打电话与他父母争论，只为了让他男朋友好起来，即便他男朋友现在一心扑在那个莫名其妙的女同学身上。

爱情，永远都是盲目的。

23. 真心

为了让危在旦夕的男朋友实施电休克，这个女孩子每天在病区里奔走，希望做电休克成功的病友们能劝动这个强势的父亲。

当时，我、易籴、易籴妈妈正在打牌，这个女孩子带着男生父母进来了。易籴妈妈叙述了自己接受电休克痊愈的过程。即便这样，这位固执的父亲依旧反对儿子进行电休克治疗。

女孩子向男孩的父亲吼道："你不要你儿子的命了吗？！"

男孩父亲显然被女孩的爆发吓住了，震惊得完全说不出话，只弱弱地说："我当然也希望他好起来……"然后转过头问我是如何康复的，我回："吃药。"

这似乎助长了这位父亲的底气，他强硬地说道："吃药就可以恢复了，根本用不着做电休克！"

对他的顽固不化，我非常恼火，也语气激烈地回他："你儿子是重度！他现在只想着怎么去死！你能不能清醒一下？叔叔，这是种病！你必须明白，你儿子已经完全等不起了！"

易籴怕我情绪失控，在背后推推我，我就转头面向窗台，一言不发了。

24. 风险

此次谈判，男孩父母还是采纳了我的意见：一切听从医生的建议和判断。然后，女孩子就迫不及待地拉着男生父母去找医生了。

中午吃饭的时候，我看到这个女孩子不是和男孩的父亲激烈地争辩，就是自己躲在角落默默哭泣，再不然就是对着手机满脸忧愁。

大家都说：这个女孩子太辛苦了。

我深以为然。这个男生的心思早已不在她身上了，但是为了让他好起来，她承受着巨大的痛苦，更承担着电休克的风险。

我们不敢言之凿凿地劝说男生父母接受电休克，是因为这个治疗手段的确有风险，并不适用于所有人，比如我前文提到的电休克做“傻”了的阿姨。

而女生心甘情愿承担着一切风险，就为了她男朋友能够活下去。

套用我爸的话来说，这是真心，是不求回报的真挚感情。

20 Mario！余生多指教呀！

1. Mario

我决心试着与我的抑郁症“和平共处”，为此，我还亲切地给它取了个名字——“Mario”。

听说，只要给事物取名，就会产生羁绊与感情。我想，我要做好与 Mario 如影随形、共度一生的打算。

我非常想强调一下这段话，因为我想说，我在面对我的 Mario 时，或者你们在面对你们的“Mario”时，请耐心点，再耐心一点。

它就是个不知天高地厚的任性小孩，喜欢在各种不合时宜的场合调皮捣蛋。但它教会你隐忍，教会你勇敢，教会你抗争，教会你怎样去生活，怎样去面对惨淡的人生，它会带你接近生活的真相。

正视它，接受它，并试着感谢它，与它和解，并与自己和解。我明白，这段话对于深受其害，被它折磨得体无完肤的你们来说，真的“大言不惭”。

但是我的亲身经历证明了：我可以，即便我懦弱、悲观、无能。所以，你也可以。

真的，铆足了耐心等待它安静的一天。这一天，往往突如其来。或许是某个清爽的凌晨，或者是某个迷蒙的傍晚，抑或是某个昏沉的深夜。

它仿佛给你准备惊喜一般地和你握手言和。

我的 Mario，余生多指教呀！

2. 平和

很多人以为，治愈抑郁症的最终目的，是让患者高兴起来。其实不然。我们的最终状态，不是高兴，而是平和。所以我们不是想方设法让自己高兴，而是想方设法让自己宠辱不惊。

说通俗点就是，你既不能太难过，也不能太高兴，要保持情绪的相对平稳。

当大家聚在一起聊天，被一个段子逗得哈哈大笑时，总有一个人及时发出警告：“不要太高兴！”

然后大家像机器人收到了指令，立马噤住笑声，像做祷告一样，共同轻抚着胸口，嘴里念叨着：“不要太高兴，不要太高兴……”

乐极生悲，一点儿都没错。我们的这种病，让我们在体验极度快乐之后能瞬间体会到极度绝望。所以我明白，每次的欣喜若狂之后，等待着我的是怎样的万劫不复。

“平和、平和，保持平和”是保护我们的咒语，是紧紧缝补在我们生命里的缎带。

3. 父爱

都说父爱如山，我爸这座大山更是缄默。但为了治愈我，他把这辈子的矫情劲儿都犯上了，天天“爱爱爱”的，什么“我无法失去你”“你是我们的支柱”“你永远是我女儿”“爸爸很爱很爱你”的矫情话，都说了个遍。

在抑郁症治疗的过程中，家人的支持和理解举足轻重，可以说是渡过这个难关最重要的一把钥匙。

我爸为了我，苦苦钻研抑郁症，包括形成机制、躯体表现、康复手段等。硬是从一个精神科门外汉变成了半个专家。说起抑郁症来有模有样，还能向别人普及知识、说道半天。

他监督我按时吃药，在我痛苦时尽力劝解，最让我安慰的是：他明白这是一种病，是生病的大脑在向我发出错误的指令，而不是我自己在没事找事，无病呻吟。

4. 家人

我真的为一些抑郁症患者感到心疼，特别是当他们至亲的人，尤其是父母，说出“你这不是病，你就是闲的，你太脆弱了”这样不负责任的话的时候。

这该是怎样的感觉啊。像是被欺负得遍体鳞伤的小孩回到家里，希望得到一点安抚，爸妈却一边向伤口撒盐一边说：“还不是你自己造的，撒点盐就好了。”

外界的波涛已是如此汹涌，停避的港湾又是如此残破不堪。让他们怎么孤注一掷地去面对这一切呢？

我很庆幸，有这样一位父亲，也很庆幸，有竭尽全力去理解和支持我的家人。

Mario 给了我一次重新审视人生的机会，也让我真切地明白：什么叫作真正的家人。

5. 平凡

这里的好多人都说，自己是在鬼门关走过一遭的人。

可不是吗？所以，无论是被什么重大打击击垮而来到这里的人，康复出院后都是一副看透人生、大彻大悟的样子。

钱财乃身外物，恋人是“得之我幸，失之我命”，事业是“命里有时终须有，命里无时莫强求”，就连至亲也只能陪你走过人生的短短一程。

越接近死亡，越接近生活的真相。希望我们这些“死过”的人能更懂得生活的真谛，然后依然在这个平凡的世界里，平凡地度过平凡的一生。

6. 断药

我现在吃三种药，药量还在持续攀升。

医生说，出院后也要持续吃至少一年半的药，这样的“药不能停”让我接受了自己“药罐子”的设定。

事实上，只要出现在这里的人，每个人都不得不长时间吃药。

听别人说，神经类疾病不同于普通的伤风感冒，如果突然断药，会让你体会人间到炼狱的酸爽。如果不遵从医嘱自行停药的话，非常容易复发，病区里因为自行断药“二进宫”的例子不胜枚举。

其实，我理解那些自行断药病友的心态。且不论药片的种种副作用，当你觉得自己恢复正常了以后，你就会习惯性地用普通人的思维去抗拒吃药，因为你觉得一个正常人根本不需要再吃这些东西。

有时，我状态好了，就觉得自己可以停药了；有时，我状态不好，就会劝诫自己一定要好好吃药！我每天都在正常和不正常之间游走一遭，非常害怕出院后抑郁症再次复发。

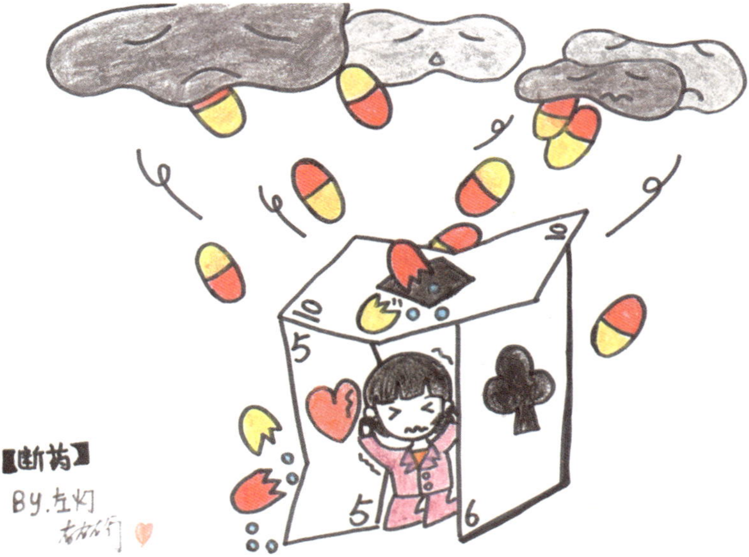

断药，会让你体会人间到炼狱的酸爽

7. 不停

我在病区的一个多月，无数“二进宫”的病友告诫我一条真理：药不能停。

他们用惨痛的复发教训一而再，再而三地和我说：“不要停药！千万不要停药！”

这么多血淋淋的例子摆在眼前，我的敬畏之心油然升起：药不能停！药不能停！药不能停啊！

8. 复发

听病友说，抑郁症无法根治，且非常容易复发。怪不得好多人看见我，都问我这是第几次发病。我刚开始还非常迷惑：第几次发病重要吗？

现在的我才明白过来：至！关！重！要！

患抑郁症的“老前辈”告诉我：只要患上这个病，就有大于50%的概率复发；如果二次复发，那就有80%的概率再次复发；如果三次复发，那你这一辈子也许都要与抑郁症形影不离了。

每当听到这种可怕的消息，我都战战兢兢地安慰自己：没事，没事，你还有两次机会。

这两次机会切切实实关乎我的这条狗命，我拜天拜地拜佛祖：Mario，你潇洒地向前走，千万别回头！可别再来造访啊！

21

瑞雪兆丰年呀

1. 剪刀

我和外界唯一的联系，可能就是易枀了。作为我钦点的联络员，他负责为我从外面输送物资。

可是，使他为难的是，我让他带的永远都是烟、火这样医院明令禁止带入病区的违禁物品。

今天，我又交给了他一个新挑战：为我带一把剪刀。因为我要徒手剪刘海！

2. 刀功

我很欣慰，易枀对我提出的要求每次都有求必应。最后，他拿着手机前置摄像头给我当镜子，我用他带来的剪刀施展“刀功”，经过这番“神操作”的洗礼，我终于把自己剪成了一个彻头彻尾的傻瓜。

我真的非常生气，觉得自己“病院院花”的地位有所动摇，于是怨怼他道：“都怪你！”

他说“关我啥事？！”我说：“不知道！反正都怪你！”

要了命了，我啥时候能去理发店啊？

3. 腊八

我越来越觉得，能拐到易衾真是我走了八辈子的狗屎运了。他干啥都能想到我一份，我觉得自己被他供养得简直像个皇太后。

今天是腊八节。他开开心心地给我和我爸点了份腊八粥，开开心心地送到我病房门口，开开心心地叫我出病房拿。结果迎头碰上了刚要出病房的我爸。

他显然被吓到了，语无伦次地说着：“叔叔！腊八节快乐！粥呀！多点了一份！给您吃吧！”我爸开开心心地拎进来说：“那个小弟弟送你的粥呀！”

我在房间里笑得不可自抑，边笑边说：“是哥哥啊！比我大3岁呢！”

4. 幽会

易衾作为陪护家属搬进了病院。他乐呵呵地和我说要在夜深人静之时来个深夜幽会。我折服于他的天真，笑着说：“好呀好呀。”

没想到当晚，他就看透了惨淡的现实：护士和护工会整夜无休地守在走廊，并每隔一小时巡查病房。他生气地说明天就去办出院手续。

我俩只隔着短短的50米，却像是隔着一整条银河。人言可畏，我一小姑娘（假设是吧）天天往他病房里跑，多少有些不成体统。

但上有政策，下有对策。趁着易籴妈妈去澡堂洗澡的空档，我趁着没人注意欢脱地跑进了他的病房。

这是我俩第一次单独在房间里待着，我想我们都意识到了这点。因为我俩面面相觑，连尬聊的话题都找不出来。

气氛莫名的非常尴尬，我不知道到底该站着还是坐在床上，紧张得手都不知道该往哪儿摆。更要命的是，热空调把空气蒸腾得非常燥热，易籴也非常不自然地来回踱着步，一下子站着，一下子又坐下，一副如坐针毡的样子。

太尴尬啦，我一溜烟儿似的跑出了他的病房。

5. 大雪

每个人都在等待雪花。好多病友都念念叨叨着："雪呢？说好的下雪呢？一点也没看到雪啊！"

——像是母亲等待着长途跋涉归来的游子，伫立在门前望眼欲穿。

而这一次，宁波的雪终于霸气了一回，下得狂野又奔放。我看着窗外纷纷扬扬的雪花，心里升腾出一股感动和畅快，突然觉得自己和雪花一样烂漫、自由。

易籴发微信给我说："下雪了。"我笑着，想起三年前发的一条非主流状态：告诉你下雪了的那个人，其实喜欢你。仔细一看，日期竟然也就和今天差了一天。

“瑞雪兆丰年呀！”——今年也将会是无比璀璨的一年吧！

6. 预防针

我觉得我爸真是挺过分的。

易柒送我的东西堆积如山了。我爸老是问我：“这是谁送的？这又是谁送的？那这个呢？”

反正也瞒不住了，我索性就大大方方地承认说是易柒哥哥送的。末了，我还想着给我爸他老人家打打预防针，于是笑说：“你看，他不会是爱上我了吧？”

我爸听了，大笑着回：“哈哈哈！不可能的！”

我：？！

你们说他这是什么意思？自己亲手种的白菜太烂了，猪都不想来拱？

7. 调戏

大批新增病员入院，病区又重新热闹了起来。虽然人多意味着眼更杂了，但对于易柒，我决定不再偷偷摸摸的了。

我想过了，毕竟逝者如斯，韶华易逝，干点年轻人的事情，还是要放开胆子！甩开膀子！

虽然他老是很无奈地告诫我说：“注意影响！注意影响！”但我还是不管不顾、死皮赖脸地跟在他屁股后面跑。

有时，我看到他从走廊那头走过来，我就跟个小流氓一样倚着墙，对着他轻佻地唱着：“给我一个吻——可以不可以？”他就跟个小姑娘似的腼腆地笑着走开。

最近，我研究出了一个新招式，就是趁他不备在大庭广众下突然把脸凑上去作势要吻他，他每次都被我吓得脸色惨白、倒退三步。

——调戏易籴，成了我在病区的新爱好。

8. 流氓

但没承想，这个绝招最终还是被他攻破了。晚上吃药前，走廊里人来人往，我非常“老三老四”地杵在他面前，慢慢地用脸逼近他。

对付耍流氓的绝招是什么呢？就是比他更流氓！

易籴可能终于悟出了这个道理，非但不躲不避，反而一下子低下头要迎合我的吻！

我被他这一下子吓得面无血色，下意识地一下弹开了，甚至使出了我的凌波微步！

然后我一边慌乱地边跑边回头，审视着有没有病友看到这一幕，好晚上去“杀”他灭口，一边又慌乱地手指着易籴大声叫道：“易籴！你神经病啊你！”这么想来，电影《致青春》里赵又廷饰演的男主角对着杨子姗饰演的女主角吼的那句惊天动地的“神经病！”绝对来自最真实的生活体验。

我只能跟个手下败将一样气急败坏地边骂边逃回房间，易籴就在那儿一副“我赢了”的样子，始终对着我得意地笑。

9. 礼物

易朵爱送礼物的个性已经把我的脸皮磨炼得刀枪不入了。现在我收起他的礼物来越发不手软，越来越理所当然。

这天，他又叫我出病房，又说有东西要送我。我走出去，看见他傻呵呵地拿着一个保温杯，我觍着脸问他：“东西呢？我要睡午觉去了。”

他说：“伸出手。”

我一脸狐疑地伸开手掌，警惕地觉得他又要耍什么贱招了。

结果他从保温杯里把一整坨冰冰凉的东西倒在了我手心。我本能地缩了缩手，抬眼一看，是一块冰。

他笑着说：“送给你，2018 年的第一场雪！”

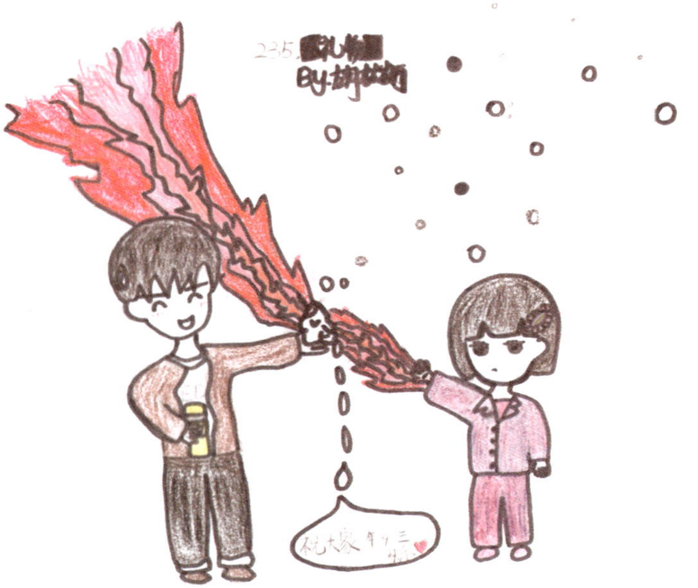

“送给你，2018 年的第一场雪！”

按理说，面对这样浪漫的剧情，我应该感动得痛哭流涕，觉得这个礼物比 100 支 TF 还珍贵。

但事实上，我看着手上这一块冰，表情冷漠地回他：“这哪儿是雪？这是你从冰箱里随便凿的吧？”

他生气地辩解着：“是雪！化掉了化掉了！”

我面无表情地把这坨冰放回他手上，说：“哦，我知道了。”

于是他非常悲伤地把冰坨子扔到垃圾桶里去了。

10. 皮肤

可能因为常年不见阳光，每天又吃吃睡睡的缘故，我的皮肤变得光洁无瑕，雪白粉嫩。

好多人看到我，都问我是不是擦粉了，我都笑着回应“素颜呢，素颜呢”，然后心里暗爽。

我现在醒悟过来，原来防晒真的是皮肤保养里的中流砥柱，如果你在隔绝紫外线的环境下长时间待着，不出意外，肤质应该会得到质的提升。

易兲的经历也说明了这一点。他说，因为常年打篮球的缘故，他以前黑得不得了，后来因为眼睛感染病毒失明了，3 个月都只能待在隔绝紫外线的房间里。最后“出关”后整个人白得闪闪发光。

我一边心疼他的经历，一边和他说：“你知道出院的叔叔给你的代称是啥吗？”

他疑惑地问我：“是啥？”

我说：“他老问我，今天‘小白脸’来不来呀？”

易兲气得直说叔叔真是瞎了眼，自己明明就是钢铁直男。

11. 电影

我和易衾看了第一场电影。说来心酸，电影放映在他带来的笔记本电脑上。

为了考虑我这种被限制行动自由的人，他在整个病区熄灯后，裹着羽绒服缩在走廊的椅子上，邀请我一起看了场电影。

易衾用衣服把我裹紧，拉着我的手放进他的口袋。影片有关律师，从头到尾我都没看懂，因为我的关注点全放在了易衾那副巨丑的黑框眼镜上。

我看见他的半边脸随着电脑光线的变化忽明忽暗，于是凑上去吻了吻他。他回过头笑着回："我戴眼镜是不是超难看？"

我不客气地说出了实情："是的。"

他笑笑，回吻了我。我倏然想起来，我已经近三个月没看过电影了。

12. 畅聊

我觉得我已经够"没羞没臊"的了，没想到易衾也开始越发"不要脸"。现在，我俩开始完全没有包袱地站在一起畅聊人生了。

新来的病友家属凑过来聊天，说着"这个小歪（宁波话，小伙子）长得真漂亮啊！脾性也很好的样子！"易衾得意地连声道谢。

然后她就问出了本场的关键问题："你俩是一对儿啊？"

13. 有福

易汆和我异口异声地答道，“是”“不是”。气氛略显尴尬，我俩面面相觑，都不知道该不该改口。我心想：嚯！他现在倒是一点儿都不避嫌！

结果阿姨越说越欢畅，什么“能有这样的男朋友真是有福啊！”“长得帅脾气又好啊！”“你遇到他真是八辈子修来的福分啊！”……

我越听越不对头，指着易汆叫嚣着：“阿姨！为啥你光夸他帅！也不夸我美！”“阿姨！讲真，真是他八百辈子修来的福分！”“阿姨！我脾气也很好的好不好！”

结果阿姨耿直地回道：“不不不，一看你就知道你脾气不好，这个小歪脾气好得很呢！你有福啦！”

易汆笑得花枝乱颤，我转过身大翻白眼，心想她从哪儿就看出来我脾气不好了？！

14. 护工

易汆和我的“奸情”首先被医院的护工阿姨撞破了。说起来，这一切都要怪易汆。

每天早晨，我在赖床的时候，易汆老是趁着大伙儿去大厅活动的时机偷溜进我病房，挖出埋在被子里的我，抱一下，亲一口。

今天，我有意为难他，死抱着他不松手，他生怕我爸回来，慌张地不停试图扳开我。我越玩越疯，直到猖狂地把整个人都挂在了他身上。

正在这时，平时只会在门口问话的护工阿姨竟然走了进来，我俩被逮了个正着。我立马尴尬地捂住脸，易朵也非常做作地转过头。

没想到，护工阿姨倒是非常开明，一副见过大世面的样子摆摆手笑着对我们说："没事的，没事的。"连催都不催我起床了。

这一整天，我每次看到这个护工阿姨，她都对我暧昧不明地微笑着，仿佛在说："小样儿，一切尽在我掌控之中哦！"

要命！快让我出院吧！

22 做人不能太嘚瑟

1. 瘫软

做人不能太嘚瑟。

快乐地蹦跶了几天以后，我又一次“光荣”发作了。

当时，我正站着看弟弟打牌，突然心一沉，我立马捂住心口，身体开始控制不住地抽动。我失魂落魄地走到走廊上，一头栽倒在了我爸怀里。

我爸意识到我开始发作，用手掐着我的脉搏测心率，果然飙升到了 105 次 / 分。我像溺水了一样大口大口地呼吸着，却依旧摆脱不了痛苦的窒息感。

最后，我强打精神从我爸怀里挣脱出来，甩着手臂开始竭力控制自己进行深呼吸，就呼吸了两下，我双腿一软，一下子瘫软在了地上。

2. 完蛋

我爸六神无主地把我拖到床上，我意识涣散，痛苦异常，苦苦挣扎，一种剧烈的濒死感像毒蛇一样把我紧紧缠绕着，掠夺吞噬着我周边所有的氧气。我的感知力又瞬间降到冰点，只恍惚听到旁人说着“脸刷白刷白”“手冰冷冰冷”这些形容我的话。

随着时间的流逝，我渐渐平复了。跟那天发作完毕的弟弟一样，我也嘤嘤哭泣了起来。同房的叔叔阿姨都劝我说哭出来吧，大声哭出来吧，哭出来就好了！但我始终下意识地觉得整个世界都不安全，不敢放纵自己完全暴露，只能咬紧牙关轻声抽泣着。最后终于提不起一丝力气，只能一动不动地呆呆地望着远处不知什么地方。

我爸一边抚摩着我的头发，一边笑笑着说：“哎哟，我的女儿呆若木鸡啰！我的女儿呆若木鸡啰！”

“我一辈子都要这样了。我是真的完蛋了。”我想。

3. 天谴

身体恢复镇定后，精力一点一滴地被蓄回，我审视着刚才发作的整个过程，感觉一切都恍若隔世。

我不懂心率为什么会骤然升高，也不懂绝望感为什么会油然而生，更不懂我为什么会哭泣，我到底在哭什么？！所有一切，我一点儿都不明白。

我又恢复了生龙活虎的样子，觉得自己精力无限，觉得这个世界可爱依旧。我爸对我的发作和一系列症状总结陈词道：“这都是你之前不爱惜自己造的孽，身体在报复你了！”

我撇撇嘴回道："报复……我还觉得我遭了天谴呢！"

真是，大好年华害了这种病，可不是遭天谴了吗？

4. 褶子

为了不延误自己的出院日程，我整个人表现得活泼灵动极了！病友都说我像个小精灵似的窜来窜去。

我甚至还哼着小曲儿做起了面膜，力争看起来非常热爱生活的样子。我爸问我："这个我能做吗？"

我一针见血地回复："你这满脸褶子，已经救不了了。"

我爸笑着说："推土机推一下也没用吗？"

我说："你这得用掘土机一寸一寸地掘！"

他悻悻地说："你给我用我都不用呢！"

我回："你要用我还不给你用呢！"

我爸继续说道："简直受罪！"

我冷冷地回："你用浪费！"

5. 解体

每一次发作，我的理智都会被强烈地拷问：我眼前的这个世界究竟是不是真实的？

然后，强烈的不真实感就会渐渐弥漫开来，蒙蔽你所有的感官：桌子、椅子、地板、花纹、声音、颜色、人……假的，一切都是假的，像是陷入一场唯物主义和唯心主义的辩论。

一切都是虚构，一切都是幻想，我在某个迷幻的异次元世界里，构筑着天马行空的虚妄。

我是假的，我的思想是假的，我的判断力也是假的。我在脱离世界，然后慢慢脱离自己，我是旁观者，我是独立于所有事物的第三角色。

——这是抑郁症所有症状里，让我最恐惧的感觉。后来，我虚心好学地“百度”了一下，发现这种症状也有个专业名词，叫现实解体。

听起来非常科幻，但也非常精准。解体，被这个世界剥离，然后永远无意义地游走着。

而通向真相世界的钥匙，仿佛就是死亡。

6. 延期

我出院的日子又被延后了。

理由非常荒谬：因为我“太会吃了”。

事情是这样的：周一照例是主任查房的日子，为了显示出欢快灵动的样子，我拿起妙脆角大口大口地吃起来。因为我突然从食不下咽到胃口大开，主任怀疑我有双相倾向。

什么？！我也就吃了一包妙脆角！这也叫太！会！吃！了？！

然而这次会诊，双相还不是重点，精神分裂才是。——好棒！我竟然和精分扯上了关系。

7. 幻想

在上一次的发作中，现实解体的感觉再度降临，我觉得一切都是虚假的，连我的父母都是我幻想的角色，我恐惧地问我爸：“爸！你是真的吗？！”

他跟我对话，我却觉得直犯恶心。我这么亲近的人，有血有肉，会哭会笑，跟我交流，跟我探讨——这么具体的、丰满的、亲密的人，竟然是我的假象，这让我禁不住地想呕吐。

在和主任诉说完自己的这种感觉后，他有意再给我加一种叫“阿立哌唑片”的药。我对这种姓“阿”的药格外敏感，因为小浣熊告诉我，这是治疗精神分裂症的药。

天哪？！这一次，现实解体不是抑郁症的“典型症状”了？！而是精神分裂？！

8. 真实

出院延期和精神分裂的双重打击，让我整个人越发萎靡。易籴极力安慰我说我不可能是精分，他说他看过了那么多精分患者，可以判断。

但我还是看到了，当我和他说“这个世界是我的幻想”后，他眼中流露出的惊恐。我想紧紧抱住他，让他斩钉截铁地告诉我：“真的，都是真的，你在现实世界里，你所有目光所及的事物都是真的。”

我想让他把我从“楚门的世界”里拉出来，却又觉得说不定易籴也并不是真实存在的。

他是假的，病区是假的，床是假的，我手上的手机也是假的，我写的这些有的没的是假的——所有的一切，都是假的，不过是我一个人构筑的世界，是我一个人不切实际的妄想。

那究竟什么才是真实呢？真正的我到底在哪儿呢？有谁知道答案吗？

9. 次元

不得不说，易衾真的很会安慰人。

他告诉我，当现实解体的感觉降临时，我说不定真的进入了某个其他次元的世界。现在所有的医疗手段，是把有穿梭到其他世界能力的人错当成神经病治了。

这种说法让我非常心安，他还和我饶有兴趣地探讨起了宇宙虫洞、时间旅行、生死介质等科幻话题。他说我的这种感觉是我特有的能力，而不是罹患的疾病。

不管易衾是真实存在的，还是我大脑虚构的，我都想对他说一句：谢谢你来，真的。即使我最终无法和你在一起，我的潜意识也一定为你安排最好的结局。

10. 昏死

我成功实现了“三连击”。

在我爸走后的今天，我兴奋地庆祝着自由。然后，我就“例行公事”般地再一次发作了。同一时间，同一场景，像是上班打卡报到一样准时。

当时，旁边的“监控”姐姐正满心欢喜地给我编着三股辫，我也满心欢喜地等待着我的新发型。突然，我的心率开始毫无预兆地攀升。“控制！控制！”我心里紧紧地默念。但发作前的各种感觉仍然不依不饶地复加翻滚。

我怕吓到姐姐，于是提着最后一口气挣扎着站起来走向门口，想凭借最后一丝理智向门口的弟弟呼救。

我感到尚未完成的麻花辫一点点散开，身后不知所以的姐姐在询问着些什么，我勉强挤出一句“姐姐……我不舒服……”连呼救声都没叫出来，就昏死了过去。

11. 心率

大概 3 秒的休克过后，我稍微恢复了一点知觉。

还不如昏着呢！一醒来所有痛苦的知觉就排山倒海般袭来。

我听到很多嘈杂纷乱的声音，其中夹杂着弟弟急切的“我来抱！我来抱！”我感到了无数人的拉扯和叫唤，脑袋里想着：等我好了一定要报恩。可我却连睁眼的力气都没有。

最后我被胡乱地拖到了病床上，浑身无力地瘫软着、颤抖着、佝偻着、喘息着、挣扎着。

护士们拿来各种仪器，我本能地死死握住一位护士的手，却老是被无情地狠狠甩开。我溺水般地胡乱抓瞎着，握住一只不知道是谁的手就像握住救命稻草一样放不开了。

我不知道为什么要这么做，好像就是下意识地想抓住一个人向他声嘶力竭地求救：“别走！别走！救我！救我！！！”

然而我一句话都说不出来，心率仪上的心率飙到了 118，我无比惊恐地缩成一团。医护人员在身边忙乱又有秩序地作业，医生不停地问我：“哪里难受？哪里难受？”我却觉得这些问题好像是从很远很远的地方飘过来的一样，一点都不真切。

我的两只手迅速麻痹，最后连带着整个脸都开始针扎似的发麻。我用仅存的理智哆哆嗦嗦地说：“我……害……怕……”

医生大声地问道：“你怕什么？！”

我也忘了我答没答，只听到旁边的奶奶心疼地重复着：“手冰凉冰凉啊！太可怜了！这种年纪！真是罪过啊！真是太罪过了！”

12. 痛哭

我不知道人群和医护人员是什么时候散开的，等我慢慢平复以后，我听到“监控”姐姐说着：“手回温了，回温了！”

同病房阿姨的老公是位和我爸差不多年龄的老爷爷（我爸很大年纪生的我，算老来得女），稍微恢复神志的我就像软体动物一样往他身上一趴，又忍不住地抽泣起来。

“凭什么？”我想，“凭什么是我遭受这种痛苦？到底是凭什么？”

老爷爷温柔地抚慰着我，鼓励着说：“哭出来吧！哭出来就好了！”于是我就真的忍不住失声痛哭了。

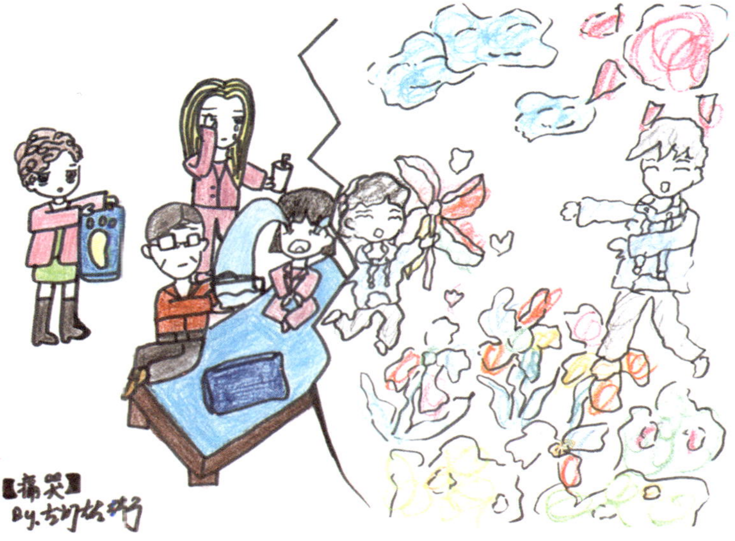

“凭什么是我遭受这种痛苦？到底是凭什么？”

13. 扶持

在我们病区，大家都是脆弱的，所以大家都彼此心照不宣地互相扶持着。在我发作的整个过程中，阿姨、阿姨的老公、“监控”姐姐、弟弟的妈妈，还有一些陌生的病友等一众人忙前忙后地张罗着，真正体现了什么叫“一方有难，八方支援”。

等我终于哭不出声音后，弟弟的妈妈拿起我的擦脚布，狠命地给我擦了一把脸。

等我真正稳定下来，大家又像伺候皇太后一样地又按摩又倒水。

我满血复活以后，满怀感激地向大家道谢，大家都一副“这有啥好谢的”的样子摆摆手。阿姨的老公更是直接，我接过他倒来的水，饱含深情地说了一句：“谢谢！”他用宁波话回：“谢你个骨头！”

14. 记住

这次的发作结束后，我立誓要找到两个人。

一个是一直无情甩我手的护士。在我的生死关头，她一边说着“你别拽着我呀！”一边死命地从我手中挣脱出来。我决心打听出究竟是哪一位护士，以便对她进行一番思想教育：你怎么能如此置病患的生命于不顾呢？抓一下手是会毁你一世清白吗？

另一个是某位帮忙拖我上病床的男病友。恍恍惚惚间，我听到他抱怨了一句：“怎么这么重！”我一定要找他理论清楚，现在的我究竟哪里重了？不得不说，恢复知觉和理智后的我依旧对这句话很生气。

这两个人，我算是记住了。

15. 愿望

连续三天的发作让我开始害怕第二天的到来。熄灯前，我假模假样地双手合十，以头抢地，向天祈愿道：“拜托明天不要再让我发作了！”

我浮夸的动作逗得同房的姐姐和阿姨哈哈大笑。我也笑着回应：“我现在的梦想也是‘活着’了！”然后，我在内心坚定又庄重地重复了一遍：拜托了！明天让我好过一些吧！

拜托了。

16. 落寞

发作完毕后，我照例和易籴汇报：“我‘左汉三’又回来了！”

易籴非常难受，他说我每次发作他都想紧紧抱住我。我说拉倒吧，每次发作完去找你，你不是在嗑瓜子就是在看电视。

他表情闪过一丝落寞，说：“那我能怎么办呢？”

为了结束这个沉重的话题，我笑着逗他说：“我爸不在了，邀请你晚上来睡我！”

他无奈地回：“我今天得回家，我爸爸来陪夜了。”

我气愤地哇哇大叫，最后难过地说：“难得老爸走了，没想到易籴也要走！”

后来我转念一想，满腹狐疑地问他：“你不会是跟我爸开房去了吧？”

他说："我对你的脑洞，无话可说。"

17. 满月

再过三天，我就要在这里摆"满月酒"了。

随着出院日程的不断后延，我终于要在病院住上整整一个月了。可是我耳边仿佛还回响着进院前，我爸对我说的那句铿锵有力的保证："我保证，观察三五天没问题我们就回家！"

没想到一入病院深似海，自此，我就再也没有出去过。

满月大吉！恭贺新禧！不如请大家都来喝我的"满月酒"吧！哈哈！

18. 保护

我越来越不懂怎样处理感情了。

我现在的波动、焦躁、不安、消极，都给爱我的人带来了伤害。

以为自己出院"胜利在望"，我大方地给闺密们昭告了我住院的消息，在此之前，我已经在她们的视野里失踪良久了。

她们对我非常关心和担忧，希望可以来探我的病。

我一一拒绝了。

起初是因为，我以为自己立马可以出院；后来是因为，我发现出院的日子遥遥无期。我不想让她们看到我这个样子，也不想以这个样子面对她们。

我本能地推开所有人，为了保护别人，也保护自己。

19. 默默

我想，我妈一定在家里大摆宴席，一方面庆祝我的生日，一方面为出院回家的我接风洗尘。

原来今天是我的农历生日。她之前欢欣鼓舞地打电话给我说："你生日之前肯定能出院啦！至少生日要到家里来过呀！"

这下好了，公农历的生日全交待在这了。

有了上次生日的"前车之鉴"，我决心这一次一定要识相点，平安喜乐地度过就行了。也衷心希望我诚挚的朋友们别再给我整什么惊喜了，现在我人生的"惊喜"也太多了，真是经不起一点折腾了。

我甚至希望大家都不要为我唱什么《生日快乐歌》，直接给我唱一首《祝你平安》，我还觉得比较真诚、实际。

不如自己给自己过个"内心版本"的生日吧，虽然潦草，但俗话也说了，平平凡凡才是真嘛。

首先，我给自己唱一首《祝你平安》："祝你平安，哦，祝你平安，让那快乐，围绕在你身边……"

然后，还要仪式化地许个愿："希望今天不要发作！"

"生日快乐呀。"最后，我对自己默默地说。

23

I ❤ U

1. 避嫌

为了避嫌，我已经很少走进易衆妈妈的病房了。所谓做贼心虚，现在我看到易衆的妈妈，就跟小偷见了警察似的不自在。

但易衆非把我往他妈妈的病房里拉，像拉皮条似的把我钦定为了他妈妈的固定牌友。

今天，我、易衆、易衆妈妈、隔壁的阿姨正打着牌，隔壁的阿姨突然看着我和易衆问："你们俩差几岁啊？"

我答："3 岁。"

易衆妈妈突然语不惊人死不休地对着阿姨说："他们俩在谈对象你知道伐？"

我吓得脸色刷白，不知该做何反应，只能做出一副要打易衆妈妈的样子，但手伸到一半，又觉得实在有失礼貌，于是又尴尬地把手放下了。

易朵妈妈依旧豪气地说："咋了，找对象不是正常的？"

我突然想到了易朵说的："如果被我妈撞到我俩幽会，我就让医生再给她做一次电休克！"

我又想到出院的叔叔说的："去追到易朵！他妈妈你别怕！我们帮你直接用安眠药给她迷睡着！让她睡上个三天三夜！"

此时，我羞得满脸通红，心想这两种方法到底哪种更可取一些呢？！

2. 起哄

在病区里，我和易朵"如胶似漆"，所以大家或多或少地知道，我们之间的关系不简单。

他开始光明正大地给我送东西，光明正大地给我披衣服，光明正大地和我看电影，一切都开始光明正大了。

今天，我们在窗边看雪花，一看就是3个小时。我哀叹道："唉，今年都没摸过雪。"

他反驳道："上次不是带给你了！"

我翻着白眼回道："那就是你从冰箱凿来的冰！"

他不服地说："好！我给你接一片回来！"说着把手从窗户的小空隙里伸出去，接回来了一摊水。

我不满意地哇哇叫，易朵就锲而不舍地向外伸手，立志要给我接一片雪花。

这么一来二去，旁边的病友们开始起哄："你们现在怎么回事！两个人跟连体婴一样！看得我们都吃醋啦！"

3. I ❤ U

终于可以用“鹅毛大雪”来形容宁波的下雪图景了。

在我们病区，每个人都靠在窗边，望着可望而不可即的雪花，对磅礴的雪势赞叹不已。

想到在这银装素裹的世界里，我们连踩踩积雪、堆堆雪人、捏捏雪球的资格都没有。于是，霎时间觉得如此潇洒的雪花，飘扬出了我们无法言说的落寞。

我始终对没有与2018年的雪花亲密接触而耿耿于怀，只能面对着纷飞的大雪望洋兴叹。

晚上，易朵和我说：“从晾衣室窗边往下看。”

我疑惑地走到晾衣室窗边，惊讶地发现易朵在积雪的草坪上奋力写着什么，然后对着窗里的我跳跃招手，最后一下子躺倒在白茫茫的雪地里。

说来尴尬，我琢磨了半天，也没琢磨出他写的是什么，老觉得像某种古老国度的神秘文字。后来我才恍然大悟，原来是：×××（我名字缩写）I ❤ U。

4. 雪人

在我歪着头琢磨这是什么神秘文字的时候，易朵回来了。他手上捧着一堆雪，笑着递给我说：货真价实的雪！

我还真的有点感动，边接过来边笑着回他：“真的耶，太开心了！”

然后，他笑着说要给我堆个雪人。但看到他的“作品”以后，我那微薄的感动之情便瞬时烟消云散了。

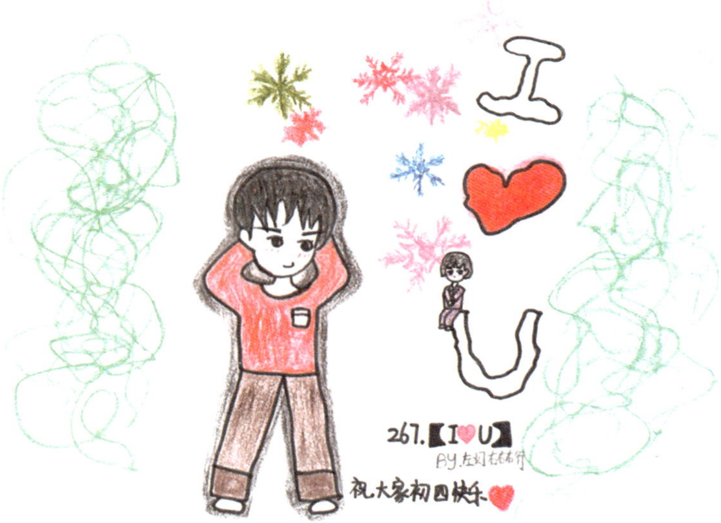

I ❤ U

那叫哪门子雪人?！是不是也太粗糙了!!

接着，因为易朵妈妈一整天都吵着闹着要出去玩雪、拍雪景，于是易朵开心地拿着剩下的雪去哄他妈妈开心了。每个走廊里的人看见易朵手里的一抔雪，都跟摸财神爷一样惊喜地抚摸着，惊叹着，感受着外界的温度和绵软。

我依旧不舍地伫立在窗前，让雪球在我手里自由地融化，外面的大字和手中的小球互相感应着，缱绻着一种纯白无瑕的温柔。

24

元气少女复原记

1. 食欲

现在，我一天 24 小时都很饿，嘴巴一刻没停过。

我想，这不正是我爸期许看到的吗？但是，我爸面对我巨大的转变，老是一副惶恐不安的样子。因为有了同病房阿姨的“前车之鉴”，他非常害怕我抑郁转躁狂。

最近，看着我突然膨胀的食欲，他老是战战兢兢地问我：“不会是转躁狂了吧？……”

我真是无语凝噎。不吃不行，爱吃也不行，做人是真难啊！

2. 上锁

为了防止病患在洗手间里自杀，我们病区的洗手间是无法上锁的。也就是说，如果你愿意，你随时都可以推门而入。

之前和两个阿姨“同房”的时候，我已经被她们不拘小节的突然闯入惊吓过无数次了。

无论你在洗手间干什么，她们都能坦然自若地开门洗手、倒水、扔垃圾……

后来，我和易籴在晾衣室的洗手间聊天的时候，也被无数人开过门，他都非常警惕地在门开启之前立马按住，非常惊悚。

再之后，对面男病友把自己关在洗手间试图割腕，被冲进来的医护及时阻止，我才发现：原来精神病院所有的设计，还真是有它的道理。

3. 天气

天气跟我无关已经很久了。

我只能从和易籴的聊天中，偶尔知道今天很冷，或者今天有雨。在病区里，我始终穿着毛衣加病号服。

什么冷冷热热，晴天雨天，于我而言，毫无意义。这说明，我和世界的隔离已经进入最真实的阶段了。

我承认并从心底接受，我与世界的连接已经断裂的事实。但有时我会想，待我痊愈出院，待我再次面对这张牙舞爪的世界，我真的会有壮士断腕般活下去的决心吗？

4. 闹剧

我又在病院导演了一场闹剧。我觉得整个病区的医护人员应该都由衷地希望我能尽早恢复健康，尽快出院。

毕竟我这样的“问题儿童”，三天两头出幺蛾子，动不动闯个大小祸事，让他们都头疼不已。

事先声明，这次的事件，我真的不是故意的。

易粲泡了一包面作为夜宵。此前，我已经对这包泡面觊觎良久，因为它必须用微波炉加热，所以我只能对着它垂涎欲滴。而整个病区，只有 VIP 房间有微波炉，易粲成功打进 VIP，成功泡开了这包面，没想到最后，他的夜宵莫名成了我的腹中餐。

5. 微波炉

他饿得慌了，又不好意思再去一次 VIP，所以指使我去 VIP 给他用微波炉加热。俗话说“吃人的嘴短”，我当即得令，自信满满地挤好调料包，向 VIP 的哥哥姐姐们说明来意，然后无比坚定地往微波炉里一放。

5 分钟后，我闻到一股不太对劲的味儿从微波炉里飘散出来。当即意识到事态不对，我立马关掉微波炉拿出泡面。

这下好了，全焦了。连带整个微波炉都焦了。一股浓烈的焦臭味喷薄而出。

嗯。我忘记加水了。

6. 祸害

要了命了，我立马逃离了案发现场，把泡面往窗边一放，整个走廊立马焦味浓郁。觉得事情不对劲的易粲也出来张望，我立马奔向他边号着“易粲呀！我对不起你呀！”边作势要下跪。

他凭借自己的判断解读着整个事件，然后把焦煳的面往马桶里倒。

一切都来不及了。大家纷纷走出房门询问焦煳味的来源，一个个捂着鼻子抱怨着：“要死了，什么味道啊！”

我羞愧得无地自容，觉得自己对不起所有病友，更无颜面对易朵和 VIP 的哥哥姐姐们了。

虽然大家都劝着我说“小事情，小事情”，但我内心真是愧疚极了。

护士对我照例一顿臭骂，更让我难过的是，我已经被 VIP 的哥哥姐姐们列入“黑名单”了，而我浑身则缠绕着一种挥之不去的“焦香”。

快让我出院吧！就当为病区扫除一个祸害好了！

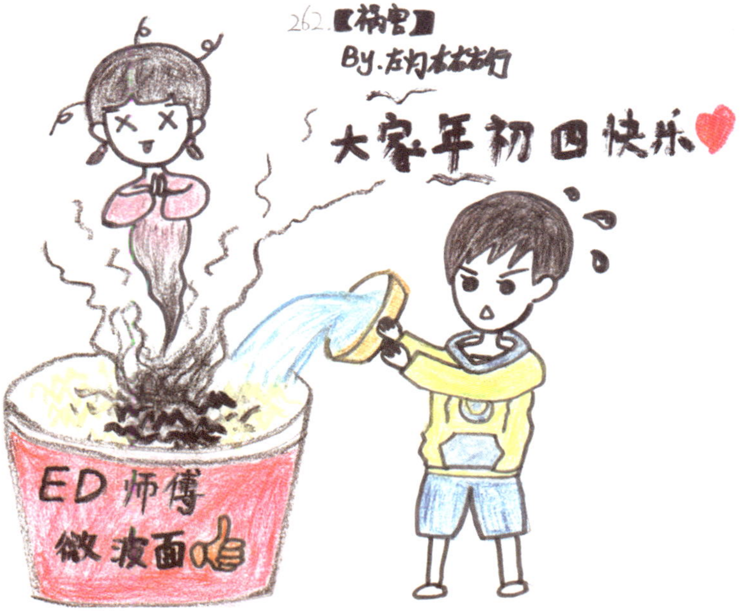

微波炉“烤”面事件

7. 修炼

我们一致认为，这里的医护人员真是太苦了，在这工作个十年八年的，可能可以渡劫成仙。

虽然病区里住着的都是成年人，但所有的工作人员却完全像是管着一群无纪律、无章法、无原则的学前儿童。

拿易朵妈妈举例，天天闹“越狱”不说，还贿赂工作人员。她动不动贼溜溜地勾上管门阿姨的肩，谄媚地说：“阿姐啊，你行行好呀！”“求求你了呢！你让我出去，你要多少钱？”最后，还会来个恼羞成怒，突然翻脸不认人，冲着管门阿姨叫嚣：“你的马屁怎么这么难拍！就让我出去怎么了呢！”

管门阿姨被她缠磨得没有办法，只能一边拉着非要闯门的她，一边无奈地恳求着：“算我求求你了呢！你不要走！我对你这么好！你不要为难我呀！”

其实，易朵妈妈这个“老小孩”的淘气在病区里简直不值一提，还有其他病友形形色色的举动：抗拒吃药、闹自杀、各种病症发作、违反纪律、大小便失禁、吵架、打架以及各种怪异的举止，让每位医护人员每天都提心吊胆。

我们常常说：“图什么呢？在这干图什么呢？”

可能真的是一种修炼吧，病人在这里修炼成人，他们在这里修炼成佛。

8. 内衣

虽然我爸和我亲密无间，但我发现父亲和女儿之间始终都是有跨不过的隔阂的。

我在病区什么都不缺，最缺的是女人的必需品——文胸。实不相瞒，我已经在病区保持“真空”状态良久了。每天空着胸部晃荡来晃荡去，实在太有损我作为女性的尊严了。

再加上身体暴瘦，我还想要加棉的文胸给我撑撑场面。

终于，在我爸问我“缺什么，我给你带来”的时候，我委婉地说出了“内衣”两个字。

毕竟对于我爸，我还是不能毫无包袱地说出“胸罩”这两个字。

今天，他豪爽地甩给我一个袋子，说：“喏！你要的内衣！”

我满心欢喜地打开一看。

嗯，两套棉毛衫。

我说“内衣”的意思是?！

好吧，我是我爸的贴心小棉袄，我爸是我的贴心棉毛衫……

带错“内衣”也就罢了，我心想着买买姨妈巾总没问题了吧?！结果我把姨妈巾一拆：嚯！这长度！简直能从我后脑勺绕过去了！

好吧，我服气了。

9. 筹码

赌博是我们病区的日常活动，而不同于外界，我们的赌资永远都是弟弟提供的游戏筹码。

在这里，无论大人，还是小孩，都认认真真地把这样花花绿绿的塑料玩具当作自己的资产，打起牌来一本正经的样子，像是认认真真玩游戏的孩子，不允许出一点儿差错。

看着这么多大人为这些毫无价值的筹码较真的样子，我想到周云蓬的《绿皮火车》里的一句话：保佑我暂时成为孩子专注地一笔一画地写下去，别长成个面目可憎疲于应酬的傻大人。

10. 心脏

我爸开始怀疑我心脏有问题。

对我来说，这样的怀疑毫无根据。就像我患病初期，我妈怀疑我中邪了，坚持去寺庙求神拜佛一样荒谬。

但为了打消我爸的疑虑，我配合地戴上了 24 小时动态心电图仪器。在安装仪器时，那位年轻的男医生一直不耐烦地叫我把衣服“往上撩！往上撩！”我不知道撩的尺度在哪里，犹疑地小动作地操作着，心里还是有着袒胸露乳的别扭和芥蒂。

他皱着眉头说：“要露胸口！”

我万般无奈地撩过胸口，赤裸着明晃晃的上半身。虽然心里明白这是单纯的医患关系，医生看我的身体跟看泡在福尔马林里的标本没有区别，但我依旧觉得不那么自在。看出了我的顾虑，医生还很理解地在贴胸口贴片时故意转过头去。最后，医生把需要 24 小时佩戴的动态心电图检测仪器的复杂线路缠绕了我半身，时间也变得漫长得很。

我开始理解女患者看妇科时，一定要求女性医生的那种坚持，觉得自己以前的那种磊落的态度真是站着说话不腰疼，毕竟肉体和羞耻心在一定程度上，真的让人无法坦荡。

11. 发型

在无所事事的病区，女生的头发成了大家有趣的“玩具”。女人们非常喜欢围在一起研究发型，编编头发。

我妈也学会了阿姨们编三股辫的技能。一次，她对我给一位姐姐的编发“作品”嗤之以鼻，大手一挥说：“让我重新编吧！”

焕然一新的新发型让姐姐欣喜异常。从此，我妈对自己的编发手艺骄傲起来，看见谁的头发，都一副跃跃欲试的样子。

12. 欢唱

没有人在意今天是星期几了。非硬要说在乎，那可能有一部分人对周六、周日还心存期盼。因为每逢周末，就是我们的“欢唱”时刻。

护士会在大厅设置简易的KTV，病友们踊跃点歌，高声欢唱。没人在意唱得好或不好，只要不是哑巴，所有人都愿意上去吼几句。

音响的质量不敢恭维，话筒动不动就断音，歌曲也只有千篇一律的老歌。像我这样的年轻人，已经把《女人花》《在水一方》《我只在乎你》这样的经典曲目唱遍了。

在这里嘚瑟一下。自从我唱了一首梅老师的《女人花》后，我唱歌的名气就在病区打响了，我因此一举成为病区里的“歌星”。每个人见了我都要夸我一句“歌唱得太好了”。所以，每次“欢唱”时刻，大家都会起哄，大叫着：“小左！来一首！”“小左！来一首！”连易杂也参与其中，跟大家一起起哄。

我简直有了做“明星”的实感，还有点不想出去了呢。

13. 膨胀

我的食欲已经膨胀到常人无法理解的地步了。短短半小时内，我消灭了一包薯片、一盒百奇、一袋小熊饼、半盒提子、几颗巧克力、一罐牛奶。

我妈看着我不停“咔嚓咔嚓”的样子非常担心，老是唯唯诺诺地说：“不要再吃了吧……”“你少吃一点吧……”“要不然明天再吃吧……”

怎么回事？！我以前为什么会什么都吃不下啊？！而我现在对于食物，却完全有一种“人心不足蛇吞象”的架势。

好要命，真的时时刻刻都好饿！

14. 意识

抑郁症好转的重要征兆，除了躯体症状减退（头痛、胸痛、莫名刺痛、疲乏无力等渐渐消失），思维认知的转变（极端消极、轻生、自我评价低、极度自卑等开始扭转）外，还有个重要的迹象，那就是开始意识到自己的确是生病了。

今天，那个与我渊源颇深（吞药包自杀被我拦下）的姐姐微笑着和我说：“我现在好多了，想想自己以前的那些荒唐事，才意识到自己当时真是生病了。”

我连连点头称是，说：“真的，现在好转了，理智地看待自己之前的症状和想法，才惊觉自己真是得了抑郁症。”

其实不只我们，很多抑郁症患者在严重的时候都有这样的感触：所有人都会经历挫折，为什么偏偏我就这样？我这不是病，的确就是自己太废柴、太无能，一无是处，给所有人增添负担，所以我真该死！

现在想来，真是不懂当时的脑回路为什么这么清奇。而回望当时自己死命纠缠、怎么都跳脱不出来的事情，也从“这个事情不解决，我的人生就失去意义了”突然变得微不足道了。

这样一判断，以前的自己真是生病了，而现在，自己也是真的好转了。

所以同病相怜的病友们，当你怀疑自己的时候，请不由分说地把责任归咎于自己生病了。我知道这很困难，但请试着抱有这样一丝的可能性。就像你跑不动是因为腿断了，你很无力是因为感冒了——不是你太弱小，只是病魔在作怪。请在心里默念：我没错，我只是病了。

当你渐渐找回迷失的自己，你会发现：太好了！我又重新活了一次！

15. 舞动！

我说什么来着？这里跳操的舞步，完全能勾起你作为少女的羞耻心？

不存在的！来吧！一起跳起来吧！

我们病区宣扬的理念是：适量运动有助于康复。这的确是真理。

但患病初期，我浑身无力，又莫名自尊过头。往往在大家奋力舞动的时候，坐在一旁大声哭泣，心里哀怨地想着：“我为什么会在这里？我为什么会得这种病？我为什么会和这些人跳这种舞？”

为什么？为什么？？为什么？？？

为什么个鬼啊！就是得病治病呗。看我们跳的“五行健康操”的歌词总结得多么精准：“健康就是宝！健康有钱买不到！你若要健康！来跳“五行健康操”！是风是水不重要！健康快乐才是目标！”

我欢脱地边唱边跳，还认认真真地跳了一套“佳木斯快乐舞步”。对面的男病友看了非常无语，他拍下视频，说一定要让我看看现在的我多么不知羞耻。但我看了以后，坦然地说：“我简直被我优美的舞姿折服了！”

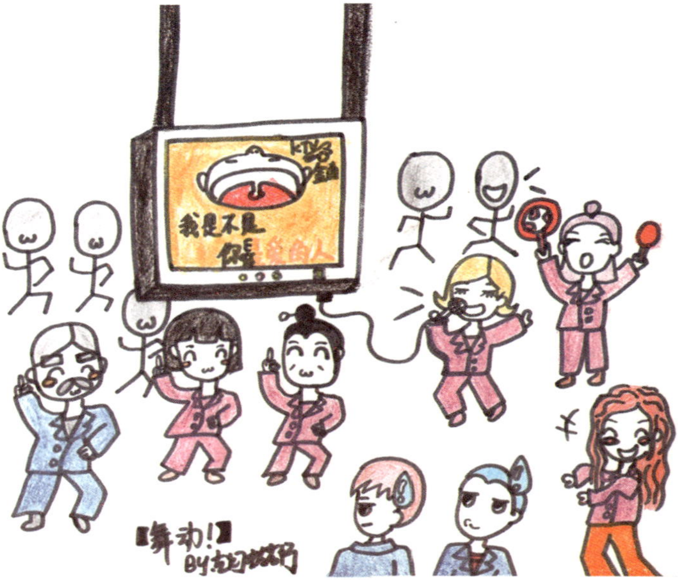

“我简直被我优美的舞姿折服了！”

16. 八斤

增重和减重都像自由落体一样迅疾。

患病初期，短短一个月，我瘦了近 30 斤。现在，药效发挥作用，短短一个星期内，我重了整整 8 斤。

我爸和易杂对此都深感欣慰，我却油然升起一股危机感：我要是按这个节奏吃下去，回到 120 斤不是梦。

我一边告诉自己“控制控制”，一边一刻不停地翻找零食，心中还非常愤恨自己当初为什么把那么多食物拒之门外，甚至还把它们通通扔回了家里。

终于重新感受到吃饭的快乐了，体重也终于开始正向发展了，我相信，这对抑郁症痊愈有着无与伦比的重要意义。

17. 破百

说来尴尬，经过我不停地胡吃海喝，我的体重终于破百了，我实现了一个星期重 10 斤的奇迹。但我依旧每时每刻都在经历暴风饥饿！

我和对面男病友每天的聊天内容如下。

我：“我好饿啊！”

他：“我也好饿啊！”

我：“不是刚刚吃过饭吗？怎么会这么饿？”

他：“就是啊！怎么这么饿？”

我：“真的饿啊！还有多久吃饭？”

他：“还有一小时！饿死我了！”

我：“我真的要饿死了！去食堂偷点东西吧！”

他："你去啊！你那儿有没有什么可以吃的啊？"

我："没有啊！全叫我爸带回去了！你那儿有没有啊？我饿死啦！"

他："没有啊！不是都被我们吃完了吗？"

我："可我真的要饿疯了！"

他："我也是！我想吃肯德基！炸鸡翅！全家桶！……"

我："你给我闭嘴！越听越饿！"

这就是我们两个"饿死鬼"的日常。

25

出院？假动作！

1. 家属

今天，有个病友在各个病房欢乐穿梭，嘚瑟得不行。她就是易籴的妈妈，她今天要出院了，病区著名的“老小孩儿”跟每个认识的、不认识的人炫耀着：“我今天要出院啦！哈哈哈！”

易籴自然也随着他妈妈的出院离去了。他笑着说：“我的身份即将从 ×××（易籴妈妈的名字）家属变成小左家属了。”

他说他终于可以名正言顺地来看我了，他到时候要大方骄傲地和护士说：“没错！我回来了！我就是来看小左的！”

我笑着，莫名觉得这预示着一个人要离开了。他妈妈与这个病区的牵绊断了，他也失去了进入病院的理由，他真的会为我重回故地吗？

2. 逃脱

易烝非常不喜欢林宥嘉，也非常不喜欢我听林宥嘉的歌。他说我会得这个病，和我喜欢听林宥嘉这种半死不活的腔调有莫大的关系。他还一脸严肃地开玩笑说，要以自己的律师身份告林宥嘉“故意伤害罪”。

易烝喜欢五月天那种热血励志的旋律，天天跟我说我应该戒掉林宥嘉，去受积极乐观的歌曲熏陶。

患病初期和中期，一方面自己对所有音乐兴趣索然，另一方面也的确为了规避哀伤旋律给自己带来的伤害，我已经好多时日没有听到 Yoga（林宥嘉的英文名）的迷幻声线了。

易烝走后，我从我爸那里弄来一副耳机，开始肆无忌惮地听着林宥嘉的歌曲，并且更加感同身受了：

或许只有你，
懂得我，
所以你没逃脱，
一边在泪流，
一边紧抱我，
小声地说，
多么爱我。
只有你，
懂得我，
就像被困住的野兽，
在摩天大楼，
渴求自由。

3. 吉日

我归心似箭，一天都不想多待。

现在，我的口头禅是：我明天就出院了！病友问我说：是谁同意的？我就霸气地说：是我自己单方面宣布的。

当然，明日复明日，明日何其多。我的每一个“明天”都没有让我顺利出院。这两天，我状态相对稳定，我觉得出院的希望又冉冉升起了。我和我妈说：“妈！我明天就出院了！”

结果我妈神神道道地表示明天不是好日子，后天也不是，都不适合出院，要不就今天，要不就两天后。

什么？！我愤怒地表示：“妈！我是出院！又不是登基！还要选什么黄道吉日？！你科学一点好不啦？”

结果我妈一本正经地跟我盘算起日子的吉凶来，无比严肃地告诉我明天的日子是春分，是大日子，不宜出院。

什么叫“大日子”？这么大？这么大？还是这么大？

我信了你的邪！

4. 温度

我觉得我马上就能出院了。为了探析与我隔绝已久的外界的情况，我特意到护士站的小阳台去感受了一下外界的温度。

结果小阳台门一开，一股凛冽的寒风扑面而来，不由分说地往你每个细胞里钻。刺骨的寒冷让我控制不住地想：天气这么冷！不如死了算了！

因为我们病区常年开着空调，所以即便寒冬腊月也温暖如春，我想我已经无法适应外面世界这样可怕的温度了，我甚至有点不懂外面的正常人是怎么在这般天寒地冻中活下来的！

这样一对比，我们这些精神病人简直像在马尔代夫度假，纵享了别人梦寐以求的 VIP 待遇了！

受这个温度的刺激，我出院的决心都有所动摇：不然待到来年开春，权当迁徙到这里避避寒度度假，好像未尝不是一种不错的选择呢！

5. 冰冻

我妈与我爸照顾我的显著区别，就是我的卫生条件从 A 级一下跃升到了 AAAA 级。因为觉得出院指日可待，每次我都把换下来的棉毛衫往柜子里一塞，劝慰自己说：反正马上可以回家了，回去洗吧。

易朵嘲笑我说："对于出院这件事，你倒是表现出前所未有的乐观。"

但我妈一来，就眼光犀利地把我所有的脏衣服都挖了出来，勤奋地洗了一件又一件，最后勤奋地全晾到护士站的小阳台去了。

说来好笑，像我妈这样的"洁癖患者"也遭遇了"滑铁卢"。当我们到小阳台收棉毛衫时，发现在寒风凛冽中飘摇一下午的棉毛衫完全被冻得硬邦邦的，像是在冰库里冷藏多日的冷冻咸鱼。棉毛裤更是好笑，拿起来简直可以当剑使了，易朵还补了一刀，说是"双刃剑"，真是一点儿也没错。

连平日里严肃的护士看到这个场景，也笑得无法收拾了。连棉毛衫都难逃这样的洗礼，外面的世界也太残酷了。

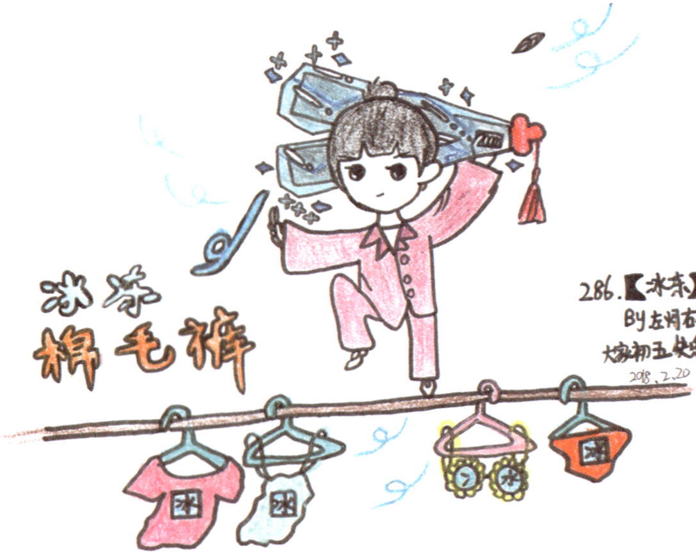

一把“双刃剑”

6. 喜讯

有一个天大的喜讯：在我的据理力争下，我终于要出院了！

我！要！出！院！了！

早上查房的时候，我和丑主治说：“你答应我这星期让我出院，距你履行诺言还有半天。”

这一番逻辑缜密的言辞让他终于对我的出院事宜点了头。

对此，让我先仰天长笑一番：哈哈哈……

7. 高调

我觉得我和易采的妈妈可能有着天生的“婆媳”纽带关系。

我的出院诉求得到应允后，我火急火燎地换上了自己的衣服，大摇大摆地在病区炫耀着、嘚瑟着，无论遇到谁，也不管认不认识，都欢欢喜喜地跟人家说：

“阿姨！我要出院了！祝你也早日康复呀！”

“叔叔！我要出院了！祝你也早日康复呀！”

“妹妹！我要出院了！祝你也早日康复呀！”

……

对面病房的男病友非常无语，对我说：“你有必要吗？！”

我快速点头：“有必要呢！有必要呢！”

弟弟看着我高调浮夸的样子大翻白眼，跟我说：“你是巴不得整个病区都知道你要出院了吗？！”

我欢快地回应着：“没错！”然后张开双臂对着整个病区吼着：“我！要！出！院！啦！”如果可以，我真的想像电影《勇敢的心》里的华莱士一样咆哮一句：“Freedom！！！”

结果，被惊扰的护士在我背后骂道：“小左！你还没出院！把病号服给我穿起来！”

我立马收起造次，灰溜溜地跑回病房把病号服重新穿上，惹得背后各位病友哄堂大笑。

没事，大丈夫能屈能伸！我也不差这几天了！

8. 麦霸

虽然，我的歌唱水准在病区有口皆碑，但每次的 KTV 时刻，我都只唱一首，绝不多唱。

不是我谦逊什么的，而是我坚信：无形装 ×，最为致命。于是我随便唱一首向大家炫耀一下自己的水平，再假装无所谓地搁下话筒，再欣然接受大家的夸奖或者婉拒大家再来一首的请求。

爽得要死！

但即便是这样，我要安安静静唱完一首歌也并不容易。病区的麦霸太多了，无论是躁狂患者、精分患者还是抑郁患者，都会出几个素不识相的抢麦人，其中有几个还真能旁若无人地从 KTV 开始唱到结束，还有几个在你旁边伴唱，音量比你拿话筒的都大。

所以，每次点歌我都很无奈，希望完美避开她们会唱的曲目。但我发现一个很神奇的规律：爱唱又唱不好的人，曲库量倒是大得很，几乎什么歌都会唱。

这是我在病区的最后一个周末了，我依旧难逃她们的魔爪。我点了一首《梦醒时分》，耳边有好几重唱给你欢快地伴奏。

我真的好想问问她们："阿姨！请问你有不会唱的歌吗？我决定就唱那首了！"

9. 横笛

我要出院的消息已经被我宣扬到病区的角角落落了，平时交好的病友不舍地来和我提前告别，不少还热情地送了我离别礼物。

其中，我印象最深的是那个药包姐姐送我的一把横笛。为什么呢？因为这把横笛看起来最贵，所以在所有礼物中毫无悬念地脱颖而出。

姐姐把我温柔地引到她的房间，她的丈夫细心地给笛子贴上笛膜，为我演绎了一首《梁祝》，最后郑重地把笛子送给了我。我对如此贵重的礼物受宠若惊，但依然一边道谢一边毫不手软地收下了。

我看着这些厚重的分别礼物，想着大家本是散落在天涯各处的小小尘埃，从五湖四海会聚在这样小小的土地，共同并肩作战，抵抗病魔，这种感情是真挚的、纯粹的，不掺杂任何私欲。这是缘分，更是外界稀缺的那份无邪纯真。

10. 延期

我觉得我人生已经够戏剧化的了，没想到这种戏剧化同样延续到了我的出院日程上。

俗话说，骄傲使人退步。白天在病区嘚瑟了一整天的我，晚上就收到了出院又要延期的消息，真正诠释了什么叫作“啪啪”打脸。

由于我病情变化太快加上我病情稳定时间过短，我爸硬是要再锁我几天。

对面的男病友和弟弟一语成谶，开心地对着绝望的我幸灾乐祸。男病友一边向我讨要着送我的出院礼物，一边哈哈大笑着说：“我要爱上你爸爸了！”

弟弟更是过分，他狂妄地嘲笑着我，肯定着我爸英明神武的决策，把一顶顶高帽不由分说地往我爸头上戴，什么现代唐太宗啦，再世孔夫子啦，说得我自己都觉得，我爸不让我出院的决定意义重大。

这可苦了白天在病友面前过于高调嘚瑟的我。晚上，知道已经无力回天的我低下了骄傲的头颅，对着每个人谦逊地微笑着，偏偏在我的高调宣传下，每个人都知道了我明天出院的消息，大家开心地祝福着："明天出院了呀？恭喜啊！"

我呵呵呵地尬笑着，不知该怎么解释我明天还出不去的事实。而且我还不要脸地收了那么多礼物，真的让人尴尬万分！我想，明天的我，该怎么若无其事地踏出房间的大门呢？

11. 贡献

我觉得我的出院日期还可以再"抢救"一下。

早上，医生团队查房时，我照例表现出了活泼、灵动的样子。我爸却丝毫不动摇地向我的丑主治表明了想让我多住几天的意愿。没想到我的丑主治二话不说就同意了，坦然得不得了。

朽木不可雕啊！

我愤恨地上前不停摇晃着程医生的肩膀叫道："什么？！你这就被说服了？！你怎么这么容易被说服？！你就不能为了我抗争一下吗？！啊？！"

几位医生哈哈大笑，病区德高望重的带头老主任笑着说："小精灵，你就当再为病区做几天贡献吧！"

12. 谎言

事情无法挽回后，我在对面的男病友和弟弟面前丢尽了脸面。

为了维护我那微薄的自尊，我跳跃着骗他们说，程医生同意我今天出院了。他俩大惊失色，然后酸溜溜地跟我说着："恭喜你哦！恭喜你出院哦！"

为了不让谎言穿帮，我做作地换上了便服，做作地哼起了小曲，还做作地整理起了行囊，最后做作地拿着包袱和水杯，一脸准备就绪的样子，男病友不停地在旁边嘟嘟囔囔，弟弟立马冲回房间给我画画当作临行礼物。

突然，护士来整理床铺了！我吓得嘴里重复着“穿病服、穿病服、要穿病服”，然后低着头默默地把病服重新穿上了，夙得不得了。

他俩见到此情此景，恍然大悟，随即嚣张地大笑起来，把我嘲讽得体无完肤。

一句话总结这件事：骗人要被雷劈啊！

26

见怪不怪，其怪自嗨

1. 空袋

我早说过，在病区里无论发生什么，我都见怪不怪。反正见怪不怪，就任由其怪自嗨，也可以成就病院的妙趣横生。

一天，我照例分发着我的巧克力，一位阿姨不请自来地走过来，毫不客气地拿走一颗。

我笑笑没有在意，但她为了报答我，热情似火地硬要塞给我一个东西，还不停地对我呼喊着："一起玩嘛！要一起玩嘛！"

我一看她手上的东西，一个空的零食包装袋，心想这个不公平交易我还是不参与了。于是，婉拒了她送我空袋的情意。

但她依旧乐呵呵地说："一起玩哦！要一起玩哦！"

我很羡慕她的豁达，真的，套用我最爱的林宥嘉唱的《傻子》里的一句歌词：做一个傻子多么好。我自私地希望，自己能变成一个无忧无虑的傻子，不念过去，不畏将来，永远笑面人生。

2. 妄想

我和对面男病友的友谊是建立在食物的基础上的。我们聊天的话题，都是食物；我们每天在一起，就是分享食物；我们每天在一起干的，就是一边咀嚼着对方的食物一边谈论着病区的奇闻逸事。

今天，他说："来这里的每一个人都携带着自己的一个故事，整理整理说不定能出书了。"

我心里窃喜着想：你没想到这个"整理整理"的人就坐在你右边吧。

然后，他突然指着一位路过的女病友悄悄说："比如她，就有妄想症。"

他指的这位病友是一位医生，医生住院，也许印证了"医者不自医"的道理？我边吃他的巧克力边问："何以见得？"

然后他说出了以下"毁三观"的话："她一直怀疑她爸爸要对她做些什么。"

做些什么？对！不要局限你们的想象力！用成年人的眼光理解这 4 个字！我会告诉你：没错！就是那样！

听罢，我停止咀嚼，完全惊呆了，又觉得这个故事太突破我下限，于是挣扎着说："亲……生……父……亲……吗？"

他回："对呀，不然呢？"

这应该是赤裸裸的妄想吧。

3. 抠吐

我旁边的监控姐姐对监控越发走火入魔了。我觉得太聪明的人患上精神病跟高智商的人有犯罪倾向一样恐怖。

她利用各种手段抗拒吃药，为了躲避医护监管，甚至在吃下药片后，对自己无比心狠手辣地抠吐出来。

而且她经常半夜三更起床，费尽心机地查明监控的位置。她不停地和我们宣教监控的真实存在，言辞恳切地表明她真的听到了监控运作和监控拍照的声音。她态度坚定、逻辑清晰、斗志昂扬、情绪饱满，要不是这番论断发生在精神病院，我都要成为她的门徒，跟她一起去找监控了。

她的主治医生也每天都要听一遍她的监控理论，以致除了避免不了的查房，她的主治医生看到她简直绕着走。

其实在我心里，监控姐姐是温和的、善良的、聪慧的、狡黠的，虽然她洗头要洗一个多小时，还跟处女座一样事多，但至少在我发病时，她尽心尽力、无微不至地照顾我。我觉得她患上这种病的基底，真的是她过高的智商。

我听到病区好多人对我说：女人太聪明不是一件好事。现在想来，也不知是褒是贬，但可能事实上真是如此吧。

4. 为难

在这里，每个精神病患者都有自己的特质。要不就是爱唱歌，要不就是爱打人，要不就是爱跳舞，各式各样。

如果谁的特质非常独特，就会成为大家茶余饭后津津乐道的话题。因为我们这里的生活是：吃完早饭等中饭，吃完中饭等晚饭，吃完晚饭等睡觉。所以我们“茶余饭后”的时光几乎占了一整天的半壁江山。

其中有一个眼神迷离的姐姐，是我们话题里的常客，她的特质是爱向别人借手机打电话。易枀、弟弟、我同病房的老爷爷都被她借过手机，但她拨的号码都是“000000”，以至每当她向别人借手机时，大家就拿她逗乐：“今天是要拨 6 个 0 还是 7 个 0 呀？”

她都笑着说：“我记得了！我记得号码了！”然后继续拨 6 个或者 7 个“0”。偶尔有几次，她真的拨通了想要打的电话，结果都被那个号码的主人无情拉黑了。

所以，几乎整个病区里的电话，都被她心心念念的号码主人拉进了黑名单。但她依旧锲而不舍地继续借电话、拨号码、打电话，对方就孜孜不倦地不停挂电话、不说话、拉黑号码。

这到底是谁在为难谁啊？谁知道呢？

5. 假象

我很害怕。

而更让我害怕的是，我不知道自己在怕什么，我就是本能地感到恐惧。

我发觉，原来受损的大脑真的能蒙蔽你的感知，塑造出各种虚幻的假象。就像我的害怕，跟见鬼了的感觉其实别无二致，所以精神病患者的幻听、幻视、被害妄想原来是真的听到了什么，看到了什么，真的觉得自己的性命受到威胁危在旦夕。

所以，很多精神病患者都坚称自己没病，是由于他们被困囿在了自己虚构的世界里，且因为人们永远只相信自己看到和听到的，所以他们坚信，他们眼中的世界才是真实的。

6. 火星

比如，我和你们说，其实我们是在火星上，你们肯定无法相信。因为你们的眼睛看到的是地球的大河山川，你们的理智告诉你们这里就是地球。

同理，在精神病患者眼里，他们看到的就是火星。所以无论外人怎么劝诫他们，我们是地球人呀！他们也同样不会相信。

在病院的一个多月，我接触了很多人的幻觉体验。有“你去死吧！你去死吧！”的幻听，也有看到花圈、棺材、已故亲人的幻视，更多的是“有人在跟踪我”“我被监视了”这样的被害妄想。

对于他们，我得出了以下结论：该配合演出的我就好好配合他们的剧情吧，不要戳穿他们的“火星”幻想，更不要试图用语言劝说他们回到正轨，因为只有靠药物和治疗的压制，才能让他们从“火星”回到“地球”。

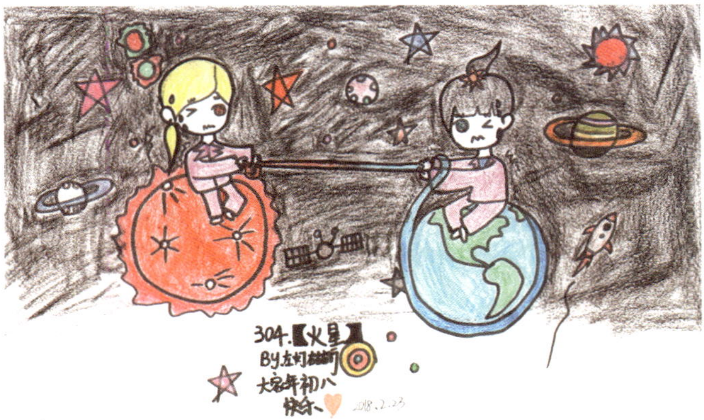

从“火星”到“地球”

7. 阿华

我在病区的好朋友阿华是双相重症患者。在大家战战兢兢地猜想着自己到底能不能回去过年的时候，他已经被医生下了通牒，一定要在这儿跨年了。所以，整个病区都没人像他那么定心。

对此，天生乐天派的他说：“年嘛，年年都能过，只要有个健康的身体，一切不是问题！”

他下定了决心，这次一定要把病给根治了，不能跟以前似的，动不动又给送进来了。比起治病，牺牲过年的时间不算什么事。

道理是这么个道理，但是面对一个个好朋友的离开，他也不免显得失落。

我和易氽说：病友一个个都出院了，谁愿意在病区过年呢？病区快变成阿华一个人的地盘了，可以改名叫“阿华田”了。

易氽笑着说：“等你出院了，要一起多来看看阿华。”

我看着阿华，想着以前的自己：自不能收红包以后，我就越发觉得过年了无生趣。

现在想来，其实无聊也是幸福的一种体现。因为无论是浮生一日的平凡，还是逢年过节的热闹，对像阿华这样的千千万万人来说，都是生命中活着的每一天。

只要活着，那就灿烂又闪耀。

8. 低调

自从上次我因宣称出院被打脸以后，我开始在病院夹着尾巴做人，低调得不得了。

但不知是谁走漏了风声，大家都或多或少地知道我出院在即的消息了。不少病友来加我微信，以期日后联系。

但实不相瞒，我是非常害怕有些并不熟悉的病友给我发微信的。因为有些病况严重的病人说话逻辑紊乱，前言不搭后语，常常牛头不对马嘴，让人非常难回。

其中我最怕的，是一位特别喜欢找我聊天的阿姨，她天天当着我的面给我发微信聊天……

对，当着我的面！跟！我！微！信！聊！天！

有时，我看着就在旁边的她，又看着她发给我的微信，尴尬万分，只能无奈地回她："我就在你左边呀！""我就在你右边呀！""我就在你前面呀！"

我想，她大概是希望我们永远"天涯若比邻"吧！

9. 烟民

这里所有的人，无论身份、地位，都是平等的，都是病人。而一旦烟民成为病人，不管你是抽雪茄的老板，还是抽红塔山的民工，只要离开尼古丁，都在这里遭受着成倍复加的痛苦。因为病区不允许抽烟。

而戏剧化的是，那位赌博输掉四千万的老板因为烟瘾在病区成就了一段辛酸故事。这故事里牵涉的，一个是一位刚出院的男病人，一个是我 17 岁的弟弟。

烟瘾发作是非常难熬的，为了躲避护士监管拿到香烟，病区的老烟民们绞尽了脑汁（其中也包括初期为了缓解胸痛的我）。这位老板得病之前，是位一掷千金的某集团董事长。他采取的策略是买通出院的男病友给他偷偷带烟，没想到这位无良的男病友拿了董事长3500元钱，只象征性地给他带了4包烟，就卷着剩下的钱“潜逃”了。

10. 威胁

更悲惨的是，董事长还栽在了弟弟这个毛头小子手上。为了防止护士看出端倪，董事长老跑到弟弟病房的卫生间抽烟。弟弟这个唯恐天下不乱的人趁机偷走了他的烟，借此威胁董事长，玩得不亦乐乎。

每天傍晚时分，董事长就万分无奈地走到弟弟那里，千方百计、软磨硬泡讨烟抽。弟弟对着董事长又推又捶，董事长还得耐着性子笑脸相迎。

我不禁想象着这位大老板在气派豪华的会议厅里运筹帷幄、指点江山的样子，此刻又看着他被小孩子戏弄得哭笑不得的惨状，突然觉得心酸，又有种看到了赤子之心的美好。

11. 盘查

这里的护士每天都要搜查病人的物品，她们每天肆无忌惮地拉开你抽屉，翻开你的背包，打开你的钱夹，一边翻一边查一边找，搞得我们非常没人权的样子。我的化妆包每天都要经历一遍她们的“摧残”。

但是，这其实是她们在为病人的生命负责，写了那么多，都没夸过我们病院的医护，那我就在这里说一句，真的很感谢我们病院所有医生和护士（当然不包括我的丑主治程医生），真的，他们的精准治疗和细心照顾救了我一命，也救了病区所有人的命，真的功德无量。

好啦，我也“大发慈悲”谢谢程医生吧，反正他也看不到，哼！他虽然态度有问题，但业务水平还算可以。（天哪！要说一句夸他的话，真是勉强死我了。）

而为了躲过护士的盘查，鬼精灵弟弟脑洞大开，把董事长的烟藏在了空扑克盒里，这成了病友们心照不宣的秘密。

12. 柠檬水

董事长和弟弟的牵绊不只烟草，还有一种柠檬水饮料。

自从弟弟请他喝了一瓶柠檬水以后，大董事长无法自拔地爱上了这个味道，动不动就跑到弟弟旁边讨要。

弟弟为了逗他，硬要让董事长认他为大哥才肯“忍痛割爱”给瓶柠檬水，真的有种“在太岁头上动土”的不知好歹。

这位素来霸气的董事长也有着可爱之处，一边叫着“大哥义气啊”一边夺过柠檬水一口闷了。

13. 厌食

一开始，我非常不理解为什么病区要进行“军事化”管理。后来我终于理解了所有规章制度都必须强制执行的理由。

这么说吧，抑郁症患者，大多数情况下都只想成为一动不动的雕塑。而长时间不运动，就会造成肌肉萎缩；如果长时间不进食，则会诱发厌食症。

以前对于厌食症，我只有很浅显的认知，直到见到了病区患厌食症的小女孩，我才有了更具象的了解。

14. 循环

这个小女孩最引人注目的特质，就是瘦。我不知道怎样才能形容她瘦的程度，我只能说，看见她本人，我就看到了她的整副骨架。毫不夸张地说，我用一只手，就可以把她抛到天花板上。

我一直以为，厌食症就是不爱吃东西，但恰恰相反，这个小女孩非常能吃。她每天都要吃多于常人好几倍饭量的外卖，餐餐实施“光盘”。她和我弟弟结下友谊后，一次向他讨要了10瓶牛奶、5包饼干，几分钟内一扫而光！胃口之大令人咋舌。

这样的胃口，听起来仿佛可以支撑起200斤的体重。而事实上，女孩一米七的身高，只有近70斤的体重，她的身材已经不是招人恨，而是招人怜了。

为什么呢？因为厌食症的影响，这个女孩子永远吃完吐，吐完吃，吃完再吐，吐完再吃，不停循环往复，不断苦苦挣扎。这种痛苦应该是常人无法想象的吧。

唉，原来能好好吃东西，也是莫大的幸福啊！

15. 陌生

没想到快过年了，还有不少入院的病人。我想，他们应该都是铁了心来这儿跨大年了。弟弟的病房搬进了一位“网瘾少年”，满脸青春痘，压低着鸭舌帽檐，一副天涯浪子的不羁模样。

看到他，我立马转过了身子，面靠墙壁。别人问我怎么了，我不知怎么说，就轻轻地回答：“有点害怕。”别人问我怕什么，我说：“看见陌生人，我有点害怕。”

这是真的，不知是与世隔绝久了还是怎么的，我现在看见陌生人，就止不住地害怕。有时我想：我这个样子，怎么回归社会呢？

这么想着，我就更害怕了。

16. 幻听

这位网瘾少年有严重的幻听。他一直跟一个人聊着天，一个我们都看不见的人。所以在旁人看来，他就是在认真地自言自语。我有点好奇，尝试着听他说话的内容。其中一段是：

> “你都不吸毒啊？那玩什么……”
>
> “……”
>
> “真的假的？”
>
> “……”
>
> “别说了，我就是个游戏天才！”
>
> “……”
>
> “别这样说！”
>
> “……”
>
> “对不起，对不起！”

——我们不知道他究竟在跟谁对话，但仔细一听他的对话似乎真的像某种有逻辑的聊天。

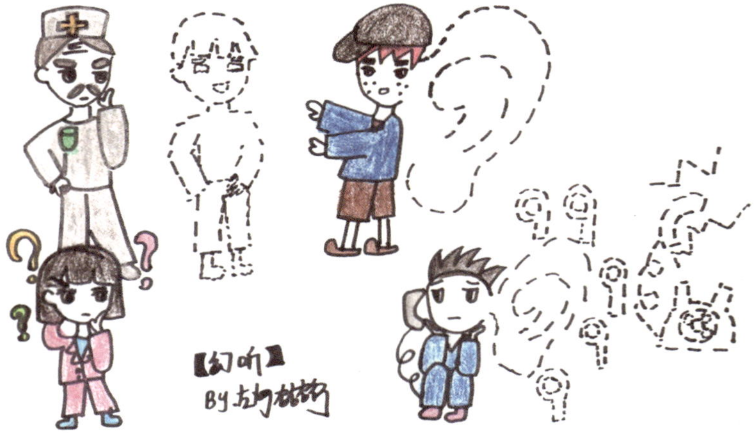

“看不见”的人

17. 响铃

幻听这种事情真的很玄乎。弟弟曾说，他五年级的时候就有幻听了。有一段时间，连续两个星期，他都听见隔壁的电话铃响。我说：“那可能真的是隔壁电话铃响了呀？”弟弟摇摇头，回道：“怪异的是，每天晚上 9 点，隔壁的电话铃声准时响起。”

我听得汗毛倒竖，突然想到易朵以前和我说，他小时候，老是听到有一个小男孩在他耳边讲话。不过这个小男孩说的都是帮助和鼓励他的话。后来随着年龄渐长，这个小男孩的声音就消失了。

27

爱要坦荡荡

1. 归来

易朵残存的良知促使他终于来探望我了。

与他老妈的上海之旅结束后，易朵马不停蹄地带着各种食物来病区哄我。很微妙的是，他的身份因此真的从“×××（易朵妈妈）家属”转化成“小左家属”了。这立马招致了多方友人的围观。病友、护士、家属整齐划一地向易朵问出了同样的问题：“你还来这里干吗？”

没想到易朵妈妈出院后，他倒是遵循起了“爱要坦荡荡”的法则，大方地指着我说：“我是来看小左的！”

得到这个毫不掩饰的答案后，所有人都看着我们暧昧不明地微笑着，好像这层窗户纸终于因为他的归来被捅破了。

2. 未婚妻

我们在众人的注视下别扭地吃完晚饭，然后我和我爸报告了一句“老爸！我谈恋爱去了啊！”就拉上易籴到走廊尽头去了。

走廊上的人都对易籴的出现非常惊讶，但看到一旁的我，就都用“老司机”的口吻发出了春风拂柳的一声“哦……”

我俩研讨再三，决定还是大大方方地站在一块儿聊聊天为妙。如果我再躲在小空隙里，那不免要暴露小空隙这个藏身地点，大家又都知道易籴一定和我在一起，说不定还会怀疑我俩在偷偷摸摸地干些羞耻的勾当。

我俩还没聊一小会儿，一位没有眼力见儿的阿姨看见了易籴，然后喜笑颜开地拉着他去房间打牌。我们在阿姨的房间坐定，她才突然想起什么似的问易籴：“你妈妈不是早出院了吗？你怎么回来啦？”

易籴指着我，语不惊人死不休地回了一句：“我来看我未婚妻的。”

3. 敬畏

易籴对我爸非常敬畏，甚至到了畏惧的地步。每次看见他，他都诚惶诚恐地叔叔前叔叔后地叫个不停。

他老说，我爸一定看他非常讨厌。我问为什么，他说这是男人与男人之间特有的一种感应，因为他老当着我爸的面把我给拐跑了，所以他坚信我爸在心里默默骂了一百遍：“这个臭小子！”

这么一说，我才发现我爸的眼神和态度的确酸溜溜的。他很委屈地一个人吃饭、一个人看书、一个人把玩手机，浑身散发着一种“孤寡老人”的气息。但这对“重色轻爹”的我不构成任何杀伤力，我依旧撒着脚丫往易朵那儿跑，他假装抖抖被子无奈地说：“你还是回来好好坐着呗。”

我回头应道：“不！”

嫁出去的女儿泼出去的水，我觉得我爸应该早点意识到这一点。

4. 离散

其实，我对爱情是没有期待的。

因为经过两次“前车之鉴”，我发现一个人自身的性格缺陷会在爱情里暴露无遗。这样总结起来，我的两次感情失败似乎都与我的抑郁气质不无关系。

爱情就有这么一种蛊惑人心的力量，勾引出你拼命隐藏在心底最深处的自私、偏执、自卑、阴险、善妒、虚妄，最后把你塑造成自己最讨厌的那种人，连自己都嫌弃自己。

所以，爱情对于我，意味着失控。而失控对于抑郁，是致命的。

每天我都很闲，所以每天早上睁开眼后，每天晚上闭上眼前，我都控制不住地研究自己对易朵的感情。我明白，比起爱的感觉，我对他更多的是感动，是感谢，是感念。

毕竟有这么一个人，在你人生突遇巨变的时候出现，不离不弃地扶持你、鼓励你，但凡是个人都无法无动于衷。而我，也是个人。

我想，当我哪天再狼狈得不人不鬼的时候，我们就该离散了吧。

5. 计谋

没隔多久，易汆又来看我了。护士阿满姐姐例行公事地问他：“你来看谁的？”他为了避嫌，答道：“弟弟。”

其实，我早就对他的计谋了如指掌了。为什么呢？因为今天下午，弟弟蹦蹦跶跶地跑到我面前炫耀说：“易汆哥哥要来看我了！”

我说：“真的呀，这么好。”

仿佛为了确认什么似的，弟弟又问我：“他告诉你了吗？”

我佯装毫不知情的样子说：“没有呀，他没跟我说。”

他一下子骄傲起来，对我大声说道：“他是特意来看我的！特！意！来！看！我！的！”说着还无比兴奋地给我展示起易汆给他发的微信来。

他手舞足蹈地边划微信边显摆着：“你看你看！易汆哥哥说他已经在楼下了！问我要吃什么给我买！嘻嘻，他都不给你买！他是特意来看我的呢！”

我微笑着连连点头称是，想着单纯的弟弟为什么不能想一想，为什么易汆都到楼下了，才和他说来看他这件事呢？

算了，孩子的天真，不要打破为好。

6. 圣代

易汆给我带了很多薯片，偷偷拿给我让我去房间藏好，还给我买了一杯肯德基的巧克力圣代。

我委婉地告诉他我不能吃。结果他一脸茫然地问我为什么。在我运用了所有手段明示暗示地跟他表明我正处特殊期，过了好久直男易尕才了然，失望地把圣代送给了弟弟。

这下可好，弟弟越发骄傲了，拿着几乎化成了乳酪的圣代到处夸耀着易尕哥哥专门来看他了。我和易尕憋着笑，一些目光如炬的、早已看破我和易尕“奸情”的病友以及病友家属也是看破不说破，暗含深意地对弟弟笑着，看他欢乐自豪地在各个病房来回穿梭。

7. 解释

我和易尕没聊一会儿，弟弟就回来了，他满脸愤恨地走向我，跟我说：“你快去跟阿满解释一下！”

我满脸疑惑地问他，要解释什么。

他非常严肃地说：“阿满坚持要说易尕哥哥是特意来看你的，说来看我只是一个幌子！你一定要跟她去解释一下！易尕哥哥是专门来看我的！”一边说着一边问易尕是不是专门来看他的，还拿起和易尕的微信聊天又一次向我晒出“铁证”来，像是一个满心希望得到易尕皇上垂怜的争宠妃子。

易尕笑着，说着“对对对”肯定着他的说法。我却惊觉：阿满不愧是成年人，一双眼睛已然看破了一切啊！

8. 靠枕

为了争取我俩的私会时间，也为了避开我害怕的陌生人，我们悄悄避开弟弟，走到走廊尽头有一搭没一搭地聊着天。

无奈一拨又一拨人不停找我们搭着茬，走了一个，又来一个，走了一个，又来一个，络绎不绝。我们的礼貌让我们只能耐心地回应着，答复着。

最后，弟弟也来了，一直叽里呱啦地跟我说着勇士啊、雷霆啊、库里啊这些我根本听不懂的话题。我绝望地把头往冰冷的玻璃上一靠，面向弟弟假装认真地听他高谈阔论着。突然，易朵伸出一只手，放在我和玻璃之间，当作我脑袋的靠枕。

小孩子就是小孩子，即便这样，弟弟都看不出我和易朵在约会。他始终执着地坚信：他的易朵哥哥就是来看他的。这么一说，好像是我打扰了他们俩的样子呢。

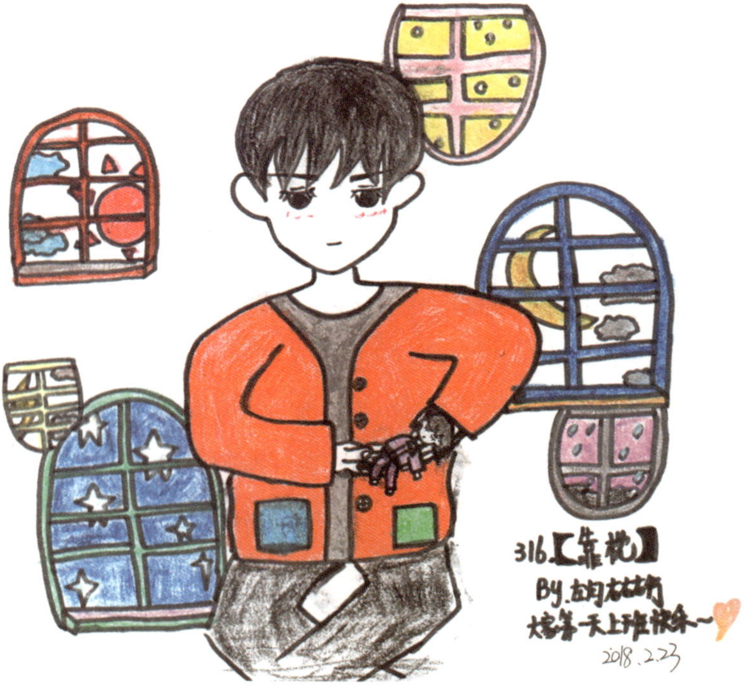

冰冷玻璃上的温暖“靠枕”

9. 3 分钟

所幸弟弟天生好动，我说了一句“你的圣代化成水了”，他就边吃边跑开了。我知道他要趁圣代完全融化之前去继续他的炫耀大业了。

易枀告诉我说，他过年要去乡下的奶奶家，加上我即将出院，他是市区的，我是大市的，大致一算，我们大概一个月都见不着面了。我看看时间，还有 3 分钟就是晚餐时间了，于是对易枀说：“还有 3 分钟，我们就要 30 天见不到了。”

易枀听后，定定地看着我。我刚要疑惑地问他怎么了，他突然拉起我往晾衣室里拖，并且对着整个晾衣室霸气地大喊：“麻烦大家都出去一下，我有话和她说！”

我的天哪！我这辈子竟然还能享受“霸道总裁爱上我”般的待遇，真是受宠若惊！

晾衣室里在收晒衣服的人们先是蒙了，之后便“哦哦”地应声着加快了手上的动作，最后纷纷退出去了。

10. 交代

人还没完全走完，易枀一把把我抱住了。大家吓得一副破坏了我们好事的样子，小跑着出去了。

他严肃认真地交代了这一个月的所有事宜，什么“乖一点啦”“不要多想啦”“好好吃药啦”，我一一应声。

然后他说：“我们都在，不要害怕。”

即便他这么说，我还是很害怕。怕过去，怕现在，怕未来。我怯怯地问：“你说……我会复发吗？”

“不会的。”易朵回。

突然，我有点动情，问他：“那你呢？”

他回：“我什么？”

其实我想问：你呢？会一直陪着我吗？但是话到嘴边，觉得问出来又实在矫情。于是换了种问法：“如果我复发了，你会陪着……”

“会的。”没等我说完，他说道，然后紧了紧拥抱。

说来讽刺，听见这样不离不弃的告白，我应该感动一下子。但听到肯定答案的当下，我内心毫无波动，只是本能性地觉得无法相信。可能，对于别人的不信任，是潜意识里对自己的保护吧。

毕竟，那些说会永远陪着我的人，最后都静悄悄地离开了。

28

多谢关照！咱们社会见！

1. 出院（真的）

一个阳光明媚的冬日午后，我出院了。

这！次！是！真！的！

一大早，我就穿上了自己的衣服在整条走廊炫耀着，接受着每个病友的恭喜和祝福。虽然，这样的恭喜和祝福我已经听了三遍了，但我相信，这一次，我是真的要踏出病院的大门了。

为了以防万一，我特意和我爸义正词严地说道："要是像今天这样嘚瑟过了，我还不能出院的话，在病区我就没法做人了。"

可不是吗？！每次扬言要出院，每次又出不去，我都在想大家是不是该怀疑我有妄想症了！

而为了维持和我的友谊，对面男病友的出院日子也是延了又延。当然，他的女朋友是希望他住满两个月的，对此，他已经无奈地在我这儿吐槽了无数次，因为他心心念念地想去寻找那个莫名其妙的女同学。

果然，男人变了心，一百头牛都拉不回来。别人的私事我管不着，我只知道：我们终于都可以出！院！了！

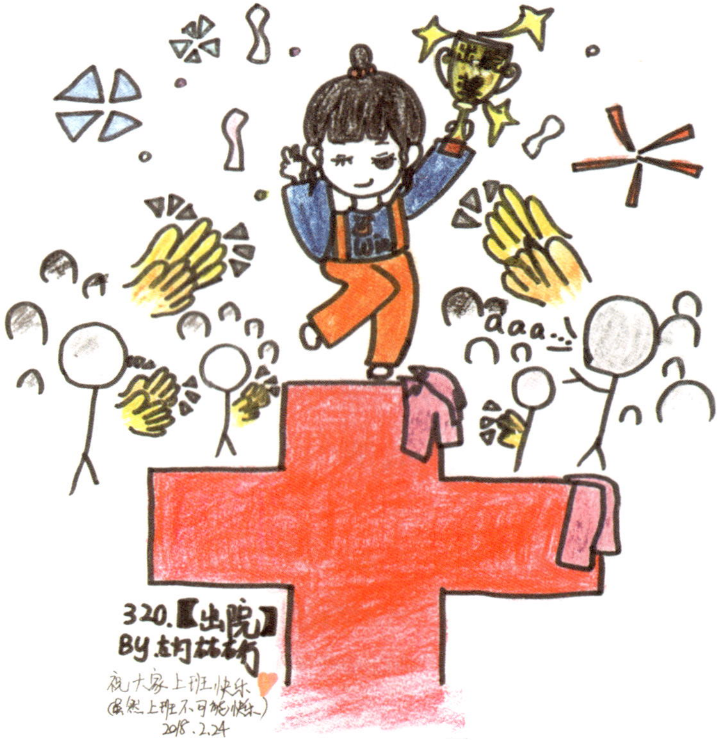

出院快乐！

2. 重度

我十万火急般地收拾好了东西，和弟弟、姐姐、阿姨、金子等病友一一告了别。这些日子，都是送别别人，现在终于等到自己成为主角的一天了！为此，我哼哼了一早上的“等了好久终于等到今天，梦了好久终于把梦实现……”

我爸去办理手续，结账，拿药。我听着护士的出院宣讲，心里禁不住地感到美滋滋的。我一一谢过医护人员，甚至放下原则，向我的丑主治别别扭扭地道了声谢。最后，拿到我的出院报告单，却一下子晴天霹雳。

以前医生跟我说，我是中度抑郁，虽然他言辞闪烁，但我也没有怀疑什么。只想说，我这中度就难受成这样，真是想象不出重度患者是生活在怎样的炼狱里。

现在，我自己回答了自己，因为我看见医生给出的出院报告单上赫然写着：重度抑郁发作。这下，我爸再也不能用“你还好是中度，看看别人重度的……”来安慰我了。

更可怕的是，抑郁一旦再次发作，就一定会比第一次更严重。我不知道这个原理是什么，可能是某种精神病病理吧。之前，我以为我下一次复发会迈上重度的新台阶，这么来看，我要真的复发，是免不了一死了。

“再见了！”踏出锁了我近40天的封闭大门时，我对着病区默默地说。

我爸的车开出医院一转弯的时候，我与这世界的联系一下子打通了，恍若隔世的感觉扑面而来。我无比虔诚地许愿：“不要再复发了，让我活着吧！”

3. 摊子

因为病发突然，我相当于是被我爸和医生联合骗进医院的，所以我在外界的很多事情都没有完结。

现在出院了，我首先要面对的，就是这一堆“烂摊子”。其中最棘手的，就是“烦死人不偿命”的社保。

一出医院，我们直奔社保中心，却得知我的社保已经不能报销在医院花费的近万元了。

我心如刀绞，摆摆手和我爸说：“我去趟洗手间。”

等我从洗手间出来，却看不见我爸的身影了。看着这么多陌生人在我旁边走来走去，我一下子觉得我被世界抛弃了，不自觉地突然哭泣起来。

我无助地走进走出，记不起来时的路线，像个傻子似的念着“爸爸、爸爸”并焦急走动着，突然看见我爸就站在大厅另一头。

我慌忙奔过去，嗔怨道：“你去哪儿了呀？！”眼泪就跟断了线的珠子似的不停滚落下来。

原来我没完全好，我绝望地想。

4. 退租

出院的第二大工程，就是退租。我要从宁波市区回到宁波大市的家里去疗养了。当初的自杀事件让我爸自作主张地把我的工作给辞了。

说来真是很生气，我倾家荡产，花了 6000 元押一付三刚刚租的小公寓，自己没住上一个月，所有的钱都打了水漂。

但我一点也不觉得心疼，我对钱没有兴趣。由此看来，我的病真是没完全好。

当初大包小包地搬出来搬进去，现在又大包小包地搬出来搬回家，我哀叹道："我人生的这段时间，全在折腾了。"

我爸回："人生有一段时间，是注定用来折腾的。"

5. 遗书

我是个什么事都爱提前做好打算的人。人生至此，除了出生的时候没有向我爸妈发出"我要面世了！"的预告函，其他任何时候，我凡事都事先做好了准备。

但我记得我第一次自我了断的时候，却什么都不想管，就想火急火燎地离开这个世界。

我爸在我的出租屋收拾东西的时候，疑惑地拿起了我摆在床头的两张纸。

我一个激灵，想到那是我当初交代后事的遗书！吓得我立马跑过去以迅雷不及掩耳之势一把把它夺下，速度之快让我爸目瞪口呆。我觉得那个过程中，我使出了潜藏在我体内多年的轻功和九阴白骨爪。

6. "中二"

这份遗书勾起了我 2017 年圣诞节晚上的回忆，当时的我一个人坐在我的出租屋里，来回咀嚼着人生的意义，痛苦万分。（友情提示：患有严重抑郁症的朋友不要一个人待着！不要一个人待着！不要一个人待着！不是说有人陪伴你能怎么着，而是在你想吞药的时候，至少会有这么个人去把你的药藏好！）

于是，我随手拿起一张纸，草草拟了一份遗书。

遗书内容不长，毕竟不存在财产分配的大问题（你们看，“穷”为我解决了多少麻烦事啊！）。所以，里面讲的清一色都是一些我为什么选择离开的废话。

本来，这封我与世界的诀别信应该被我的亲人朋友轮番审阅，替我接收着所有人的眼泪。但最后，除了我自己，谁也没有看过这封遗书。

说实话，我很庆幸。因为我重新审阅了一次以后，发现这封遗书的内容真的非常“中二”。

7. 垃圾

真的，不信你们看：

“所谓万事开头难。即使到最后结束的时刻，这句话也一点不假。作为我和这个世界的最后一丝联络，我的遗书必须文采斐然、熠熠生辉、妙笔生花，好让这个世界知道失去了怎样一个文豪大家……”

——当时，我到底在想些什么东西？！

但是，逐字逐句看到某些内容，心里还是切实感知到了当时那种深不见底的绝望。

“对于我自私的决定，还是希望你们能原谅。太孤独了。抑郁症的痛苦，真的是一种孤独到极致的痛苦。这种一个人苦苦挣扎的无助感，已经把我鞭笞得体无完肤。每天每天，我都要感受一遍这种如临大敌的绝望。对于我来说，真的太难了。”

我说：“太孤独了。”

我说："太难了。"

——我相信这两种感觉，肯定被每一位感同身受的抑郁症患者都细细品味了一遍。

很多人问我说："会好吗？"就跟当时抑郁严重的我，傻乎乎地不停私发从抑郁中康复的网友"会好吗？"一样。

"会好的。"当时的他们和我说，每一次得到肯定答案后，我照例会大哭一场。

现在，我回答你们："会好的哦。"

——这是我的回答，也是我的承诺。请务必相信我一次。你们看，我不是在慢慢好起来吗？

最后，我读完这封绝笔信，心里想着："什么乱七八糟的玩意儿？让我去死？不存在的。"然后我随手把这封遗书揉成一团，扔进了垃圾桶。

垃圾桶外，新的人生开幕了。

8. 回家

你们知道，一个独居少女的家当有多少吗？

事实绝对远超你想象。

从市区的出租屋搬回大市的家里，我爸整整用了12个大麻袋才把我所有的东西成功转移。

作为普通阶层、勉强小康的家庭，在接纳了这12个"大家伙"之后，本就不大的我家显得更加逼仄了，每个人在家里走路都跟在攀岩一样。

我一边整理一边唏嘘不已：从小住在家里也没延伸出什么东

西，一独立就自成了一派体系。现在，我个人的完整“小家”终于还是回归到最初的“本家”了。

也对，过年了，无论走多远的人，总要回家。

9. 药盒

在大刀阔斧地整理行李的过程中，我发现了一个药盒。我觉得挺好的，万一出去旅游什么的，带药就方便得多了。

然后我一丝不苟地清洗了这个药盒，把药片从包装里剥离出来，想着每天要吃的药品，嘴里默默念着每个时段的药量。

“这是早上的。”

嗒嗒嗒嗒。四颗药落入药盒。

“这是中午的。”

嗒。

“这是晚上的。”

嗒嗒嗒。

“这是第二天早上的。”

嗒嗒嗒嗒。

“这是第二天中午的……”

手还没停下，我兀自哽咽了起来，等放好第二天晚上的药，我的眼泪已经默默地溢出眼眶了。看着大大小小、形态不一的药片定定地躺在透明干净的药盒里，我心里升腾起一股控制不住的难过。

因为我听到它们一字一顿、无比清晰地告诉我：这是你要吃的药，你是个真正的病人。

10. 失业

这次大劫让我彻底成了无业游民，从出院起，我正式加入了啃老一族。

在我要长时间休养这件事上，我爸做好了充分的心理准备。所以他把所有事宜都替我安排得井井有条，包括医保补交、报销、失业金领取等社会保障，都为我一一完美解决。

虽然中间过程依旧磕碰坎坷，但所幸所有事情都按部就班地进行着。

我是幸运的，在我最无能为力、无所作为、无可奈何，成为这样的“三无产品”的时候，有我爸妈这样最最坚实的后盾为我打点好一切。

人生啊，哪有什么所谓的容易啊，你要是觉得容易，无非是因为有人替你扛住了所有苦涩。而愿意心甘情愿这么做的，只有永远为你义无反顾的父母。

11. 盗用

有不少朋友或评论或私信地建议我出书。

我始终觉得，都是玩玩笑笑地写的东西，完全难登大雅之堂。

直到有一位朋友的私信让我完全改变了看法。她跟我说：××媒体上的一篇文章里的宁波姑娘是不是你啊？

我疑惑地打开链接，惊讶地发现这篇文章里的内容真是我写的东西。我内心一下子五味杂陈起来。一方面，自己的文章被引用，说明自己写的东西还有点价值，这极大地满足了我的虚荣心；另一方面，你××媒体虽然是个小有影响力的媒体，但你引了我的文章不给我钱也就罢了，连说都不跟我说一声，是不是有失公允？重点还给我起了个这么难听的化名，我能忍？！

我一边骂一边爽，一边骂一边爽，最后终于想到要不要把出书的事情提上日程。即便够不着出书的能力，但是在哪家小媒体上连载一下，拿点稿费买买每个月的姨妈巾，好像还是有点可行性的。

我越想越兴奋，做白日梦似的把签售会、庆功宴的场景都幻想得淋漓尽致了。我还异想天开地想着，到时候要邀请所有为我文章留言支持我的朋友参宴，在主持人假惺惺地煽情之后，我们还得抱在一起哭一场呢！

12. 矛盾

一回归花花世界，我要做的、能做的、可以做的事情一下子就变多了。我有一整个橱柜的衣服可以穿，有一整个货架的牙膏可以买，可以选择宅在家里、呼朋唤友、出去旅游，也可以去上网、看电影、逛书店、喝酒、蹦迪。就连早上起来选哪个颜色的内衣，都有红橙黄绿青蓝紫可以挑。

我突然发觉，人的生活，正是因为选择太多，才显得纷繁冗杂。虽然缤纷多彩，但常常徒添烦恼，病院生活就是把人的欲望简化成最基本的生存需求，最后发现，人生在世，也不过是吃喝拉撒睡而已。

但人的欲望偏偏就是无穷无尽的。大家削尖了脑袋去吃最豪华的海天盛宴，喝最甘甜的琼浆玉露，去享受最高级的大宅别墅——好像很少有人去想，无论吃了什么，最后也不过是糖分和蛋白质；无论怎么拉，你排泄出来的永远都是屎和尿。

这样来说，我甚至还有些怀念起简单的病院生活来，但看着眼前的各种灯红酒绿，我又迅速打消了清心寡欲的念头。我想，现代人太多的痛苦，都来源于这种“入世无门，出世不得”的矛盾吧。

13. 大脑

正常人生活的各种细枝末节，对我的记忆力提出了更大的挑战。

我开始无时无刻地找钥匙。“钥匙呢？我的钥匙呢？我的钥匙去哪儿了？”成了我日常的口头禅。

有一次，我正要开门，问我爸：“爸，我的钥匙呢？”

我爸笑着说：“我刚不是给你了吗？”

我非常迷惑，最后千翻万找才发现钥匙在我的包里。

——可是，我是什么时候把它放进包里的？

我关上大门后，突然惊觉自己两手空空，于是又问我爸：“爸，我的钥匙呢？”

我爸又笑了，说：“你刚不是给我了吗？”

同样地，我跟完全失忆一样想不起来。我觉得自己真的和傻子无异。然后鼻头一酸，眼泪就掉落下来。

我爸安慰我说：“没事的。现在爸爸妈妈就是你的大脑。你记不起来的东西，我们都替你记着。”

14. 波动

可能是环境变化的缘故，我的情绪又开始波动。重获自由的第一天，我一整天都在哭泣。

我不知道我在伤春悲秋个什么劲，但眼泪就是会不自觉地落下来。我看着窗外的景色哭，坐在温暖的浴缸里哭，吹着洗完的头发哭，我妈紧张地问我："怎么啦？"

我自己都觉得莫名其妙，就答道："我也不知道，稀里糊涂地就哭了。"

真的很神奇，你没有做什么，你甚至没有想什么，一种悲伤的愁绪就始终萦绕在你胸口。普通人的多愁善感，至少能让人愁个什么，感个什么。但抑郁症这个东西，光给你悲伤的情绪，连一个正当哭泣的理由，都不愿意给你。

15. 巨婴

以前，我不喜欢黏人，也不喜欢被人黏，所以事无巨细，我自己的事情永远都是我自己亲手操办的。

而现在，我依旧不喜欢被人黏，却学会了跟狗皮膏药一样黏着别人，瞬间变成了一个连生活都无法自理的巨婴。我不以成年人的理智来看待身边的关系，而是本能性地判断周遭的人和环境安不安全。

所以，我把所有人粗暴地划成两类：像我爸、我妈、易粲这样能护我周全的人，我就像抓住救命稻草一样死命黏；其他就都是让我觉得不安全甚至让我害怕的人，我就拼了命地避，这其中甚至还包括我结交多年的闺密和好朋友。

因此，我的朋友越来越少了，我把她们一个一个往外推，怕她们伤害我，更怕我伤害她们。我观念的窠臼在于：我不相信她们能如此坚强，敢于面对现在这样一个我。

——和她们认识了十几年的我，完全不一样的我。我不相信我能留住她们，也不相信她们会为这样的我留下。

之前别人老开玩笑问我：“如果你是另一个人，你愿意和现在的你在一起吗？”

我老不正经地回答：“想都不敢想，哪有这么好的福分哟？”

现在心里却想着：“避之不及！避之不及！”

因为我想着，究竟得多坚强，才能接受这样一个真正的我啊。

16. 牵绊

虽然我的角色从患者成功转换成了社会人士，但我和病院的牵绊并没有断裂。每天，弟弟和其他病友都会给我发医院里的最新动态和有趣笑料。

第一天是医患联欢会的热闹，第二天是董事长给弟弟拜年的搞笑，第三天是在病院跨年的病友们包的饺子的味道。（怎么刚好这么押韵？）

让我觉得，怎么我一走，病院生活一下子就缤纷多彩了起来？是医护人员约好了，把我这个“祸害鬼”送走以后，“大赦天下”来个庆祝盛宴吗？

17. 库里

弟弟非常喜欢库里。作为库里的超级粉丝，他除了日常跟我聊天以外，就是孜孜不倦地给我“安利”库里这个球星。我在长期的耳濡目染下，也觉得库里牛气哄哄的，自顾自地把库里看成了 NBA No.1。

但是有一次，我趁着易朵、弟弟、打吊针叔叔、对面男病友挤在一起看球的时候，凑着热闹上去看了两场，库里一个球都没投进，这个我原以为众星捧月的球星一下子给我留下了非常“菜鸡”的印象。

于是我对库里这个人的态度，一下子从万分崇敬变得无比鄙夷了。毕竟在我这个不看球、不懂球的青春少女眼里，是这样判断球星的能力的：进球 = 厉害！不进球 = 不厉害。就是这么简单粗暴。

自此，为了扭转库里在我心中的形象，弟弟更努力了，天天有事没事给我发发库里的照片、投球视频、丰功伟绩什么的，可我只记得他投不进球这个事了，每次都非常不屑地回他：“球都投不进，你到底喜欢他个什么劲？”

18. 朵朵

朵朵是我在病区里的“小妹妹”，是我的心头肉、小心肝儿，跟我一样是重度抑郁，但病情病况比我更甚。

朵朵小小一只，白白嫩嫩的小脸蛋，一双小狗眼乌溜溜的，自带着脆生生的娃娃音，超级无敌可爱！让人油然而生一种心疼和保护欲。（我不知道怎么形容她的可爱！但是真的超可爱！）

我会关注到朵朵，是因为护士老是把我俩搞错。

患病初期，我满脸佛性地坐着发呆，护士姐姐就会叫我：“朵朵！朵朵！去接受治疗了！朵朵！”一直叫到我缓缓回过头，她们才会讶异地说：“哎呀！不是朵朵！你们俩长得也太像啦！”

19. 相似

后来，我在走廊里看到一个小小的低着头的女孩，我当即就知道：这肯定就是朵朵。因为她和我还真有几分相似。

她实在太招人疼了，每次我看见她，朵朵就害羞地轻轻地叫着“姐姐”，我那颗“大叔心”就控制不住地发作，老是对她说：“朵朵来，过来给姐姐摸摸头！……”

她就乖乖地把脑袋伸过来，啊！实在是太可爱了！老夫一颗心都被她给融化了！

好几次，我摸摸她的头发还觉得不过瘾，就一把把她抱在怀里，蹭着她的头，一边“蹂躏”一边情不自禁地说着：“哎呀哎呀！朵朵太可爱啦！好想养一只呀！”她就腼腆地在我的怀抱里嘻嘻笑。

20. 祈愿

我不知道是出于我的偏爱，还是因为她跟我一样的经历、一样的发作症状让我觉得怜惜，我觉得全世界任何人看到朵朵，都会喜欢她，但可惜唯独一个人做不到，那就是她自己。

她不喜欢自己，非常不喜欢的那种。我有时在想，朵朵该不会是瞎吧？我要能像她这么软萌，照镜子的时候都忍不住要亲上去啊！

但是她和当初的我一样，一心想着离开这世界。

更可怜的是，我的小朵朵心脏和肺都不好，住院期间突发的肺炎让她不得不转院治疗。我不舍地跟她告别，最后一次摸了摸她的头。

真的希望她一切都好啊！我心里的这种祈愿真的真挚到能让我捶胸顿足。

但是，一天早上我接到弟弟给我发的消息：朵朵又一次因吞药自杀被强制送进了医院。

我心痛得无以复加，又感到万般的无能为力。

上苍啊！给我的小朵朵一次机会吧！让她睁开灵魂之眼看看，她自己是多么值得被人喜欢啊！拜托了！

29

无业游民的“疗养”岁月

1. 疗养

我的疗养场所从病院搬到了家里。

我爸让我死了去工作的心，安安心心在家疗养几个月再说。

这岂不就是我梦寐以求的生活？我开始享受完全的“太上皇”的待遇，衣来伸手，饭来张口，简直跟以前上大学时放寒假一样。

不，不一样。我还记得以前放寒假蹲在家里吃吃睡睡、好吃懒做的时候，每天都要经受来自我妈的人格辱骂。“你怎么还在睡？！”“除了睡就是吃！”“做做家务都不肯动！”“懒得跟猪一样！”……

我相信这些话，是普天下妈妈的共有台词。那时的我为了垂死维护我那残留的一点点自尊，还会强迫自己吃完饭洗个碗刷个锅啥的。现在，我什么都不用做，我爸妈什么都不让我做，也觉得我什么都不需要做，我完全飞升成了一个“十指不沾阳春水”的仙女。

2. 变身

考虑到我的病情，他们连跟我说话都不敢太大声，也不跟我讨论什么复杂的问题，一天天地只会问我：“饿了吗？要吃东西吗？困了吗？想睡一会儿吗？怎么了？身体又难受了吗？”

此外，还有一句雷打不动的：“小左，药吃了吗？”今天我爸问，明天就我妈问；早上我爸问，中午就我妈问；吃前我爸问，吃后就我妈问。好像我不吃药，就会变身成什么妖精一样。

他们像念着紧箍咒的唐僧，天天审查着紧箍有没有戴在我这只诡计多端的泼猴头上。

其实，我不想吃药，但我又怕自己真的“变了身”，于是只能屈从于药物的控制，让自己看起来至少像个人。

3. 贴纸

我对我妈的强迫症简直忍无可忍了。

打着“新年新气象”的口号，她竟然妄想用不知从哪儿搞来的神经病贴纸把家里的圆柱子贴平，简直就是痴人说梦！我在旁边打着下手，跑来跑去，心心念念我那幅没有画完的插画。

她粘了又拆，拆了又粘，粘了又拆，拆了又粘……我在旁边站着，不忍心戳穿她这种无意义的坚持。

挣扎完后，她定定地看着柱子，陷入了长久的沉思，最后还是决定重新粘过。

——我的天哪！

4. 重粘

说时迟那时快，我立马上前两步，假装赞赏地拍了两下柱子，自欺欺人地说：“你看这些褶皱！体现出了一种浑然天成的立体感！”

我妈一副不置可否的表情，严肃地问我：“真的？”

我重重地拍了一下柱子，一本正经地评价道：“我觉得挺好呀，它就是罗马柱呀！”

然后，为了让我的观点更有说服力，我叽里呱啦地胡扯了一堆我自己都听不懂的建筑美学，说得我自己都感觉这柱子简直是价值连城的艺术品，可以直接收入卢浮宫了。

话末，我还急急地使出“撒手锏”：“不信等爸爸来，你问他呀！他一定觉得这样皱皱的更好看！”（我和我爸都是“多一事不如少一事”的忠实信奉者。）

最后，我妈悠悠地说：“等你爸来……”

我欣慰地点点头。

“……一起来重粘。”她说。

我……不想过年了。

5. 无趣

我暴风哭泣了一晚上。

没有理由，像爱情来去一样不讲道理。

我在被窝里蠕动着、挣扎着，翻来覆去，眼泪喷涌得像音乐喷泉那样激扬。我什么都不想管，什么都不关心，什么都不想要。

我不在乎宇宙，不在乎沙砾，不在乎远古，不在乎八百世纪，不在乎马里亚纳，不在乎珠穆朗玛，我只觉得：管它的！反正全世界都不会好了！

人要是无欲无求，要么无敌，要么无趣，还是了无生趣的那种。

我是后者。

6. 尽快

我在家里第一次发作了。

作为我在家里发作的“处女秀”，整个过程显然略显平淡。

当时，我爸在玩电脑，我妈在厨房里插着花。我什么也没想，什么也没做，心率却急急地陡然升高，我爸慌忙地拿出血压计，血压计里尖锐的女声说：“血压正常，心律不齐。”我爸无助地在旁边安抚着我，一副给我力量渡过难关的样子。

之后，发作完毕——失声哭泣——浑身无力——恢复体力。最后，我站起来甩甩肩膀，轻松地说道：“我好了！”

我爸问：“你确定吗？”

我说，我现在发作就这么几个步骤，我已经深谙此道了。

我故作轻松地走回房间，却看见我妈在厨房里定定地站着，原本在插花的手扶在瓶子上一动不动，背影显得又苍老又孤独。

“我一定要尽快好起来。”我默默对自己说。

7. 远程

无巧不成书。同一个晚上，对面的男病友也发病了。同样的流程，同样的症状，真是惺惺相惜呢。

当时，看到他弹过来的微信语音，我以为他又要跟我扯扯皮，于是接起来就一句流里流气的：“哎呀老铁！”

没承想，对面传来的却是陌生的女声，她跟我语无伦次地说着：“他在哭！”“怎么办？”“要送医院吗？还是怎么样啊？”

一开始，我毫无头绪，后来，我恍然大悟，没头没脑地向着对方叫道：“啊！你是那个莫名其妙的女同学吧？！”

她支吾了几句便坦承了，慌里慌张地向我求救。我冷静沉着，远程指挥各种救援动作。唉，我和男病友，可真是联结生命的友谊啊。

8. 掩盖

我不太喜欢过年。

过年的所有活动我都觉得很乏味，当然除了拿红包。所以，当我成为社会人士，失去了拿红包的资格以后，过年就成了乏味真正的代名词。

我不想出去走亲戚，但是我妈满脸担忧，最终忍受不住，怯怯地跟我说：“不然你出去走走吧……大家会起疑的……”

我时常觉得，我爸妈的病耻感比我还重，他们一边告诉我要坦荡地直面疾病，一边竭尽全力地掩盖一切。

“不要告诉朋友哦，好朋友也不行”“不要写了，不然别人会知道的”“把药藏起来，不要放在这么显眼的地方”……他们小心翼翼地念着“不字诀”，像动画片《水果篮子》里阿夹的妈妈小心翼翼地确认着念珠紧紧维系在阿夹手上一样。

为了打消我妈的顾虑，我强打精神，拉上我妹妹，一起“走南闯北”去了。我们盘点着要去的人家，然后在每家每户坐不上 5 分钟，就互相拿胳膊肘子推搡着，低声念叨着：“这次该你来告辞了！”

9. 老街

此行也不是一无所获。自我“大病”一场以后，我感叹于生命的无常和玄妙，对生活中的小确幸和小细节更加敏感了。

我是在小镇长大的姑娘。走在小镇的老街上，我听着它对我说：“你回来了，孩子。”我们的老街就像一位“德高望重”的老村长，和蔼慈祥地守候着我们的家乡。

灰色的青石板旁，年迈安逸的老三轮，把岁月锈在了身上，一个劲儿地回忆着好多年前调皮清脆的铃响。镂花的檐廊没见过世面，依旧自信满怀地觉得自己为老街的风韵古典撑着场面。

谁家的木门没关，“吱呀吱呀”地啰嗦个不停。木门上的“福”字还没发现自己老了，半挂不挂地随着木门的摆动飘摇着，以为自己依旧和当年一样喜气洋洋。

疏懒随性的电线慵懒奄拉着，胡乱穿梭着，编织着头顶窄窄的一小道天。

流鼻涕的小孩打着弹珠，扎马尾的女生挑选着练习本，追打吵闹的男孩子跑到小卖部，买下了心心念念的封在塑料壳里的铁甲战士，剩下的零钱被管店的老奶奶换成了几块塑料桶子里花花绿绿的泡泡糖。

花花绿绿的泡泡也在空中不紧不慢地飘荡着。飘着飘着，就反射着花花绿绿的颜色飘到花花绿绿的世界里去了。

他们也从天真烂漫的小孩一路嬉闹成了风华正茂的青年，却承载着老街深情款款的目光，追随着远处飘扬的泡泡毅然决然地离开了，然后再也没有回来过。

10. 约会

易籴从市区一路向南开，到大市来找我了。他说，这第一次约会让他迫不及待。的确，一个半小时的车程，他跟乘火箭似的一个小时就到了。

他的这次“下乡”活动有两个吐槽点，首先就是我的着装。不算我“越狱”那次的话，我应该是第一次不穿病号服和他站在一起。因为 12 个麻袋纷乱不堪，我扯了件毛衣就套上了，还精心化了个专斩直男的清纯妆容。

我还以为他铁定得被我的妖娆迷人惊艳一下，没想到他一看见我就说道：“你怎么穿那么少？！”

说着就很俗套地把外套脱下来给我披上，我心里千百万个不愿意，这可是我从头到脚都搭配好的装束啊！我嘟囔着：“能不能不穿啊……说什么我在 ×× （我家地名）也是有头有脸的人物啊……”

他一边给我拉拉链，一边义正词严地答道：“不行。”

11. 单薄

和所有直男一样，易汆在刺骨的寒风中瑟瑟发抖。我问他：“冷吗？”

他紧咬着牙关，死鸭子嘴硬地回道：“不……冷……”

我看着他穿着单薄的灰色毛衣，毛衣上的茸毛在冷风中不停地颤抖。他说，他现在和电影《南极之恋》里赵又廷饰演的男主角感同身受。

我笑着，真的很想把衣服还给他。倒不是我怕他冻着，我是真觉得他这件外套和我的丝绒裙实在太“混搭”了。女人，即便在冬日的寒风中冻死，也要抬起高傲的头颅，走出那种“全天下老娘最美”的范儿来。

于是，我就开始动手脱衣服，假惺惺念叨着：“哎呀！你要受凉啦！”结果易汆伸手一把阻止了我，然后说：“拜托，你下次多穿点！你少穿就等于我少穿！知道吗？”

我哈哈笑着点了点头。

12. CBD

我敢说，他的第二个吐槽点，绝对来源于他的无知。

我把他带到我们这小地方最繁华的商场，他一脸天真地问我：“这里是美食城，对吧？”

我非常生气地说：“你瞎了啊？这是 CBD！”

可能在城区里待惯了，他非常震惊地指着四面来风的商场，诧异地说：“你们这里的 CBD 这么通风啊？”

我笑着说：“我们乡下人讲究空气清新呢，不懂了吧！”

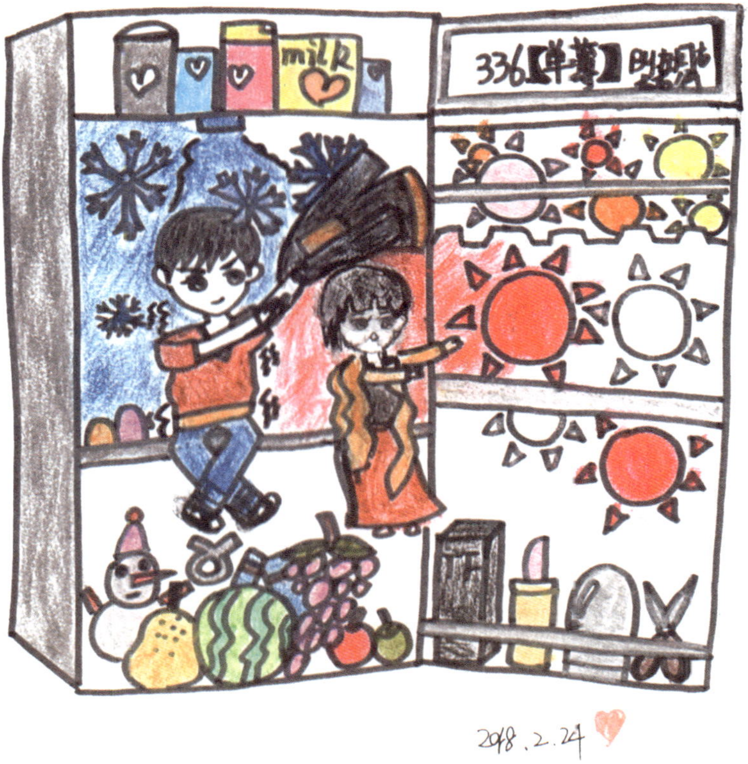

“拜托，你下次多穿点！你少穿就等于我少穿！知道吗？”

13. 迷思

易朵对我的追随，让我爸这位年近古稀的“老干部”陷入了旷日持久的迷惑中。

他始终想不通，为什么易朵对我这么好，对我这么关照。他即便这样苦思冥想，也不愿把“易朵爱上我”这个事实列入可能。

“为什么呢？为什么你走到哪儿他跟到哪儿呢？这到底为什么

呢？”成为他对心中之谜的日常考问。

我半真半假地劝解道：“就跟你说啦！他爱上我了啦！”

他还是一如往常地哈哈哈笑着，随即依旧笃定地做出判断：“不可能的。”然后就又陷入新一轮的考问：“为什么呢？”“他为什么这样呢？”“我怎么就想不通呢？”

我不知道怎么理解这件事：我爸宁愿殚精竭虑地去苦求易糸的动机，也不愿意接受他爱上我的可能性。

还是那句话：人家的闺女是精心培育的大白菜，一心怕猪来拱；我是撒撒粪肥的烂白菜，猪拱了我爸还得心疼猪臭了没。

但无论如何，我爸是真的走进迷思了。可能最后，我告诉他易糸其实是拐卖妇女的黑社会头目，他才能真正地恍然大悟吧。

——唉，真是难为这个朴实无华的老头子了。

30

一起去玩吧！

1. 探望

凌晨 3 点，我睁开了双眼。

——我又开始早醒了。但这次早醒没有使我感到绝望，反而让我在一个小时内文思泉涌地写了一篇自己相当满意的文章。

然后，天亮前的 3 个小时，我都沉浸在一种沾沾自喜的愉悦中不能自拔。

这一股子嘚瑟劲儿一直持续到我爸来敲我的房门。他推开门说："走，陪我去探望人。"

说实话，我千百万个不愿意。患病以后，我的社交恐惧越发严重了。在家疗养期间，我几乎没踏出过房门，就连有人敲门我都不敢开，要颠颠地跑去摇醒睡午觉的我爸，然后自己再躲回房间，像是缩在壳里不敢探头的蜗牛。

但是，前几天我老吵醒他的美梦，这又让我觉得很对不起他，于是我只好挣扎着爬起来穿衣，跟着他出门了。

2. 爬山

走着走着，他来到一个山脚下，示意我爬上山去。我想着：“怎么？还要爬山？要去看的人该不会是个道士吧？”然后，就言听计从地跟在他后面缓缓地爬了上去。

到了半山腰，我浑身开始出汗，对着爬在前面的他说：“慢一点！慢一点！我出汗了！”

他回头不可置信地问：“爬这么会儿就出汗了？”

我翻着白眼喊着：“我又不是光忙着爬！我还要忙着抖呢！（之前说过的药物副作用。）很消耗热量的啊！”说着，我张开双臂做了一个触电一样的抖动动作。

他没理我，跟一位下山的男生热情地打着招呼：“好啊！小伙子！”

对方也热情地回应着。

然后两人边聊着过年相关的话题，边挥手告别。

3. 年味

我问：“谁呀？”

我爸说：“不认识啊。”

我无比惊骇：“不认识你们聊得这么欢？！”

他笑着说：“大过年的，聊聊天嘛！”

——我发现没有一个节日，能像春节一样把大家的关系牵系得这么紧密。只要到了年关，每个人和每个人都能随便聊上两句，每个人和每个人看起来都跟一家子一样。

所以，我觉得不需要鞭炮、拜年什么的（没有红包拿以后，我就再也没去拜过年，就是这么势利），这就是某种意义上的团圆，这就是深入我们中国人人心的年味。

4. 烈士

我觉得山上不像有人居住的样子，渐渐对我爸的此行目的起了疑心。

果然，登顶以后，他指着一块壮观的烈士纪念碑，说："来！我们来探望一下先烈前辈们！"

什么？！

我们来探望的是——伟大的烈士们！！！

好吧，我明白了，这几天我爸一直在我耳边念叨着："你不能这样没日没夜地处于蜗居状态啊！运动有助于病情恢复！"

所以今天，他用了这样一个温馨又瑰丽的理由，借此让我出门运动运动。

我对我爸的脑洞非常叹服，但是苦于在先烈安眠之处，又不敢随意造次，只好双手合十，对着他们说："烈士前辈，我来看望你们啦！谢谢你们给我们带来繁荣富强的中国！过年好！"说完无比诚挚地鞠躬拜了两拜。

5. 教育

我爸一边朝远处的大海拍照，一边像孔夫子一样地感慨道：

“何须马革裹尸还啊！”

我做作地问：“先生何出此言？”

他指着几位烈士的陵墓说：“你看他们墓碑上的名字。”

我看着，“××× 连某班长之墓”“××× 某连长墓”，连个正经名字也没有！于是也感慨万千，说着：“这种舍生取义的精神，一般人真是学不来啊！”

这就要了命了，我爸又开启了他的红色讲堂，说着革命者的艰苦和奉献，说我得这个病就是吃的苦太少了等等我从小听到耳朵长茧的话。为了打断他的话头，我对着远方动情地吼道：“没有共产党，就没有新中国！”

我觉得我这辈子要是不经历一次两万五千里长征，我爸的这场革命教育就无休无止了。

6. 石猴

我爸在烈士墓前追古溯今，细数了一番风流人物以后，终于消停下来，让我坐在岩石上，他要给我拍张照。

我随意地坐着，他却一反往常的“随手一拍”，不停地指挥着我的姿势和动作，我很欣慰，想说我爸终于不像万千直男一样，开始有了镜头的概念，还懂得摆拍了，简直像个正儿八经的摄影师了。

他说：“手放膝盖！对！头看过来一点！对！就这样！”我乖乖按着他的要求变换着动作，老觉得这个拍照姿势不太对劲。

最后“咔嚓”一声，他按下了快门，无比得意地看着照片说道：“哎！这样就像一只石猴了！”（我属猴！）

——原来是这个意思。

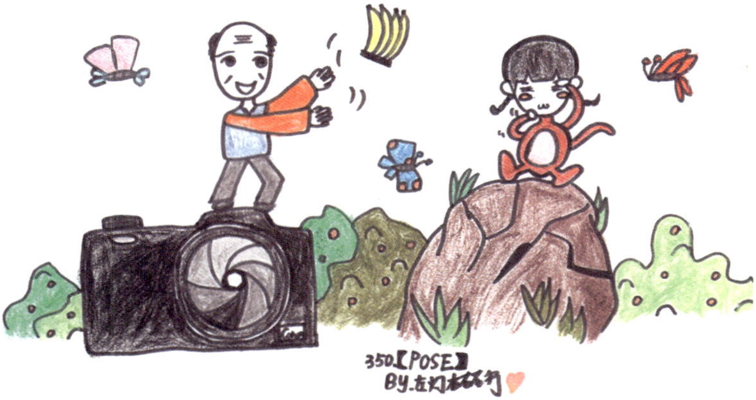

“石猴”

7. 乌鸦

在山脚下，我爸突然指着草丛兴奋地说：“你看！两只乌鸦在打架！”

我迷信地制止他：“大年三十早上的！别乌鸦乌鸦的！”

他说：“那你说是什么？”

我看着在那扑腾的两只黑不溜秋的鸟儿，确确实实就是黢黑黢黑的两只乌鸦。但我又不想放下我的坚持，于是倔强地回道：“黑喜鹊。”

我爸没有搭腔。

8. 地

下山后我爸还不打算回家，他说要带我去看看他的“地”。

我之前是听说我爸有个地皮什么的，心想，原来我爸还是个地主，一下来了兴趣。

结果到地方以后，我才发现，大家口中所谓的地皮、我爸口中的“地”就是他几平方米的“菜园子”。

怎么说呢，的确也是地，但是我爸引以为傲的“地”是那么荒芜稀拉，菜都给他种死了……跟玩似的。

我爸先是艳羡地看着别人家丰收的菜地，然后骄傲地站在他几乎“一贫如洗”的“地”面前，如数家珍地给我介绍起他种的菜来。然后，他不知从哪儿来的自信，指着这些长得跟杂草无异的菜笑呵呵地说：“刚刚种下去的时候都没那么小呢！不知道怎么就越长越小了！哈哈哈！”

我冷漠地回：“嗯，这是你的一种本事。”

9. 考卷

我爸又开始给我发五谷杂粮的“考卷”了。

他指着别人家一块长得非常茂盛的菜地问我：“这是什么菜？你认得吗？”

我瞥了一眼，说：“葱。”

他摇头。

我又看了一眼，分明是葱没错啊！

于是又说：“大葱！”

他又摇头，说：“这叫大头蒜。”

我：“……”

然后他又指着旁边一块菜地问：“这个呢？”

我一看：“大青菜。”

他又摇头："娃娃菜。"

我瞬间被激发了斗志，让他再指两个给我猜。

他于是指了指远处的，问我："什么菜？"

我看了一眼，只能垂死挣扎般地回答："大……青菜。"

他答："大头菜。"

我："……"

10. 把柄

然后他乐此不疲地指着旁边菜地说："这个这个！是个人肯定都知道是什么！"

听了这话，为了拿到做人的资格和尊严，我仔细看了看，说："……大……青……菜……"在我眼里，只要是绿的、大的菜，就都是大青菜啊！

但我觉得这次我应该总算对了一回，这菜这么大！这么绿！不是大青菜还能是什么？！

我爸无奈地摇头，说："这是大白菜呀！女儿！"

我被我爸抓住了把柄，他又开始借机教育起我来，然后又把整个"90后"都骂进去了："你们'90后'哟，真是四体不勤，五谷不分啊！"

我失去了立场，只能低声地咕哝着："长这么绿，还好意思叫大白菜……真无耻……"

我爸又深深叹了口气。

11. 被爱

走了一圈亲戚，花费了我所有的力气，我真的不想再面对社交这件事了。

就算有人来拜访，我也非常想像春晚贾玲表演的小品里的男生一样，开门热情地说着“啊！你来啦！”然后“啪”地关上门。

我爸妈真是在无条件地纵容我的任性。我爸说：“没事的！这样子，我们每天都出去玩，早上出去，晚上回来。我们‘早出晚归’，就可以避开人流了！”

于是，还没过完年，说着要带我去野炊的我爸带好了大锅小锅，油盐酱醋，砍刀抹布，连我妈这个百年不出户的“闺中小姐”也参与了进来。我们一家三口开着家里的小破桑塔纳，就向着目的地出发了。

——外面天气晴好，太阳照耀得世界万物都暖烘烘的。我坐在车上，享受着车里车外的温暖，心里想着：能这样被爱着，真好啊。

12. 散心

像是上帝特意要给我一次重新活过的机会，好多在病发时做过的事情，现在又让我以不同的心情重新做了一遍。就连我闺密婚礼的伴娘服都和患病后期穿的我表哥婚礼的伴娘服一模一样，这让我有一种“一切都从头来过”的仪式感。

而这一次的野炊之旅，让我想到个把月前我们的一次游玩。那是我确诊后的一个月，病情恶化得很快。我开始慢慢筹划自己的死亡计划。

我爸妈觉得我状态越发不对，决心带我出去爬山散心，还叫上了小时候老是罚我站的老师。以下文字来自当时的记录。

13. 铁誓（当时的记录）

舍曲林带来的震颤让我像个筛子似的一路哆嗦着爬上山，又一路哆嗦着滚下山。

很累。山上的石阶，绵延的山体，还有一些奇形怪状的崎岖道路，让我在内心念了一百遍：

真是要了命了。

不知怎么，好像山长这么高，路长这么长，石头这么怪诞，就是全世界都在跟你作对的证据，这一切，都是为了累垮你。

终于等到一行四人吃午饭的时候，我妈和老师不在，我走过去轻轻抱着我爸，说："爸爸，我去看医生了。"

我爸回："医生怎么说？"

长时间的沉默。

我终于说："医生说我是抑郁症。我现在在吃药。"

我爸听完，抬手拍了拍我的背："没事！坐下吃饭！"

我坐下，突然泪如泉涌："可我不想一辈子吃药。"

"别哭！"我爸说。随即我妈和小学老师走了进来，我收放自如地止住了眼泪，觉得像开关水龙头那么容易。

吃饭期间，老师看着我说："你瘦了好多。"

我爸像我的经纪人似的立马搭腔，说我工作太辛苦了。

老师感叹："媒体工作这么苦吗？"

我爸情绪反常地哀怨着感叹："是啊，烦死了！不干了！接回去啃老，从没啃过老，必须要啃个两年。”说完对我笑。

我也笑。

回到家后，我一如往常地发着呆，我爸默默坐到我旁边，开始问我医生具体的说法。

我叙述完，他开始表达看法，说其实很多人都有抑郁症，还自认为洋气地给我举了张国荣的例子。

但当他最后要求我辞职回家养病的时候，我崩溃了。

我泪如泉涌：“爸爸！我好怕！我写不出东西了，我看不懂长句子，我不知道我要说什么，我真的好怕！”

我爸回：“写不出就不要写，看不懂就不要看，回家好好调养就是。”

我终于暴风哭泣地大叫：“不可以！写不了稿子我就一无是处了！我可以写的！我一定可以写的！”

我爸说：“你必须要面对，你必须要承认，你生病了，你需要治病。”

我很想把我据理力争、拼死不辞职的光辉模样录下来发给领导，让她看看为了维护这份工作，我是多么的疯狂和英勇。我也曾觉得，辞职回家每天“躺尸”非常美滋滋，但我真的害怕看到自己一无是处的样子。

厨房的吸油烟机声没有了，我妈又自以为神不知鬼不觉地偷偷摸摸地听我们说话。我想她也很想知道，我到底是发了什么疯。

最后，我还是没有接受他辞职的建议。虽然他说了“完全可以养我”这样温暖人心的话，还用“大不了你以后天天拿低保，照样可以活”如此没志气的语句安慰了我。

但我还是觉得，要快速回到正轨上来，至少不能打乱以前的生活节奏，何况我没有严重到生活无法自理的地步。

晚饭的时候，我的双亲都异常温柔。我说啥都是一副有求必应的样子，内疚让我越发觉得羞耻。我爸甚至还搬了小板凳特意坐在我的旁边。不得不说，平常冷漠的他，此刻显得万分做作。

但他说，无论你变成什么样，我都不会离开你的。

“我不会离开你”这样的话，无论是谁说，最多都只是美好的诺言，只有出自父母之口，才是绝不会被违背的铁誓。

14. 观景台

我爸被路边“观景台”三个硕大的字深深吸引了，他说观景台的景色一定非常宜人，于是就顺着路标的方向开进了一个小村庄。

然后他摇下我旁边的窗户，示意我向村民打探观景台的位置。

我“临危受命”，只好硬着头皮探出脑袋向一位嗑着瓜子的阿姨问道：“阿姨，新年好！请问观景台在哪儿呀？”

阿姨也笑盈盈地回我：“你也快乐！什么观景台？”

我和她解释说村外立着一块写着“观景台”的大牌子。

没想到她摆摆手说道：“没有的！没有的！那是我们村里人随意写写的。”

我：“……”

我爸哈哈大笑，随即掉转了车头，我向阿姨道谢，末了回过头补充道：“阿姨新年快乐！贵村村民还真是随意呀！”

15. 偏僻

村里过节的气氛永远比城市浓厚。

我们途经的古村落，都是张灯结彩的。红灯笼、红对联、红衣服，映衬得人们也都红艳艳的，他们红光满面地过着红火年，期盼着来年红红火火的新生活。

经过一番峰回路转，斗折蛇行，我们终于到达了一个异常偏僻的古村落。有多偏僻呢？手机左上角的“无服务”三个字证明了一切。

我和我爸说：“我们像是要到深山老林里去炼仙丹。”

然后我们下车不紧不慢地踱步，看到了山明，看到了水秀，还看到了一群一群的“Mario”（大黑狗）。

我在想，人生能有几次这样的时光，不着急，不赶时间，一直慢慢悠悠的，理所当然地消耗着光阴，心安理得地“浪费”着生命。

一切美好，都尽收在了我眼底。而就在几个月前，我还觉得全世界都黑暗无边呢。

16. 野炊

经过长途跋涉，我们仨的肚子开始“闹饥荒”，于是我们就随便找了公路边一个“乱石岗”开始搭灶生火，准备我们的午饭。野炊时间到了！

为了洗刷之前不好的记忆，我对本次野炊的期望值很高。

但我是真没想到，我们煞有介事地准备了这么多工具，然后七拐八拐、山路十八弯地开进深山老林，搭台生火，捡柴劈柴，烟熏火燎，是为了煮方便面。

煮！方！便！面！叫个什么野炊？！

当我看到我爸撕开方便面的包装往锅里倒时，我不敢相信地问：“煮……方便面？”

他回：“是呀！”

17. 坚持

我简直无语了，问道：“我们这么大张旗鼓、大包小包地过来，就为了泡方便面？那为什么不直接带个热水壶，还简单方便？”

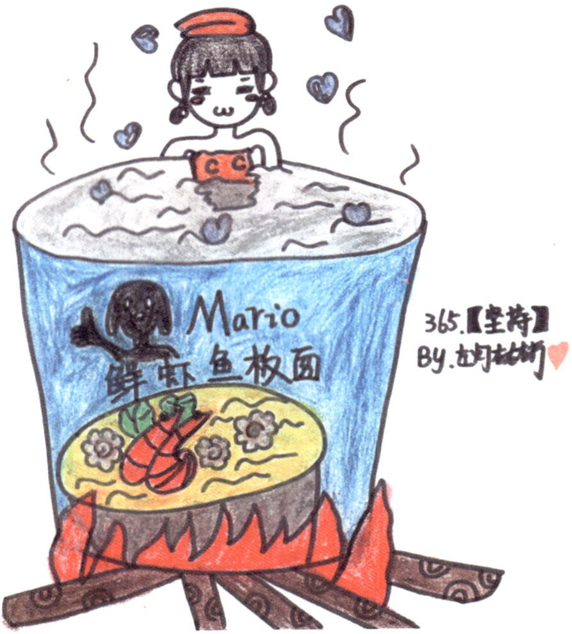

野炊

你们知道他怎么说吗？

我听到他一字一顿地说：“不、行，因、为、这、是、野、炊。”

——哇！我爸这种坚持真是来得莫名其妙呢！

我用一种“逗我呢？”的表情冷漠地凝视着这一切，心里越发不明白起来：你们说，我爸这么“逗”，我怎么会害上这种病呢？

18. 马路

方便面就方便面吧，反正这世界上的食物，什么都好吃。

什么？香菜？不存在的。香菜不算食物。

虽然我爸是本次的“主厨”，但作为“打杂的”，我也很骄傲，我觉得在本次午餐的制作过程中，我发挥了中流砥柱的作用。

因为我又捡柴又烧火又端碗，乐此不疲。

就是太阳太盛，浓烟滚滚，我心疼好不容易在病院养好的皮肤。我拿着我爸的衣服当挡箭牌，装模作样地拿着烧火棍不停地往火堆里捅啊捅，还一本正经地“大棍一挥”，在旁边的石头上签了我的笔名。

大动干戈地泡好方便面以后，我们仨就在马路牙子上坐下，毫不优雅地叉开着腿狼吞虎咽起来，像三个刚刚乞讨归来的小乞丐，丝毫不在意人来人往的目光。我爸更是粗糙，就着锅就开始大快朵颐。

有时我想，这大概就是我们能成为一家人的原因。

好久不见啊！
老朋友们！

1. 持久

治疗精神类疾病是一场旷日持久的战役。所以即便你出院了，你也要做好至少一年半载都要往医院跑的心理准备。

病况随着生活的起伏不断波动，药量则随着病况的变化增增减减。为了保证随时监控你的病情，也为了防止你利用药物自我了断，医生每次都只会给你开十几天的药量。

每一次看着药品“弹尽粮绝”，你都只能巴巴地往病院里跑，边复诊边配药。

2. 复诊

时隔半月，我迎来了我的第一次复诊。

这次复诊让我激动万分。原因有三：

首先，在我的鼓励下，我的一位朋友终于跨越了要去精神病院的心理障碍，积极去医院寻求治疗了。

这让我甚是欣慰。在此，希望所有认为自己有精神疾病倾向的朋友，特别是已经出现躯体症状的，都能有寻求治疗的决心和勇气。

毕竟我这么一个高仰着头颅的青春少女，也被关在精神病院这么多时日，还和这么多患者开开心心打成了一片呢！

精神病院，还是很好玩的。（怎么说这话，感觉自己好像有点儿疯?！）

3. 现金

我对这次复诊万分期待的第二个原因，就是我太想念病院里的老朋友们了！

根据症状轻重掐指一算，绝大多数旧友应该都出院了。但弟弟肯定是在的，这点没跑；仔细想想，没找到“监控”之前，监控姐姐应该也不大能出去；还有我可怜的小朵朵！小可怜儿啊！

我探友心切，却没承想刚到医院，我这个“老司机”就翻了车。

病院挂号只能用现金！——我怎么把这事给忘了？

可是现代社会，哪个年轻人揣着手机还能再带现金的？于是，万般无奈下，身无分文的我和我朋友只能厚着脸皮、红着脸一直向着旁边的各位叔叔阿姨进行着“支付宝换现金”活动。

一位患者的妈妈好心好意地决心帮助我们，结果她患病的女儿摇头晃脑地厉声阻止道：“不行呀！不行呀！我不乐意！不可以！”

这位妈妈只好尴尬地停止手中的动作，不自然地说着：“哎呀！你们怎么不带现金呢？”

我俩报以苦笑，没再说什么。

结果，那位女儿倒是像名侦探柯南似的分析起来：“咦……不带现金……这两个人……太奇怪了……”

什么？！

好吧，我们是两个“奇怪的”支付宝用户。

4. 医保

人间有真情啊！

在各种东拼西凑下，我们终于凑齐了挂号费，没想到另一个打击接踵而来——我俩的医保卡都无法使用。

说实话，我朋友还好，只是来就诊。而我是来配药的啊！！这意味着我只能用现金买药！

——怎么能这样为难一个失业人员呢？！

醒一醒啊我的医保卡！你未激活我怎么办啊！箭在弦上了你给我玩昏迷啊？！真会玩儿啊你！

5. 药费

最后，我冷静下来，思忖再三，还是打算以退为进，先少买一点儿药，等我的医保卡“清醒”过来再补齐也不迟。

于是我战战兢兢地和医生说明了自己的想法。他仔细给我盘算着一个月的药费，最后说：“嗯。600 元。”

我……崩溃了……

但我还没崩溃完全呢，医生紧接着又给了我重重一击：“不对不对，你这是进口药物，要 800 元的。”

我……粉碎了……

6. 昂贵

其实对于抗抑郁药的昂贵，我早有耳闻。朵朵吃的抗抑郁药，一小颗，50 元。一天要吃好几颗，跟吃人民币似的。

但我没想到，我的药也能贵到如此无耻的地步。我正在犹豫着，能不能和医生说给我配 5 天的量，他就问我：“那你要配 10 天的、15 天的还是……”

“10 天。”我斩钉截铁地回答。

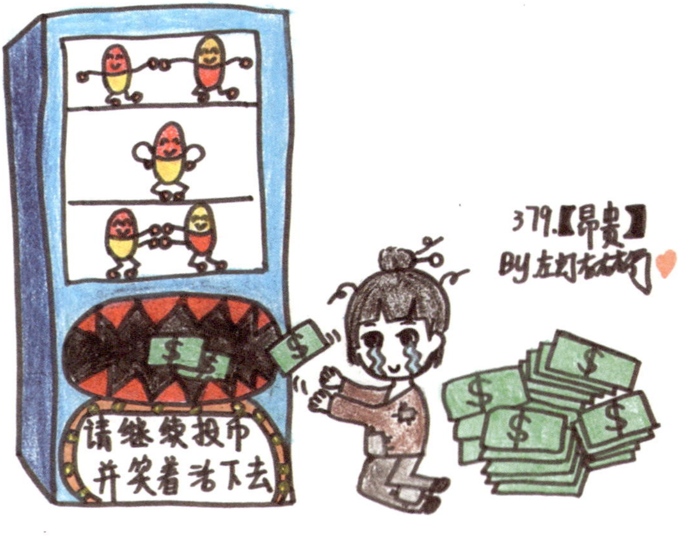

吃药 = 吃人民币

然后我拿着药单失魂落魄地飘出就诊室，给我爸打电话：“我的药这么贵！还要至少吃一年半！你为什么不告诉我?！”

我爸说：“这无关紧要。我只要你能好起来。”

唉，要不怎么都说健康就是财富呢？只有在你真的病了的时候，才会实实在在地感到：健康是真值钱啊！

7. 负担

我突然想到，很多看了我文章的病友给我发私信说：“经济负担太重，无法接受治疗。”原来真不是假话。

我以前不明就里，还用一副“怒其不争”的态度质问他们：“钱重要还是命重要？”

现在想来，真是“大言不惭”。虽然“命比钱重要”是个亘古不变的真理，但对于一个家庭来说，这样昂贵的药费，的确是个不小的开销。要是外加亲人的无法理解，这样的患者到底是处在怎样的水深火热中啊?！

我脑子里突然浮现出一位读者给我的留言：为什么真正的抑郁患者都有好爸妈好朋友？也对，因为没有的都走了。

我想，我是幸运的。

但那些与我同病相怜的不幸的朋友，他们又该怎么办呢？

8. 重逢

拿着 10 天的药量，我突然觉得手上和心里都沉甸甸的。但很快，这种沉重就被久别重逢的喜悦冲淡了。

我骄傲地拿着给弟弟妹妹的“慰问品”走进病区，对自己

"探病者"的身份十分得意。我做作地乘电梯，做作地按门铃，做作地回答护士的例行盘问，心里骄傲地想着："我不是病人了，我是来探病的！"

然后我大摇大摆，走路带风地走到弟弟的病房前，敲了敲弟弟的房门，给了弟弟一个巨大的惊喜！他高兴地又叫又闹，"姐姐姐姐"地鞍前马后叫个不停。

9. 纯净

接着，我马不停蹄地把一袋零食交给我的小朵朵。她甜甜地叫着："姐姐！"我心疼地捏捏她，想到她把整整两瓶药吞入肚中，作为和世界最后的告别，心止不住地颤动。

我们一帮人谈着，笑着，闹着，还是那个配方，还是那个味道，病区的柔情蜜意永远那么简单，那么真挚，那么饱满。

这条熟悉的走廊永远像一个万象归宗的大地之母，温情脉脉地遥望着这里每一个人纯净的灵魂。

10. 标兵

整个病区依旧热闹非凡，但都是我不熟悉的生面孔。不出所料，弟弟、朵朵、监控姐姐，还有那位董事长已经成为病区的"太祖级"人物了。

我略微审视四周，觉得好多人应该都入院不久，因为他们和我初入院时一样脸上阴沉沉的，和现在蹦蹦跳跳的我形成了鲜明对比，我因此成了病患亲属眼中的抗抑郁"模范标兵"。

他们都指着我鼓励他们的患病亲属说："你看看！这小娘（宁

波话，小姑娘）现在多好！一定会好的！一定会好的！”

我耳朵竖得老长，听到这话后，立马把我嘴角笑容的弧度再往上拉了一拉，然后点头和他们致意，坚定地和他们说：“对！会好的！真的会好的！”

其实，我也不知道究竟是不是会变好。我只是单纯地觉得，如果自己能给别人带来力量，这是一件很棒的事情。

11. 老朋友

探望完毕，我和弟弟、朵朵、监控姐姐、护士们、管门阿姨一一告别，紧锁的大门一开一闭，也没有截留住我脸上的笑容。

一位和我同时出门的大叔问我：“来看同学的？”

我刚想点头，想了想又摇摇头坦白道：“我以前住在里面。”

大叔露出了在我意料之中的惊讶表情。

我继续说：“我来探望老朋友。我会好的，他们也会好的。”

12. 特意

我一直忘了说让我兴奋的第三点。

让我皮一下，因为第三点你们知道的呀！肯定就是易籴没错了呀！

所有“任务”完成后，我真是有点累了。我和易籴报告自己的行程，告诉他我要回家了的打算。

但他心疼我要坐太久的公交，特意从市区开车来送我。（对！你们没看错！我在秀恩爱！）

结果他到达医院后，开心地说要去看看弟弟。

……

好吧！大不了告别的话再说一遍！

这一次我俩共同探病，我觉得意义重大。

我不是病人，他不是病患家属。我们两个人光明正大地手牵着手，从病区外晃荡到了病区内。

我再次走到弟弟病房门口的时候，他没有了激动，只露出了一副莫名的表情。我笑着伸开双臂和他说：“弟弟！送你个礼物！”然后易籴就从门外现了身。

弟弟喜形于色。我在想，这一次，易籴终于是真的特意来看他的了。

13. 系统

易籴陪着弟弟打牌，那位网瘾少年也参与其中。他终于脱掉了鸭舌帽，脸色红润了起来，也不再自言自语，不再和他那位“看不见的朋友”聊天了。

所以说，住院其实是一种系统治疗，对病人病情的恢复卓有成效，而大众对精神病院的误解真的太深了。

包括我更文期间，好多善良的读者私信我，认为住院会延误我的治疗，甚至加重我的病情。

但其实不是的。我能这么快地恢复，真的要归功于住院治疗。至少在我眼里，所有住院的朋友，都是在向好发展的。

而且我早说过，精神病院并不可怕，相反的，我觉得世界上再也没有这么可爱温情的地方了。

所以，同病相怜的病友们，如果医生判定你们的病情需要住院，勇敢一些吧。去看看我曾触及的世界，那个无比单纯美好的地方，感受另一个人间里，阔别重逢的温暖和初心。

14. 唤醒

可能真是受了累，也可能值得高兴的事太多了，和易尜走在返程的路上，我突然心一沉，难受起来。易尜吓得紧紧抱住我，叫着我的名字，说着宽解的话语。

——哦！我连享受快乐的资格都没有啦！

我控制不住地这样想着，眼泪啪嗒啪嗒掉落下来。

听到我轻声的抽泣，易尜低头问我："在哭吗？"

我在他怀里摇摇头，力求平复自己的心绪。

我早说过，抑郁发作真的是一件很"妙"的事情，在当下，中了1000万元大奖都唤醒不了你对生活的热爱。

（1亿元的话说不定可以。当然，玩笑而已。）

15. 答案

我越哭越绝望，又陷入了"为什么是我？"的窠臼。"为什么是我？"我想着，"为什么偏偏是我？"

似乎真的急于寻求答案，我就真的抬起头抓着易尜问："世界上这么多人……为什么偏偏是我……得了这种病……这到底是为什么？！"我狠狠地咬着"到底"两个字，探析着命运之手究竟想如何安排。

易尜的回答我已经不记得了。但我知道，这样的考问已经被紧紧串联在我的生命里了，并且永远都没有答案。

16. 敏感

发作完毕，我大手一挥抹掉眼泪，又开始不明白我到底在哭什么，整个世界明明都好好的呀！

易衆关切地拿来纸巾，在我脸上胡乱擦拭着残留的泪痕。

好吧，直男就是直男！麻烦广大男同胞不要自顾自给女生擦眼睛好不好！我们眼睛上的眼线、眼影、假睫毛哪经得起你们这番折腾？

然后，在他孜孜不倦的努力下，我因为哭泣氤氲在眼角的唯美眼线一下子就弥漫到嘴角了。他还贱兮兮地看着我的脸笑道："哈哈，妆都花了！"

我一边无语，一边陷入无尽的悔恨当中：被他看见了，又被他看见了，我这副消极厌世的样子又被他看见了——翻江倒海的心理活动，像《水果篮子》里变身的猫妖。

"对不起啊，我下次会控制。"我从牙缝里勉强挤出几个字。

"傻不傻呀，"他说，"我明白，很难受的。"

虽然易衆还是一如往常的"善解人意"，但那一整天，我都变得异常敏感。他的微微皱眉都让我止不住地想着：是不是因为他终于意识到了，我原来真的是个阴郁厌世的病人。

32

学会与时好时坏的 Mario 共处

1. 两难

我陷入了完全两难的境地，因为我不知道晚上到底该几点吃药。

如果在晚上 10 点以前吃，那我就会毫无预兆地更早醒来；如果在晚上 10 点以后吃，焦虑和心悸又会折磨得我坐立难安。

所以每天晚上，我都要用“两者皆害取其轻”的原则做一道艰难的选择题：今天我是比较愿意承受早醒的痛苦呢，还是比较愿意承受焦虑的痛苦？

久而久之，我总结了一个好办法。如果我有未完成的文章，我就选择早醒，趁着天亮前奋笔疾书；如果没啥可写的，我就安然睡去，借此躲避折磨。

2. 寓言

这个选择题让我想到一个众所周知的庸俗寓言故事：

有一个老婆婆有两个儿子，大儿子卖伞，小儿子晒鱼干（其实故事原本不是晒鱼干，但是我忘记了，就自己杜撰了一个，你们知道的，这不是重点）。每当天下雨，老婆婆就忧愁地说：“唉！小儿子怎么晒鱼干呀！”每当天放晴，她又苦恼无比：“唉！大儿子怎么卖伞呀！”

有人看她天天闷闷不乐，宽慰她说：“婆婆真是好福气啊！天晴的时候小儿子鱼干就晒得好啦！下雨的时候大儿子的伞就畅销啦！”

婆婆听罢，恍然大悟！从此和王子过上了幸福快乐的生活。

呸呸呸！从此天天乐呵呵的，喜笑颜开，过上了幸福得冒泡的生活。

3. 收集

这个寓言故事告诉我们，事情本身是没有好坏之分的，整个事件的性质会随着看问题的角度不同而不同，所以当我们感到痛苦时，不妨换个角度看问题。

就如同我每天面临的选择题一样，早些吃药，我就能完成文章；晚些吃药，我就能安享睡眠。这样想起来，岂不是美滋滋了？

再退一万步讲，我要是没有患上这个毛病，没有这些有趣的体验，我怎么能完成这么真实的纪实文章呢？

“是上帝派我去收集写书的素材的，他觉得差不多该把我降临于世的使命交给我了。”现在的我这样想。没错，我还指望着拿它吹一辈子牛呢！哈哈！

4. 家务

无论你是因为什么赋闲在家，想在老妈那里维护好自己的尊严，唯一的办法就是积极做家务。

不管是抹桌子、拖地板，还是整理收拾房间，你一定要显示出一副乐于给妈妈帮忙的样子。

今天，为了迎接远道而来的亲戚们，我妈一大早就在厨房忙活开了。我瞅准时机，在我妈旁边谄媚地忙活着。

但讲真，这可真难为我这个平时十指不沾阳春水的“仙女”了。我妈发出各种指令：“把头择掉！”“把皮剥掉！”“看看熟了没！”

可是啊，我怎么知道哪个是头！怎么剥皮！怎样算熟！

我一边手忙脚乱地帮着忙，一边心想：生活中的“柴米油盐酱醋茶”，真是纷繁复杂，还有点怀念病院里“衣来伸手，饭来张口”的日子了。

5. 潜藏

住院初期，我的脑子里永远回转着这样一个问题：为什么是我？为什么偏偏是我？这世界上这么多人，为什么偏偏是我得这个病？

因为百思不解，所以有很长一段时间，我像祥林嫂一样整天整夜地自怨自艾，默默流泪，诘问上苍，怨天怨地。

我爸老是和我强调说："这世间又不止你一个人这样，有太多太多人有这样的病了。"

我无法被这句话说服，因为我人生至此，就只接触过一个抑郁症患者，那就是我自己。而我旁边的其他人，都一副喜喜乐乐的样子。

后来，随着病情好转，我的心情"暴雨转阴"，我对这个问题的答案，也就淡然处之了。"全当给自己上了一课吧。"我想。至少现在说起抑郁症，我可以毫不脸红地吹嘘说：我已经是半个专家了。

我甚至觉得病区护士长的抑郁症宣教，都不如我说得头头是道。

所以现在的我觉得自己"天赋异禀"，完全可以用另一种角度审视这个世界了。然后，我渐渐地发现：原来自己身边的人，并没有我想象中的那么快乐。

因为自从我得病以后，身边的抑郁症患者像找到了组织似的，一个接一个地浮出水面，揭下面具，亮出身份，有些人简直让我觉得不可思议。他们中，有我爸的朋友，有我闺密的妈妈，甚至有我非常亲近的姐姐。

原来在所有快乐的假象下，潜藏着这么多的"暗潮汹涌"；原来在明媚阳光的照耀下，有那么多看不见的无可奈何。

还是那句话，人生在世，众生皆苦，而谁又能比谁好多少呢？

6. 噩梦

我又开始发噩梦了。噩梦的素材很丰富——过去二十多年里所有不开心的事循环播放。

奇怪的是，其中有些不好的事情，在梦境提醒我之前，我都已经完全忘记了。

每每醒来，我咀嚼着一路走来的心酸苦涩，都想分个身出来，摸着自己的头说："能活到现在不容易呀！不容易呀！老铁！"

7. 解梦

其实我记得，在患病初期，我常发噩梦，常常突然在熟睡中，身子控制不住地一抖，就夜惊似的醒来。

我想到弗洛伊德在《梦的解析》一书中说道：如果你频发噩梦，那你可能真的罹患了某种生理疾病。

因为在睡梦中，身体上的不适会越发强烈，从而通过你平时的感知力具象化成具体的梦境。比如你梦见大火，那极有可能你真的很热；你梦见在到处找厕所，那你可能真的被憋急了；如果你梦见海洋，那你可能尿床了哟……

拿"梦见大火"举例：

（身体上的不适会越发强烈）：排除其他感官的打扰，热的感觉在睡梦中更加明显；

（你平时的感知力）：火的感觉是很热的，靠近火源会让人感到非常热；

（具象化为具体梦境）：你的身体在睡梦中对热更敏感——火是热的一种具象表征——你梦见大火。

再比如我：我一旦在某段时间感到压力巨大，就会梦到自己参加高中考试。

所以大部分人毕业以后，至少摆脱了考试的折磨，我却真真正正考了一辈子的试！

对此，按照我们弗洛伊德大叔的理论：

压力的感觉在睡梦中更加明显——我的大脑通过“感觉匹配”，搜寻出曾经的高中考试给我带来过类似压力的感觉——我梦见我参加高中考试。

（大家有兴趣可以看看弗洛伊德的《梦的解析》，书中对梦这个现象有系统的分析。如果我解释得这么透彻还有朋友看不懂的话，那我选择放弃！）

所以，如果你经常做同一种梦，很有可能它真的指向你的某种生理性疾病。

8. 活定

这样一来，我发噩梦的缘由可能就有迹可循了。

抑郁症让人产生不开心的感觉——这种不开心的感觉在睡梦中被成倍放大——以前经历的种种不快也产生类似不开心的感觉——所以这种不开心的感觉具象成以前的种种不快经历出现在我的梦中。

等一下！先让我嘚瑟一下！我竟然把这个逻辑和道理圆满地圆回来了！我觉得我简直可以就“抑郁症为什么会做噩梦”的问题发表一篇研究论文啊！

总之，实在太谢谢我的“Mario”了，把所有不好的事情，甚至我刻意回避，故意遗忘，根本不想记起的事情，统统重新提醒了我一遍。

但我这个人吧，就是叛逆，就爱不服气，我想：既然经受了这么多磨难苦痛我都扛下来了，没理由现在就放弃了，你这样不讲道义地提醒我经历的苦难，那我更要倔强骄傲地继续活下去。

总之，这个命，我活定了。

9. 瞬间

我躺在床上，泪流满面。

别问我理由，我自己的疑惑都能编纂成一整本的《十万个为什么》了。

就是这么突如其来，就是这么莫名其妙，我的眼泪就戏很足地自己飙了出来。

现在，我觉得自己瞬间哭泣的技能都能秒杀好多娱乐圈的一线小花旦了。

10. 暗黑

我实在控制不了这种“暗黑力量”，只能边哭边吸鼻子，感觉吃了一大碗鼻涕。

我所有的乐观主义也都在瞬间不成立了。什么祸福相倚啊，什么磨难是生命赐予的礼物啊，什么抑郁是创造力的附属品啊，什么要和抑郁症和平共处啊，都给我一边去吧！！！

现在的我，只想不顾形象地对着大黑狗“Mario”破口大骂：“你这个狗东西！还长得这么黑！还好意思这样折磨我？！”

11. 屁话

抑郁这东西真的很妙。

不发作的时候，你会觉得这病就是个鸡毛蒜皮的小事，你完全可以掌控，所以人生还是多姿多彩、有点意思的。

一旦发作，你就会发现你自己所有的力量和坚持都无济于事，它随便对你勾勾手指，你就能立马缴械投降，跪下向它顶礼膜拜，每分每秒都想离开。

你之前所有积极的理论和自认为坚实的体悟也都在一瞬间崩塌，化成泡影。

因此，抑郁症严重到一定程度，什么自我调节都是屁话，这与什么心态啊、意志啊屁关系没有，所以旁人的劝慰即便金口玉言、字字珠玑，在患者眼里，也全都是清一色的废话。这时候，一句“你乖乖吃药吧”听起来还比较贴心。

哭也哭完了，鼻涕也吸干了，药也吃完了，人也舒服了：抑郁症就是个鸡毛蒜皮的小事呀！我下次一定可以掌控它！人生还是多姿多彩、有点意思的！耶！

12. 反复

抑郁症的痛苦，还来源于它的难以根治。你必须接受它像家常便饭般的反反复复。

患病初期，我非常“爱憎分明”：状态好了的时候，我会觉得自己已经痊愈；状态不好的时候，我又会觉得自己永远好不了了。

后来，随着药物的起效和自身认知的扭转，我逐渐意识到：

反复是一种正常现象，“Mario”的状态也会时好时坏。所以，你必须接受病情的反复，这一点对治愈非常重要。

你们看我，接受正规治疗那么久，就算熬到了出院，有时侯还会控制不住地多愁善感、悲天悯人，甚至号啕大哭呢。

13. 老铁

除了我以外，对面男病友的状态也同样不稳定。

因为现在我俩相距甚远，所以我俩在病区里的口头禅——“老铁，你那儿有没有吃的？”已经转化成了“老铁，我今天又不太舒服了，你呢？”然后，我们聊着聊着，我就会宣誓般郑重重申我们的誓言：活着！老铁！

但是，他每一次发病都与那个莫名其妙的女同学有着或多或少的关系，所以我没来由地对那个女生生出一股子厌恶来，然后就非常心疼他无怨无悔、任劳任怨的女朋友。

有些人，什么都不做就可以不劳而获；有些人，拼尽全力都得不到零星半点。

——爱情，永远都是这样，一点都不通情达理。

14. 社恐

因为抑郁症的推波助澜，我的社交恐惧症越发严重了。从配药回来的那天起，我就再也没踏出过家门。甚至家里来了客人，我也躲在房间里装死。

我妈觉得这不是什么好兆头，于是撺掇我和她一起出去走走。

自然，我严正拒绝了。

她担忧地说：“你每天这样在家里藏着怎么行呢？”

我笑笑说：“养在深闺无人识嘛，下次我再出门，就是贵妃了！”

我妈不懂这个哏，疑惑地问我为什么。我笑着摇摇头，心里想着：唉，有什么办法呢，我是真的害怕人类啊。

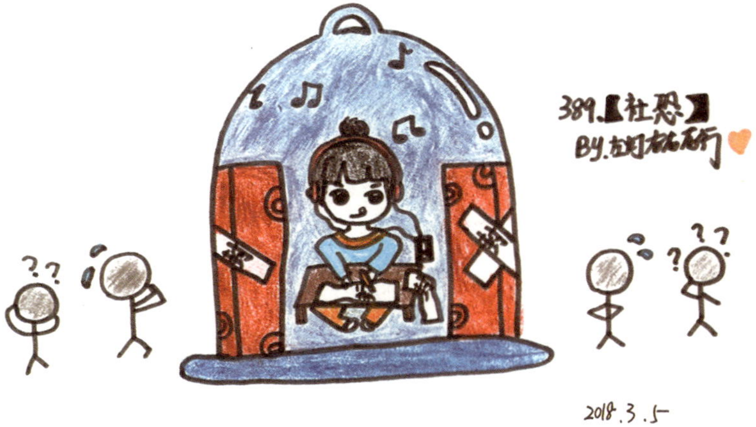

“养在深闺无人识”

15. 创伤

医生说，回避社交也是抑郁症的症状之一。我想到当时晨晨和我说的她的入院经历。如果说我是被骗进来的，那晨晨真是实打实地被绑进来的。

晨晨发病时，把自己锁在房间里，避不见人，一待就是一个月。后来某一天，两个保安强行闯进她的房间，一左一右架着她，嘴里呼号着：“别怕！我们是来救你的！”然后不容晨晨分说，行云流水般地把她强行绑进了精神病院。

抑郁症一般都伴有一定程度上的社交恐惧，而我通过自我剖析，觉得这种社恐除了本身性格和体质原因，还和幼时的某些社交创伤有关。

比如我，幼时很长一段时间，都陷在一种社交焦虑当中，导致“和人相处很可怕”的思想根深蒂固地盘踞在我脑海中。

所以，虽然在大家眼里，我开朗、活泼、乐观，社交方面也非常“吃得开”，但在我内心里，其实永远渴望着独处。

16. 电话

我非常不喜欢打电话，即便听到电话铃声响起，我也会止不住地冒虚汗，不敢接听。陌生号码更是让我手足无措，所以我每个朋友都知道，我的电话非常难打。

但我无法解释，我不是没看见他们的来电，而是在接听之前，我要做好十分的心理建设，想好一切应对的话语，可往往我还没准备完全，他们就挂断了电话。

从小到大，我都有严重的“电话恐惧症”。无论是什么性质的电话，都让我非常恐惧。这甚至影响到了我的日常工作：但凡第二天面临着一个电话采访，我会惊惶地整夜整夜翻来覆去，睡不着觉。

后来我通过了解，知道这似乎也是社交恐惧的一种表现。

所以我希望大家明白，那些整天乐呵呵的人，并不一定快乐，他们的笑可能真的是他们的保护色。而因为这种“微笑型抑郁”更难被人察觉，所以这种“型号”的抑郁症更容易不被理解和相信。

我曾经和易桑说过，我得这个病，相比我自身发作的痛苦，更痛苦的是根本没有人相信我会得抑郁症。——“你这么逗比！鬼才相信你得了抑郁症咧！”因为塑造的积极形象深入人心，他们对我的开朗乐观深信不疑。而这种痛苦，真正地让我百口莫辩。

所以，亲爱的朋友，如果你身边有个平日一直嘻嘻哈哈、大大咧咧、没心没肺的朋友，笑嘻嘻地和你们说他很痛苦，请静下心来仔细聆听，耐着性子给他一个拥抱吧！因为当他说出这句话时，他的脸上虽然依旧嬉笑，但他心里真是已经苦得无以复加了。

别问我为什么知道，我就是知道。

17. 断联

我可能会被对面男病友气死。

昨天晚上，他突然发作，闹了一晚上的自杀，重点是他写好遗言、离家出走，然后最后一个电话打给了我。

你们说我到底哪里对不起他？他要让我成为警察的头号怀疑对象？！

好，言归正传。他在给我的电话里暴风哭泣，反反复复地吼着：“我受不了了！我真的受不了了！太难受了！我真的受不了了……”

我一开始还没意识到事情的严重性，一边吃着车厘子一边说着有的没的劝慰着。

然后他说了一句“我去死了”，啪嗒，挂断了电话。

我……惊！呆！了！自此，他关了机，再也联系不上了。

——这也太会玩儿了！

18. 警察

十万火急！

不多久，男病友的双亲、他女朋友、莫名其妙的女同学、女同学的妈妈，包括易燊都行动了起来，大家着急忙慌地给对方打着电话，心急如焚地问着："你联系上了吗？""不行！我打不通！""那他爸妈联系上了吗？"

一番"鸡飞狗跳"以后，我们英勇的人民警察把他截了和。正当我放下那颗悬着的心，觉得自己终于摆脱了"嫌疑"以后，他微信给我发了一把药片的照片，跟我说："全吞了，会怎样？"

是不是不能让我好过了？！

拜托不要让一个抑郁症患者一个人待着好不好！

19. "中邪"

我可怜的母亲更操劳了。因为自我发病，她跑寺庙跑得越发频繁了。

我想，我的多次发作让她大开了眼界：原来鬼怪的力量比她想象的还要强大。

——没错，从我发病开始，我妈就坚信是我中了邪。

对此，她还有一整套的理论："就跟你说！天黑之前要把晒在外面的衣服收回来！肯定是不好的东西趁着晚上钻到你衣服里面，再附到你身上啦！"

发病初期，我可能也发了疯，竟然觉得她这番理论不无道理。所以，每次半夜被胸痛痛醒，我和我妈就会一起抚着我的胸口大声念着：“阿弥陀佛！阿弥陀佛！”

现在想来，可真是妙啊！

20. 打击

在多重打击下，我妈的身体每况愈下。

她整天病恹恹地喊着“好累好累”，太让我揪心了。于是，我就更不敢把我的奇奇怪怪的经历告诉她了。

一方面，我怕吓到她；另一方面，我觉得她要是知道了，会趁我睡着偷偷给我灌香灰水。

所以，在我妈面前，我这位社会闲散人员每天都表现出一副“未来无限光明”的高昂模样。但这似乎并没有安慰到她支离破碎的心灵。

21. 学坏

一天，我妈面色苍白，手摸着胸口说：“胸口痛啊！”把我和我爸吓得一激灵！然后，我看我爸一副欲言又止的样子，寻思着是不是当着我的面，有些话不太方便，于是我便偷偷溜回了房间。

结果我还没进房，就听到我爸对我妈压低声音说：“好的不学！学坏的！你可别学女儿生这种病啊！”

……

我爸这秃头老头，嘴可真损啊！

有朋自远方来

1. 盛放

我前面说过，好像是为了完成什么仪式似的，我在病重时做的所有事，现在慢慢康复后，朋友们都不厌其烦、不辞辛劳地陪我重新做了一次。

今天，病重时陪着我散心、放烟花、吃烤串的朋友林子，也重新帮我把这个过程走了一遍，像庆祝我迎接新生似的。

我们一路向南，驱车直下，到达海边。我听着隐没在黑暗中的波浪声，感受着倾诉着温暖秘密的风，觉得整个世界都调皮、可爱了起来，角角落落都满满当当地充斥着一种让人偷笑的小确幸。

我开怀地笑着，为这个世界的伟大点燃烟花，看着它华丽地刺破夜空，然后热烈地燃烧着，放肆地绚烂着。

那一刻，我看着这一束刺眼的光芒，突然想起了病院窗外那一朵烟花。

——“不知道烟花看着我，是怎样的感觉呢？”

现在，它铿锵地回答：“活着，像我一样，盛放吧！”

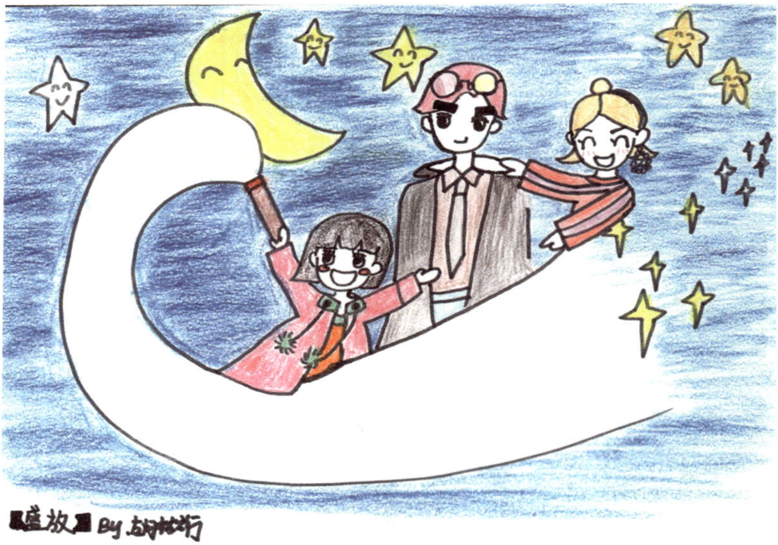

“活着，像我一样，盛放吧！”

2. 烤串

“烟花记忆”焕然一新后，林子马不停蹄地继续帮我冲刷着烤串的回忆。

我们来到熟悉的路边摊，大快朵颐了起来。

以前不知道听谁说过，烧烤摊的肉串都是老鼠肉做的。但是，吃了那么多烧烤摊的肉串，我发现“老鼠肉”还是挺好吃的。

于是，我一边不拘小节地撸着串，一边对吃着烤串的林子调侃道：“怎么样，这只老鼠的口感如何？”

林子边吃边回了句："呃……不错，不知是舒克还是贝塔。"

我翻着白眼，看着如此良辰美景中的珍馐美味，不无遗憾地哀叹道："唉，吃烧烤却不能来点啤酒，心里可真是空虚呢。"

3. 抱枕

我内蒙古的一位好朋友托雅给我寄来了礼物——温暖牌抱枕。

可我不知道她具体咋想的，因为她把自己硕大的脸扎扎实实地印在了抱枕两面。我哭笑不得，询问她这样做的动机是啥。

她严肃地回："给你力量啊！和以前大学里一样，看着我的脸你就充满力量！"

好吧……我不知道咋和她说出事实，因为她的脸在抱枕上的样子，散发着一种莫名诡异的气氛。我把抱枕放在床头，时时刻刻都感觉它像个女巫的诅咒。

这酸爽，妙不可言。

4. 原始

托雅准备跨越大半个中国，来我家探望我。我欣喜地和我爸说："呀呀！托雅要来看我啦！"

他疑惑地问道："托雅是谁？"

我淡淡地回："就是放在我枕头旁边的那个！"

他哦哦了两声，随即立马研究起招待方案来。

作为"野生派"，我想我爸一定会带着托雅去爬山、砍柴、野炊、露营。

唉！托雅铁定没想到，离开豪迈的内蒙古，到了温婉的江南水乡，却真正做了回地地道道的“原始人”。

5. 打狼

托雅到达的当天，我起了个大早，欢欣鼓舞地化妆、换衣服，忙得不亦乐乎。

在我爸的车上，我哼着小曲儿，欢快得不得了。

突然，我想到了一个问题：我对她撒的谎可能要被拆穿了。

具体事情是这样的：

大一的时候，因为彼此直爽的个性，我俩立马打成了一片。因为她来自内蒙古，我来自宁波，所以我俩对对方家里的风俗环境都异常好奇。

有一段时间，网上流传着这样一个段子：内蒙古的高考考试内容还包括骑马、射箭、搭蒙古包。

天真无比的我去向她证实：“你们高考真考了骑马、射箭、搭蒙古包啊？”

她摆着手说：“拉倒吧！这怎么可能？！”

我回：“对嘛！这也太夸张了！”

然后，她一本正经地回复我：“不过我们的确是有体能测试，但根本没那么简单，是每个学生要骑着马到草原上去打一头狼。”

我震惊万分，再三确认：“真的假的？！这么剽悍吗？！”

她都一脸严肃地确认了。

于是，我对“打狼”考试深信不疑，还到处跟我的南方朋友炫耀这个牛气哄哄的新知识。

后来，我才知道自己受了蒙蔽，气得不得了。她还恬不知耻地反问我："这话你也信啊?！"

6. 海鲜

后来有一天，她问我："你们那儿靠海，海鲜应该挺多的吧？"

我回："是啊！"

她继续问道："那从哪儿抓呢？是到海里去捕吗？"

因为"打狼"的故事让我蒙在鼓里好多年，于是当她这么问我的时候，我贼溜溜地眼睛一转，也一本正经地胡说八道："根本不用，我们那儿遍地是海鲜，螃蟹啊、皮皮虾啊，都在大马路上爬来爬去的，我们一旦想吃了，就到大马路上去捡。"

她还一脸烂漫地问我："真的吗?！这么好！"

我说，对呀，这很正常的。

然后，她思索了一会儿问："那开车不会轧到它们吗？"

我还认认真真地回她："不行的。我们这里有法规，开车轧死螃蟹和皮皮虾，是要被判刑的。"

她一副恍然大悟的样子，拖着长音"哦——"了一声，满怀期待地说哪天一定要亲眼来我家见识见识。

没想到，这一天终于来了。看着一览无余、干干净净的马路，我陷入了沉思，为了保全我这个谎言，我苦心孤诣地编好了后续故事："去年我们这儿出台了新法规，政府开展了'皮皮虾大清扫'行动，主题是'我们走吧！皮皮虾！'，于是就把在马路上的皮皮虾都赶回海里了。"

——也不知道她能不能信。

7. 接机

面对我人生第一次接机，我兴奋异常。

因为在很多电视剧里，都有主人公举块牌子在机场等人的场景，我觉得这个行为非常洋气。

我心心念念地想体验一把这种感觉，但我着实找不到这么大一块牌子，于是就想着索性去举她送我的抱枕，反正也印了她的脸，多么简单直观！

但我爸粗暴地阻止我道：“举个屁！你俩难道不认识吗？！而且你还要举个抱枕！”

我被扫了兴致，只能一本正经地抱怨道：“活得太理智的人，真的只能无趣地面对人生啊！”

8. 撺掇

我最近人生的主题，就是玩。所以我唯一要思考的问题，就是到底该怎么玩。

我爸妈也完全把我当小孩子养，什么幼稚的游戏都撺掇我去体验一下，我还真的每次都玩得不亦乐乎，我爸妈就负责在旁边笑得乐不可支。

我想，每个人都想当一辈子的小孩子，是因为只有小孩子，才能毫无顾忌地快乐着。

但真正的小孩子，却永远被作业没做完、集齐不了全套贴纸、喜欢的女孩遥不可及这样的小问题困扰，觉得下一秒天就要塌下来了。

所以，小孩子们时时刻刻都想变成他们眼中“无所不能”的大人，永远都在认认真真地烦恼着。

因此，在这世界上，只有三种人是最快乐的：大人眼中无忧无虑的孩子；孩子眼里顶天立地的大人；还有我爸妈眼里，童心未泯的我。

9. 荒唐

我能和托雅成为闺密的重要原因，是我俩都非常荒唐，并且都非常乐于荒唐。

因为可以在对方面前肆无忌惮地中二、疯狂、丢脸、犯错，所以我俩能情比金坚。

托雅在我身边的几天里，我们在疾风暴雨中，撑着伞到海边捡贝壳；在月黑风高的晚上，到景区偷偷放烟花；迎着刺骨寒风，爬上山看百舸争流……

——荒唐得莫名其妙、不可理喻，却又荒唐得随心所欲、任性妄为。

能在一个人面前，不用理智去过活，所有行动让位于自己当下的想法；此时此刻，说自己想说的，做自己要做的，疯自己爱疯的，一切行为准则都只遵从自己内心深处的声音。

——这就是我所认为的友情。

10. 无理

晚餐时间，来自北方的托雅用筷子与饭桌上的皮皮虾们“搏斗”着。

突然，汹涌而来的悲伤，像沾染着毒液的藤蔓，一点点往我身上攀爬，最后紧紧把我缠绕。在它无理的挤压下，我身体里的水分从眼眶里奔流而出。

我爸看到我泪如雨下的样子，知道我又发作了。可能是想转移我的注意力，他装作若无其事地和我说："你教教托雅，怎么剥皮皮虾呀。"

我完全力不从心，只能一边胡乱抹着眼泪，一边拿着筷子往碗里胡乱拨弄着，边笑边说："不好意思啊，现在我可能有点儿自顾不暇……"

11. 失控

本来，我还期许自己能平静下来。结果没想到，我越哭越凶。我觉得全世界的不幸，都蛮不讲理地倾覆在我一个人身上；整个人类的全部绝望，都当着我的面，被双手奉上。

最后，我哽咽着，儿近失控了。

但我强硬地觉得在托雅面前，我不能软弱下来，于是强行支撑着意志，重新拿起筷子扒拉着，把饭粘子急急地往嘴里送。

我爸立马说："没事儿！你可以等会儿吃。"

不知道为什么，听到这话，我像拿到了许可证一样，一下崩溃了，伏在桌子上痛哭起来。

12. 号啕

我妈迅速地把我从桌子上拎起来，像拎起一只贴在船底的八爪鱼。

她把我放在沙发上，一如既往地紧紧抱着我。我就在她怀里开始不管不顾地号啕大哭。

我觉得我妈浑身上下，都散发着一种柔软无比的心疼。我不想让她因为我难过，但我自己的难过又实在无处安放……

经过这暴风骤雨般的15分钟，我渐渐“雨过天晴”，在我妈怀里哆哆嗦嗦地抽泣着。

最后，我破涕为笑，抬起头说：“妈妈，你想掐死我嘛！”

我妈也笑了，问我在吃什么东西。

我边嚼边说：“哭得太突如其来，都没来得及把刚才的饭咽下去呢！”

13. 等位

托雅在我家，享受了完全的明星待遇。

我身边的朋友知道托雅来了，都纷纷要求与她会面，像是急不可耐地要看难得一见的哈雷彗星似的。

一天傍晚，我妹妹邀请我和托雅共进晚餐。你们知道的，一群人在不知道吃什么的时候，往往会选择吃火锅。

我们在店里等位，突然间，我就发作了。

14. 狂奔

我不自然地摩拳擦掌，来回踱步，心里焦虑得不得了。托雅看我不太对劲儿，让我坐下休息一会儿。

我立马摇头说：“不不不！我坐不住！”然后，我感觉我的发作一触即发，于是把羽绒服一脱，向托雅一丢，说：“我去跑儿圈！”

于是，我快速跑出火锅店，绕着整个商场疯狂地跑起来。一圈又一圈，一圈又一圈，一圈又一圈……我感受不到旁人的目光，也感受不到旁边的声响，只是疯狂地奔跑着，大口地喘息着，感觉有种什么力量，即将破膛而出了！

也不知道跑了多久，我跑进了一家没装修完的店面，在一片黑暗中停了下来。

我浑身慢慢瘫软了下来，背靠着柱子滑坐在地上，然后捂着嘴哭泣起来。

15. 狂奔

事实上，除了发作的时候，我从来没觉得自己惨过。

毕竟看了那么多的生生死死，对于命运这个东西，也算有了点心得。

那就是，对于命运的安排，不公也好，诡谲也罢，你都不要去深究。不然，就全是为难，为难命运，也为难自己。

像我，可能一辈子都要被这种病纠缠，但退一万步想，至少我还活着啊。我有父母，有朋友，有病友，现在还有读者，这些都是支撑着我的力量，比起芸芸众生，我已经太幸运了。

但在发作的时候，这一番理论是完全不成立的。就像我现在，捂着嘴巴，在黑暗里控制不住地哭泣，心里就止不住地想着：“太惨了！太惨了！得这种病，实在太惨了……”

16. 规律

发作时，除了本身的难过，让你最痛恨的，是它的随时随地、莫名其妙、不讲规矩。

饭桌上，工作中，澡堂里，在电脑上认真敲字时，与朋友谈笑风生间，毫无规律、章法，毫无公式、体系。

它甚至连个预告函都不给你发，让你一点儿心理准备都没有，突然一下子，你就觉得全世界都糟糕透了。

——这种不讲道理的突然袭击，是最折磨人的。你要一次次接受它的突如其来，并一遍遍告诉自己：这很正常，接受反复，它一定会好的。

但事实上，很多人被这样一次次的耍弄搞得不胜其烦，以致崩溃了心智："一辈子都要这样了""一辈子都要经受突然一下的折磨了""这一辈子实在太糟糕了"……

现代社会，凡事讲求"努力"。努力生活，努力赚钱，努力实现梦想，努力从普通人中跳脱，成为受人敬仰的人上人。而在同一个世界里，千千万万的抑郁症患者，每一天都要努力熬过无数个"死神来了"的瞬间，努力让自己看上去和大家一样普通，努力劝说自己相信"一切都会好的"。

然后，不遗余力地努力活下去。

34

啊！阳光真好啊！

1. “瘸子”

因为在篮球场上争强好胜，我家易柔的脚“瘸”了。

这可让我心疼坏了，但是，我为什么忍不住想笑？哈哈哈……

我憋着笑问他：“为啥打个篮球要这么激烈？是比赛吗？”

他一本正经地说不是比赛，然后又认认真真地解析起他当时的心态来：“这不是比赛不比赛的问题，是男人的尊严之战，我防着他，他冲破……”

对不起，他那些篮球专业术语我一点儿也听不懂，我就听着电话那头他气急败坏的声音，最后叙述到他脚一下子扭了的结局，我终于还是忍不住“扑哧”一下笑出了声。

——我可能真的不是人。

2. 温柔

易朵送我的礼物数量之多，催红了我妈的脸。

得知我要和闺密去市区浪荡的时候，她立马拿了一堆东西，让我送到易朵家去还礼。

——现在的年轻人，哪儿还讲究还礼这套？

我倔强地不肯拿，最后只能打电话给易朵求助，果不其然，易朵不停在电话那头强调着："不要拿来！""千万不要拿来！""别拿来啊！听见没有！"

我懒得解释什么，直接把电话往我妈耳朵旁边一放。

我妈异常温柔地说着："小易啊，阿姨给你准备了点东西……"

易朵吓得大惊失色，立马收敛口气礼貌地表示："阿姨有心啦，不过不要拿来了哦！"

我在一旁哈哈大笑，然后对着手机吼道："你看是吧！不是我不拿，是你自己不要啊！下次别冤枉我啊！"

我妈看我这么没轻没重的样子，一直在旁边压低声音提醒着："你说话温柔点！你给我温柔点！"

3. 抠门

我的抠门立马给我招致了麻烦，因为心疼自己的现金，只配了 10 天的药，我的药又马上要"弹尽粮绝"了。

我爸盯着我寥寥无几的药片，陷入沉思。要是再够吃三天，就可以第四天一早去配药，顺便去把一些私事办了。

可这个世界就是让人尴尬啊，剩下的药片偏偏只够吃两天。

“怎么办呢？”我爸问。

“不然省着点儿吃吧。”我严肃地回。

他唰的一下抬起头，对我说：“太可怕了。”

我说：“啥？啥就太可怕了？”

他一脸坚毅地说：“你这想法……太可怕了。药不能停！来回跑两次没事，你的药，坚决不！能！停！”

4.“钱包”

药量亮起了“红灯”，我爸又坚持要立马去配药。

于是，我的思想陷入这样一番斗争：我必须带上我爸，毕竟他现在是我的“钱包”，那些巨贵的药片，我是真的承受不起；可是我又不能带上我爸，易朵脚瘸了这么可怜，配完药我总得去看看他。

要不怎么说，我可能不是人呢？我想了一个两全其美的办法：带着我爸去配药，等他付完钱再抛弃他，去看看“跛子”易朵。

5.Money

事实上，我也是真这么干的。——原谅我好吗？你们也知道，我那微薄的积蓄都被我租了房子，最后还因为住院都打了水漂。

我还特意抓住时机，等我爸的车开到一半，假装自然地说：“嗯，爸爸，这样，配完药，我去找易朵玩一会儿。”

我爸震惊到“哈”了一声，然后不明就里地问：“什么意思？！”

我微笑着说：“嗯，就是这个意思呀！”

他瞬间恢复了理智，嘟囔着说："那我来干吗？你直接自己来好了啊……"

我嘴上没敢说啥，但是在心里默默地解答了他这个疑问：你是"Money"啊，我亲爱的"Daddy"！

6. 吉日

第二次复诊，我可能选了个黄道吉日，因为我碰到了好多一起住院的病友。

我们看见对方，都欣喜异常地笑着、聊着，亲切得跟碰到红军的老百姓一样。

我们各自的人生轨迹中，有了这一个月的共度，似乎一辈子就已经缠绕在了一起。

每当我开始软弱，我就想着在天涯的角落，和我同病相怜的他们，依然倔强地盛放着，我就觉得自己没有理由放弃。

7. 趣味

把药配完后，我爸哀叹着说："唉，我走了！唉唉，我走了啊！"

—— 一副希望我挽留他的样子，结果我开心地挥着手说："爸爸再见！"

当时，易尜正在马不停蹄赶过来的路上，在微信里再三和我确认说："叔叔走啦？叔叔真的走啦？叔叔到底走没走啊？你不要骗我！"

易尜对我爸真的非常敬畏。除了他以前说的"男人之间特有

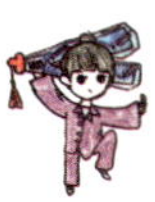

的一种感应”，还因为我老哄骗他说：“我爸管我这么牢就为了防你！”“我爸说你这臭小子一天到晚送东西，究竟有完没完？”

有时，我还一脸严肃地恫吓他：“我爸说你别再像个跟屁虫一样了好不好？”“你到底想对他女儿怎样？！”

别问我为什么这么做，我就是恶趣味。

8. 确认

所以这一次，他一而再，再而三地跟我确认：“叔叔真走了吗？你可不要骗我！”

我急切地回：“真走了啊！我哪里骗过你！”

他无奈地说：“你还好意思说你哪里骗过我……”

没过一会儿，我就看见他身残志坚、一瘸一拐地走了进来。我觉得没耍到他不过瘾，就贼溜溜地和他说：“我爸其实在洗手间呢！”

他吓得脸色刷白，不停地质问我：“真的假的？！真的假的？！到底真的假的？！”

易朵的单纯，有时候真的让人觉得分外好笑。

9. 遛狗

任务完成后，我们离开病院。我惊叹于他单脚开车的技术，但实不相瞒，路上真差点酿成车祸。

然后，我、易朵、易朵的狗过了温馨、温暖的一下午。嗯，我给易朵遛了一下午的狗。

当然，我也没搞清到底是我在遛它，还是它在遛我。反正我被这条活泼的狗拽着满大街地跑。易桑则坚强不屈地一直在后面瘸着脚追。

——好一幅狗、男、女的精彩画面啊！

10. 观察

时光匆遽，我立马迎来了第三次复诊。

每一次复诊，我总是习惯性地观察别人。

不知道为什么，看到一个人来复查的陌生病友，在窗口拿上一堆药，一股脑儿装进塑料袋，然后打着结用力一系，一转身低着头沉默着离去的情景，我心里就总是涌起一阵波澜。

这些同病相怜的人，有着怎样的经历？过着怎样的生活？有着什么样的朋友？大家知道他们的病情吗？还是瞒着所有人，孤独地抗争，孤独地复诊，孤独地吃药呢？

那他们吃了多久的药呢？是第几次复发？心里什么感受？平时是怎样的人？有试着告诉别人抑郁症的真相吗？还是依然痛苦？对待生死又有新的想法吗？

好多问题都在我脑海里蹦跶、旋转着，反复提醒着我应尽的使命：我是从炼狱里爬出来的人，我有义务告诉世人，地狱是什么样子，还有多少人在地狱里苦苦煎熬，孤苦地等待着世人伸出援手。

这么多活在阴影下的人，一直缄默着。只有当世界探析了抑郁症的真相，他们才能堂堂正正地站到阳光下，告诉大家：我生病了，但我在努力地活着呢。

但是这一天，什么时候会来呢？

11. 完结

随着弟弟的出院，我和病院的最后一丝联系终究是断了。我再也找不到任何一个再次踏足住院病区的理由。

在紧锁的大门缓缓关闭前，我最后一次回过头，从这一端，一直遥望到走廊的另一端。

这条承载着无数故事的百米路途，把人们送入极致简单的初心故土，又把人们送回纷繁复杂的世俗红尘中去了。

然而，直到送别的最后一刻，它也依旧荡漾着一种似水的温柔，目光流转着，笑意盈盈地，看着每一个离开的孩子，身旁摇起一阵骀荡春风。

搜集故事的人走了，一群人的羁绊就此散场，而千千万万的人，依旧在这片土地上，续写着各异的故事。

但我们曾经在这里，从天南海北聚集于此，共同插手了各自的人生。大家或心甘情愿，或无可奈何地接受了“精神病人”的身份，肆无忌惮、随心所欲地在这儿发着外界永远都发不了的一种疯，毫无顾忌、无所畏惧地做了一回真正的自己。

学弟、弟弟、晨晨、易籴、叔叔、姐姐、金子、小浣熊、董事长、老爷爷、阿姨们……我们都在这里真正地笑过、哭过、经历过、感受过，真正地存在过。

这一场气势如虹的人生交会，最终裹挟着共同参与的故事集散落天涯。大家挥手告别，开启了各自的人生新征程。

我想，故事里的每一个主人公都明白了：人们经历的痛苦和它带来的意义，原来是有时差的，有时需要耐心地等一等，答案才能被慢慢揭晓。

清阳曜灵，和风容与，熬过了隆冬，是春天来了啊。我昂首走出病院，仰头嗅春风。

我们这一群在病院等阳光的人，依旧逸宕洒脱着，平安喜乐着，沐浴在同一片艳阳下。

啊，阳光真好啊！

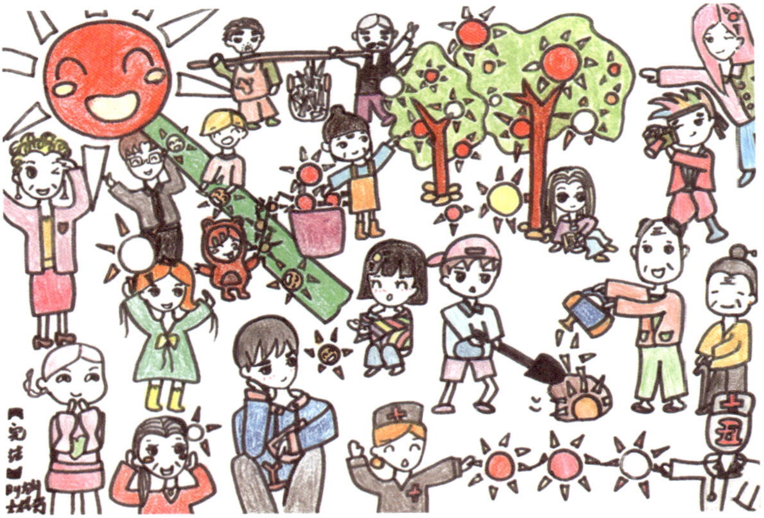

沐浴同一片阳光

附录
我们看不见的世界

1. 留言

之前在病院里，有这么几天，每天的 5 点 20 分，我会突发急性焦虑。那时我扬扬得意地和大家说：“看吧，我这个人就是浪漫啊，连发作时间都这么罗曼蒂克。”

但其实我每天都过得胆战心惊。很幸运的是，回家后，我发作的频率明显降低了。晚上，我除了一门心思地熬过发作时间，还有很多精力回复大家给我的留言。

我总结过了，给我的留言大概可以分成这么几类：

一是夸我的。我会默默给所有夸我的评论点个赞。

二是鼓舞我的。我还是挺有礼貌的一个孩子，会一一道谢。

三是述说自己经历的。面对这些留言，我常常深受触动。他们之中，有很多深受抑郁症折磨的患者和患者家属，还有不少因为抑郁症失去了最亲、最重要的人。

他们谢谢我，说我的经历让他们更加正确地认识了抑郁症，让大家更懂得怎么去理解这些饱受折磨的亲友。

我感受到了生命的无常，也心疼经历这些的他们。因为抑郁症失去挚爱的人，这该是怎样一种难过啊！同时我也唏嘘，大众对抑郁症的误解太深了，包括以前的我，其实也是大众中的一员。我曾经批判抑郁症患者脆弱无能，怎么能这样潦草地、不负责任地结束自己的生命呢？

命运之手用事实将我降服，让我低下自作聪明的头颅，用真实的经历让我明白：不是的。我以前的那些轻描淡写的评判、自以为是的夸夸其谈都不是抑郁症的真相。

我承认，我码字的目的并不高尚，当初只是为了转移注意力，现在是想完成出书的梦想。但我发现，不经意间，很多患者私信我表示，我的文字减轻了他们的痛苦，因为我让外界一些人开始理解并愿意走进抑郁症患者的世界了。

我心里突然升起一股使命感，甚至还幻想了自己成为“抑郁症宣传大使”的样子。

但我现在只想说，拜托了！来看看我们的经历吧。现在的我们什么都不需要，不需要钱，不需要荣耀，只想让大家看看，一个真正的抑郁症患者，是怎么一路跌宕地活下来的。我们在这个世界上，是怎样为了生命在坚强，在不屈，在拼搏的。

现在我只想尽我的一点努力，为仍沉沦在抑郁黑洞里的病友们发声：我们不是矫情，我们真的只是生病了，我们都是温暖、善良的好人。

2. 故事

以下留言为随机抽取的、给我印象较为深刻的留言。要不是自己得病，我真的不知道，人间散落着这样真实又哀切的故事，不知道那么多人的命运方向盘因为抑郁症被毫无防备地扭转。

我曾说过，如果出书的梦想真的可以有幸实现，我一定要建立一个留言版块，收录大家有关抑郁症的故事。不能再沉默了，为了那么多的“走掉”本来其实可以留下，为了那么多本可以平安喜乐的生命。

面对世界的不理解，请所有患者为自己再努力一次，争取一次，抗辩一次吧！

当然，我也顺便选了几句夸我夸得特别好听的。

3. 故事一 · 八一

前两天回校的动车上看到此系列文章，花了三天翻完了。自打两年前，妈妈患抑郁症自缢走后，对抑郁症的各种信息敏感到不行，自己也抑郁了好久。

其实对于我母亲的那件事情，我也不知道我自己现在是逃避还是已经接受了。其实，母亲从确诊到离开仅仅两月余，真的是没有一点点防备。

刚离开那会儿，一直在后悔为什么自己没有早一点了解到抑郁症的知识，不能科学地陪护。一切自认为的对她好，有时候却是无意间的伤害。确诊前的一个月，我发现她有这样的征兆：失眠、自责、食欲大减、不爱和我闲聊、脸上没有了笑容。

我和家里人说我母亲可能得了抑郁症，但因为在农村，再加上对这个病症的无知，家里人并没有重视。而那会儿我也因为要高考，长期住校，每周在家的时间也只有一天左右。

家人只是觉得母亲压力过大，带她去看了中医。吃了一周药，我母亲感觉还可以。但我周末回家，发觉不对，便陪着她去了一趟医院。过了一个星期我再回来，看到母亲的状态更加不好，便又和家里人提了一次，这一次也没有得到回应。不过后来在我姑的劝解下，他们带母亲去看了心理医生，开了两周的药。

后来一个周末回家看到了憔悴的母亲，她全身无力，身体消瘦，我见状慌得差点儿掉眼泪，自此后就无心学习，每天盼着回家。回家第一件事就是陪她上医院（连哄带骗）。她清醒时也会问我："没有作业吗？"我总是答："没有作业。"这也导致了我的成绩直线下滑，最后来到了这所连本科都不是的学校。

极个别知道母亲生病的亲戚，每天都来陪着她，陪她说话，劝说她。她从来不会和我说自杀什么的，但会和她们说。

经历了近两个月的劝说，母亲终于决定不自杀了，精神状态也稍微好了点，表示要好好活着。然而，她最终还是选择了任凭我声嘶力竭地呐喊也唤不回母亲的路途……

4. 故事二 · 如果

我想起了我的姐姐，那时候抑郁症还没有进入大众的视野。正如你所说的，可能大家都觉得她只是不开心，心里有事而已，而没有想到她可能是真的有病——精神疾病。

精神疾病到一定程度的确是会对生理产生巨大的影响和创伤的，我姐姐就是因为抑郁症影响，得了神经性厌食症，所有的食物只能咀嚼，无法下咽。

那时候家人也送她去了精神病院，只是大家都无法接受她有精神疾病的事实，她自己也无法接受。而我那时候也因为年幼无知，无法去帮助她，支持她。

如果那时候能早点了解这个病，如果那时候我能多抱抱她，感受她的疼痛和病痛，如果那时候我能早点回家……

那她可能就不会走了。

5. 故事三 · 力量

我在微博上关注的一个妹子，即使已经出现了严重的自杀倾向，她父母还是当她是叛逆。后来她真的走了……

我在人生比较灰暗的时候，看到了你的文字，我感受到了你文字中的力量。对于这种力量，我在王小波的文字中遇见过，在李娟的文字中也遇见过。我从来都觉得，有力量的文字并不是告诉别人力量是什么，而是在极其绝望的环境中，生出乐观和希望。我真的感受到了你的力量，谢谢你。

6. 故事四 · 迷茫

我哥哥也是抑郁症，现在在进行药物控制，平时正常上班，正常吃饭，从来不肯和我们任何人讲关于这个病的情况。我早就知道这件事，是他轻描淡写地主动告诉我的，但家人前阵子发现他桌上的药才知道。我劝家人不要冲动乱说话，必须假装不知道，因为我知道我哥不想家人知道他有这个病。我一直很担忧，不知道他目前的状况，不知道他在想什么，怎么想。

偶尔通过他朋友才了解到他的一些想法，自杀的事令我震颤得如天塌地陷一般。我很害怕他有什么计划，目前越是风平浪静，我越是紧张害怕。

当然，在他面前我也一直表现得比较乐观、开心，平时也没什么人会提起这件事。我只知道他会主动去医院看病接受治疗，他偶尔说一句“自己这辈子离不开药了”这种话，我就说：“无所谓啦，反正人生后半段都是开始走下坡路的。”他说“嗯”。

家人听我的劝解，不去做冲动的事，说冲动的话，以免破坏了哥哥的清静，以免刺激他，但是我有时候真的很迷茫，真的不知道要怎么做。心好痛啊，就像你文章里写的，很无奈。你爸爸真的很伟大，他很坚强。你写文章记录，就有交流，看到的人都有机会去了解你的想法和痛苦。但像我哥哥这种什么都不讲的人，我该怎么办好？

7. 故事五 · 疑虑

以后的话，还是希望有一本纸书，而不只是网文，毕竟拿一本书在手上和在屏幕上阅读分量不同。

日后可能有人会问：这些普通人的经历价值与意义何在？然而，每个人都有历史，一个人有一个人的传奇。就让大众重新认识并审视精神疾病这点而言，这些文字的价值就在于琐碎与平常本身，不关乎历史的宏大叙事，只为我们自己在这个世界上有安身立命的一方之地罢了。

日后也可能会有人质疑这是不是在消费痛苦，就像看动物园里的猴子一样。然而，让大家去接触认识，从而走出原有的猎奇心理总是好的。我假设了两个问题并做出了回答，希望能打消你在出版这本书时可能有的疑虑。

看到你的文章中讲道，发作的时候会心率骤然上升。我之前读高二和高三时也会这样，上着上着自习，在没有任何运动的情况下，几分钟内心跳得很快，还有那种心口剧烈绞痛，会持续几十秒到一两分钟的样子，频率大概一周一次。我也曾把这个情况跟父母说过，然而大家都不以为意。高考结束后，我就渐渐没事了。

现在想想那时候应该是轻度抑郁，那时的我经常会觉得一切都没有意义，也不知道以后要做什么，一心想浪迹天涯。同时不断质问人生的意义，质疑世界的存在等等，一副哲学家的模样。现在我知道，明天的太阳会照常升起，睡醒之后，我还要云面对明天。

8. 加油

不得不说，有些留言中讲述的故事实在太震撼人心了。但最震撼的是，这些故事竟然都是真实的，切切实实发生的。

——在这个人间，真的有我们看不见的世界。

他们说："加油，好好活着。"

我说："加油！一起活着。"